全国中医药行业高等职业教育"十三五"规划教材

中药炮制技术

（第二版）

（供中药学、药品生产技术、药品质量与安全专业用）

主　编◎张昌文

中国中医药出版社
·北　京·

图书在版编目（CIP）数据

中药炮制技术/张昌文主编 . —2 版 . —北京：中国中医药出版社，2018.7（2024.6重印）

全国中医药行业高等职业教育"十三五"规划教材

ISBN 978-7-5132-4803-7

Ⅰ . ①中… Ⅱ . ①张… Ⅲ . ①中药炮制学–高等职业教育–教材 Ⅳ . ①R283

中国版本图书馆 CIP 数据核字（2018）第 045811 号

中国中医药出版社出版

北京经济技术开发区科创十三街 31 号院二区 8 号楼

邮政编码　100176

传真　010-64405721

万卷书坊印刷（天津）有限公司印刷

各地新华书店经销

开本 787×1092　1/16　印张 21　字数 433 千字

2018 年 7 月第 2 版　2024 年 6 月第 8 次印刷

书号　ISBN 978-7-5132-4803-7

定价　66.00 元

网址　www. cptcm. com

服 务 热 线　010-64405510

购 书 热 线　010-89535836

维 权 打 假　010-64405753

微信服务号　zgzyycbs

微商城网址　https：//kdt. im/LIdUGr

官 方 微 博　http：//e. weibo. com/cptcm

天猫旗舰店网址　https：//zgzyycbs. tmall. com

如有印装质量问题请与本社出版部联系（010-64405510）

中医药职业教育是我国现代职业教育体系的重要组成部分，肩负着培养新时代中医药行业多样化人才、传承中医药技术技能、促进中医药服务健康中国建设的重要职责。为贯彻落实《国务院关于加快发展现代职业教育的决定》（国发〔2014〕19号）、《中医药健康服务发展规划（2015—2020年）》（国办发〔2015〕32号）和《中医药发展战略规划纲要（2016—2030年）》（国发〔2016〕15号）（简称《纲要》）等文件精神，尤其是实现《纲要》中"到2030年，基本形成一支由百名国医大师、万名中医名师、百万中医师、千万职业技能人员组成的中医药人才队伍"的发展目标，提升中医药职业教育对全民健康和地方经济的贡献度，提高职业技术院校学生的实际操作能力，实现职业教育与产业需求、岗位胜任能力严密对接，突出新时代中医药职业教育的特色，国家中医药管理局教材建设工作委员会办公室（以下简称"教材办"）、中国中医药出版社在国家中医药管理局领导下，在全国中医药职业教育教学指导委员会指导下，总结"全国中医药行业高等职业教育'十二五'规划教材"建设的经验，组织完成了"全国中医药行业高等职业教育'十三五'规划教材"建设工作。

中国中医药出版社是全国中医药行业规划教材唯一出版基地，为国家中医中西医结合执业（助理）医师资格考试大纲和细则、实践技能指导用书、全国中医药专业技术资格考试大纲和细则唯一授权出版单位，与国家中医药管理局中医师资格认证中心建立了良好的战略伙伴关系。

本套教材规划过程中，教材办认真听取了全国中医药职业教育教学指导委员会相关专家的意见，结合职业教育教学一线教师的反馈意见，加强顶层设计和组织管理，是全国唯一的中医药行业高等职业教育规划教材，于2016年启动了教材建设工作。通过广泛调研、全国范围遴选主编，又先后经过主编会议、编写会议、定稿会议等环节的质量管理和控制，在千余位编者的共同努力下，历时1年多时间，完成了83种规划教材的编写工作。

本套教材由50余所开展中医药高等职业教育院校的专家及相关医院、医药企业等单位联合编写，中国中医药出版社出版，供高等职业教育院校中医学、针灸推拿、中医骨伤、中药学、康复治疗技术、护理6个专业使用。

本套教材具有以下特点：

1. 以教学指导意见为纲领，贴近新时代实际

注重体现新时代中医药高等职业教育的特点，以教育部新的教学指导意

见为纲领，注重针对性、适用性以及实用性，贴近学生、贴近岗位、贴近社会，符合中医药高等职业教育教学实际。

2. 突出质量意识、精品意识，满足中医药人才培养的需求

注重强化质量意识、精品意识，从教材内容结构设计、知识点、规范化、标准化、编写技巧、语言文字等方面加以改革，具备"精品教材"特质，满足中医药事业发展对于技术技能型、应用型中医药人才的需求。

3. 以学生为中心，以促进就业为导向

坚持以学生为中心，强调以就业为导向、以能力为本位、以岗位需求为标准的原则，按照技术技能型、应用型中医药人才的培养目标进行编写，教材内容涵盖资格考试全部内容及所有考试要求的知识点，满足学生获得"双证书"及相关工作岗位需求，有利于促进学生就业。

4. 注重数字化融合创新，力求呈现形式多样化

努力按照融合教材编写的思路和要求，创新教材呈现形式，版式设计突出结构模块化，新颖、活泼，图文并茂，并注重配套多种数字化素材，以期在全国中医药行业院校教育平台"医开讲－医教在线"数字化平台上获取多种数字化教学资源，符合职业院校学生认知规律及特点，以利于增强学生的学习兴趣。

本套教材的建设，得到国家中医药管理局领导的指导与大力支持，凝聚了全国中医药行业职业教育工作者的集体智慧，体现了全国中医药行业齐心协力、求真务实的工作作风，代表了全国中医药行业为"十三五"期间中医药事业发展和人才培养所做的共同努力，谨此向有关单位和个人致以衷心的感谢！希望本套教材的出版，能够对全国中医药行业职业教育教学的发展和中医药人才的培养产生积极的推动作用。需要说明的是，尽管所有组织者与编写者竭尽心智，精益求精，本套教材仍有一定的提升空间，敬请各教学单位、教学人员及广大学生多提宝贵意见和建议，以便今后修订和提高。

国家中医药管理局教材建设工作委员会办公室

全国中医药职业教育教学指导委员会

2018 年 1 月

《中药炮制技术》
编委会

本教材为全国中医药行业高等职业教育"十三五"规划教材之一，为贯彻落实《国务院关于加快发展现代职业教育的决定》和《中医药发展战略规划纲要（2016—2030年)》等文件精神，充分发挥中医药高等职业教育的引领作用，满足中医药事业发展对于高素质技术技能人才需求，由全国中医药职业教育教学指导委员会、国家中医药管理局教材建设工作委员会办公室统一规划、宏观指导，中国中医药出版社具体组织，全国中医药高等职业教育院校联合编写而成。可供中医药高等职业院校中药学、药品生产技术、药品质量与安全专业学生使用。

中药炮制技术是中药制药技术的核心内容，是保证中药临床疗效和用药安全的核心技术。本教材的编写总结汲取了以前中药炮制教材的成功经验，紧密结合现代中药炮制的工艺与技术，在内容上以《中华人民共和国药典》2015年版和《全国中药炮制规范》等现行国家药品标准为依据，涵盖了执业药师考试与全国技能大赛的知识点，充分体现基础理论的系统性、工艺流程的科学性、操作程序的规范性，做到与职业岗位及技能大赛的有机结合。

本教材按照"模块+项目"的编写体例，全书共有十四个模块，其中炮制技术模块原则上分为三个项目，项目一重点讲述中药炮制技术的基础理论知识，项目二重点讲述炮制操作规程与现代炮制工艺流程，项目三为实训部分，重点讲述炮制标准与操作关键点。把每个炮制技术的理论、规程与实训放在一个模块体现了内容的整体性，有利于学生阅读，有利于教师教学，引导学生准确把握教学内容，提高学习质量；把传统炮制操作规程、现代设备操作规程、现代炮制操作工艺流程集中放在项目二，体现了中药炮制技术的岗位针对性与对技能大赛的高度重视，有利于学生零距离就业，并可作为中药饮片生产企业、中药制药企业相关岗位的培训教材和自学参考书。

本教材的编写分工如下：模块一、附录由张昌文编写，模块二、模块三由迟栋编写，模块四由谢仲德编写，模块五由孙亚楠编写，模块六由黄文华编写，模块七由亓国锋编写，模块八由武莹编写，模块九由姜建辉编写，模块十、模块十一由商庆节编写，模块十二由王云峰编写，模块十三由马光宇编写，模块十四由沈伟编写，罗帅参与全书现代炮制操作规程与工艺流程的编写工作，张昌文负责全书的统稿工作。

编写说明

由于编者的理论水平和实践能力有限，教材难免有错漏和不足之处，请各院校在使用本教材过程中，通过教学实践不断总结经验，并提出宝贵意见，以便再版时修订提高。

《中药炮制技术》编委会
2018 年 2 月

扫一扫，看课件

模 块 一
中药炮制技术概述

【学习目标】

1. 掌握中药炮制与中药炮制技术的概念和含义；掌握中药炮制的发展阶段及中药炮制代表性著作。

2. 熟悉中药炮制的起源；熟悉中药炮制的有关法规与中药炮制药品标准；熟悉中药饮片生产 GMP 相关知识。

3. 了解中药炮制技术和其他学科的关系。

中药炮制是根据中医药理论，依照辨证施治用药的需要和药物自身性质，以及调剂、制剂的不同要求，对中药材进行特殊加工所采取的制药技术。中药炮制技术是专门研究中药炮制理论、工艺、规格、质量标准、历史沿革及其发展方向的一门学科，与中医药基础理论、中药化学、中药鉴定等有着密切的联系。

中药材系指药用植物、动物、矿物的药用部分，采收后经产地加工而成的原药材，简称药材。中药饮片系指药材经过炮制后直接用于中医临床或制剂生产使用的处方药品，简称饮片。中成药系指在中医药理论指导下，以中药饮片为原料，根据疗效确切、应用广泛的处方，按一定标准制成一定剂型的药品。中药材、中药饮片、中成药是中药行业的三大支柱，中医在临床用以治病的物质是中药饮片和中成药，中药材只有经过净制、切制或炮炙等处理后，才能应用于临床或用于制备中成药，这是中医临床用药的一大特点，是保证用药安全、增强疗效的重要措施，也是中药有别于天然药物的显著标志。

中药炮制是我国独有的传统制药技术，是中医药遗产中的一个重要组成部分。从历代有关资料来看，曾有"炮炙""修治""修事""修制""炮制"等多种称谓，虽然名称不同，但所叙述的内容都是一致的，其中"炮炙"和"炮制"两词多用。"炮炙"古代是指用火加工处理药物的方法，现代一般是指除净制、切制以外的其他炮制方法，不能概括中药炮制技术的全部内涵，为了保持炮炙的原意，又能较广泛地代表中药的加工技术，现代多用"炮制"一词。

学习中药炮制技术，一是遵循中医药理论，在继承中药传统炮制的基础上，应用现代炮制技术和设备，进行中药饮片的加工生产；二是应用现代科学技术探讨炮制原理，改进炮制工艺和设备，完善质量标准，提高中药饮片质量，不断创新和发展中药炮制技术，保证中医临床用药的安全、有效。

项目一 中药炮制的起源与发展

一、中药炮制的起源

中药炮制起源于原始社会，是随着中药的发现和应用而产生的，有了中药就有了中药炮制。"药食同源"形象地说明了人类在猎取食物和加工食物的过程中，逐渐认识了药物及其处理方法，并将食物的加工方法用于药物的加工处理，采用清洗、打碎、擘劈、锉为粗末等方法处理药物，便是中药炮制的萌芽。

火的出现及应用，是人类一大进步。《礼纬·含文嘉》明确指出："燧人氏始钻木取火，炮生为熟，令人无腹疾，有异于禽兽。"炮制古称"炮炙"，据《说文解字》载："炮，毛炙肉也。""炙，炙肉也，从肉在火上。"炮生为熟，并将"炮""炙"等食物加工方法用于药物加工，便是中药炮制的雏形。

酒的发明与应用，起源于旧石器时代。《汉书·王莽传》称"酒为百药之长"，后世将酒应用于药物的炮制，并由此开启了辅料炮制药物的先河，丰富了中药炮制的内容。

陶器的发明与应用，出现在仰韶文化时期。陶器从最初作为烹饪器和储物器，逐渐被人们用于浸泡药酒、蒸煮药物以及煅制药物的必要工具，促进了中药炮制的发展。

二、中药炮制的发展

从现存的文献资料分析来看，中药炮制的发展大体可分为以下四个时期：中药炮制技术的起始与形成时期、中药炮制理论形成时期、炮制品种和技术的扩大应用时期、中药炮制振兴发展时期。

1. 春秋战国至宋代——中药炮制技术的起始与形成期　汉代以前，个别药物的简单炮制在中医药文献中有零散的记载。湖南长沙马王堆三号汉墓中出土的帛书《五十二病方》大约成书于春秋战国时期，是迄今为止我国发现的最早记载中药炮制方法的医方书，共修复整理出医方283个，其中含中药247种，文中对中药炮制有详细的记载，包括修治、切制、水制、火制、水火共制等多个方面，不仅有炮、炙、燔、煅、细切、熬、渍等炮制术语，并有操作过程及炮制目的简单记述，例如"取商牢（陆）渍醯中""止出血者燔发"。中医四大经典之一的《黄帝内经》约为战国至秦汉时期的著作，是我国最早的一部医学文献，在《灵枢·雅客》篇中有"治半夏"的记载，可见当时已注意到有毒物质的炮制，书中的"五味所入，酸入肝、辛入肺、苦入心、咸入肾、甘入脾"理论就是后世炮制理论学说的本源。

汉代，中药炮制技术有了很大的进步和发展，开始向药性处理方面发展，炮制理论也引起了人们的注意，初步确立了中药炮制的目的和原则，并出现了大量的炮制方法和炮制品，但炮制方法比较简单。第一部药学专著《神农本草经》的序录中，阐述了炮制有毒药物的机理，并注意到生品与熟品间的差异，书中 365 种中药中有 13 种记载了炮制技术，一些方法至今仍在使用。张仲景在《金匮玉函经》中提出，药物"有须烧炼炮炙，生熟有定"，开创了药物生熟异用学说的先导；在《伤寒杂病论》中有些药物，在不同的方剂中，分别采用不同的炮制方法，充分体现了依法炮制与辨证施治的关系。

两晋、南北朝时期，对中药的性能、炮制又有了许多新的认识，从单一的用酒或醋作为辅料发展到采用多种辅料炮制，使得炮制品种增加，炮制工艺复杂，出现了第一部中药炮制专著——《雷公炮炙论》。晋代葛洪所著的《肘后备急方》书中记载了 80 余种药物的炮制方法，首次提出了采用干馏法制备竹沥，用大豆汁、甘草、生姜等可解乌头、芫花、半夏之毒等。梁代陶弘景在《本草经集注》中首次提出了"炮制通则"，较为系统地归纳总结了炮制内容。南北朝刘宋时期，雷敩撰写《雷公炮炙论》，书中较详细地阐述了药物的炮制方法，增加了切制品种数量，改进了粉碎加工技术，并广泛应用辅料炮制药物，如净制有"拣、去甲土、去粗皮……洗"，切制有"切、锉、擘、水飞"等，干燥方法有"阴干、晒干、焙干"等，加热炮制有"煮、煎、熬、炼、炒、炙、焙、炮、煅"和"酒浸、苦酒浸……药汁制"，其中许多炮制方法具有一定的科学性，对后世中药炮制的传承和发展有较大的影响。

唐代，炮制方法日臻完善，孙思邈在《备急千金要方》中提出："诸经方用药所有熬炼节度，皆脚注之，今方则不然，与此篇具条之，更不烦方下别注也。"具有以法统药的雏形。世界最早的药典《新修本草》（《唐本草》）把炮制内容列为法定内容，增加了钟乳石水飞制细粉、反复蒸曝制熟地黄等多种炮制方法，并明确提出"辅料用酒，唯米酒入药"，对保证中药饮片质量和统一饮片规格都起了很大的促进作用。

宋代，政府对药学事业非常重视，不仅建立了世界上第一所药局，还组织翰林医官重修本草，对宋以前的医药著作进行整理、校注、增辑，在此时期，药物的炮制方法有很大改进，炮制目的从降低毒性、副作用向增强或改变疗效方面改变，很多炮制方法一直沿用到现在。医官王怀隐所著大型方书《太平圣惠方》，不仅具体记载了大量炮制内容，还始载乳制法。唐慎微所著的《经史证类备急本草》，几乎囊括了宋以前主要本草著作的精华和丰富的炮制内容，载药 1558 种，并在每种药物之后附有炮制方法，为后世制药行业提供了宝贵的炮制资料。陈师文等受诏编撰的《太平惠民和剂局方》是第一部国家成药规范，该书强调"凡有修合，依法炮制……"并特设专章"论炮炙三品药石类例"，专章收录了 185 种中药的炮制方法和要求，成为国家法定制药技术标准的组成部分，保证了药品质量，现代应用与该书所列配制成药时的炮制方法有诸多相似。

从春秋战国至宋代，是中药炮制技术的形成时期。中药炮制的发展，取得了三方面成就：一是从最早的个别药物的简单处理，发展形成了较系统的炮制通则；二是中药炮制技术工艺方法和炮制品种初具规模；三是在文献中出现了论述炮制的专门章节和炮制专著，炮制理论在文献中出现了专门论述，为后世炮制理论的形成奠定了基础。

2. 金元至明代——中药炮制理论形成时期 金元时期名医辈出，各有专长，他们结合临床实用阐述炮制理论，使得炮制理论不断发展和提高。元代王好古在《汤液本草》中对酒制药物理论进行了论述："黄芩、黄连、黄檗、知母，病在头面及手梢皮肤者，须用酒炒之，借酒力以上腾也。咽之下、脐之上，须酒洗之。在下生用。"葛可久在《十药神书》中首次提出"大抵血热则行，血冷则凝……见黑则止"的炭药止血理论，根据这一理论，创制了专治肺痨呕血、吐血、咯血的"十灰散"。

明代，中药炮制在传统工艺技术方面有较大的进步，在炮制理论上也有显著的建树。徐彦纯在《本草发挥》中提出了童便制和盐制的炮制作用。陈嘉谟在《本草蒙筌》的"制造资水火"中写道："凡药制造，贵在适中，不及则功效难求，太过则气味反失。火制四：有煅、有炮、有炙、有炒之不同；水制三：或渍、或泡、或洗之弗等；水火共制造者：若蒸、若煮而有二焉，余外制虽多端，总不离此两者……酒制升提，姜制发散。入盐走肾脏，仍使软坚；用醋注肝经，且资住痛。童便制，除劣性降下；米泔制，去燥性和中；乳制滋润回枯，助生阴血；蜜制甘缓难化，增益元阳；陈壁土制，窃真气骤补中焦；麦麸皮制，抑酷性勿伤上膈……有剜去瓤免胀，有抽去心除烦。"总结了"水制""火制""水火共制"三类中药炮制法，并第一次系统概括了辅料在中药炮制中的作用。明代伟大的医药学家李时珍在《本草纲目》中，将药物的炮制方法专列一项，称为"修治"。所收载的 1892 种药物中，有 330 味列有"修治"专目，记载的炮制方法有近 20 类 70 法，其中载有李时珍本人炮制经验或见解的有 144 条，有 50 多种炮制方法至今仍被沿用，这大大地发展了前人的炮制技能和理论。缪希雍编撰的《炮炙大法》是继《雷公炮炙论》后第二部炮制专著，收载了 439 种药物的炮制方法，简要叙述了各种药物的出处、采药时间、优劣鉴别、炮制辅料、操作工艺、饮片贮藏。将前人的炮制方法归纳为十七种，即"雷公炮炙十七法"。

金元明时期，炮制技术有了较大的进步。更重要的是，系统归纳总结了以前的有关中药炮制通则、炮制作用等内容，逐步形成了较为系统的炮制理论，是中药炮制理论的形成时期。

3. 清代——中药炮制品种和技术的扩大应用时期　清代，本草著作有近 400 种之多，民间医药得到进一步发掘和整理，在明代炮制理论和方法的基础上，增加了炮制品种及炮制方法，出现了繁杂炮制工艺，炮制理论也有增加。

张仲岩所著《修事指南》为第三部炮制专著，收录药物 232 种，较为系统地叙述了各种炮制方法，提出"炮制不明，药性不确，则汤方无准而病症无验也"。炮制理论上也有所拓展，提出"吴茱萸汁制抑苦寒而扶胃气，猪胆汁制泻胆火而达木郁，牛胆汁制去燥烈而清润，秋石制抑阳而养阴，枸杞汤制抑阴而养阳"等，丰富了中药炮制的理论；赵学敏的《本草纲目拾遗》和唐容川的《血证论》既记载了当时很多炮制方法，又记载了相当数量的炭药，并在张仲景"烧灰存性"的基础上明确提出了"炒炭存性"的要求，炭药的炮制和应用，在清代有相当大的发展，具有显著特色；徐大椿（灵胎）在《医学源流论·制药论》中将传统的炮制原则归纳为："或以相反为制，或以相资为制，或以相恶为制，或以相畏为制，或以相喜为制。"具体操作方法是："或制其形，或制其性，或制其味，或制其质。"对中药炮制具有指导意义。

清代在明代中药炮制理论的基础上，对某些炮制作用有所发挥，炮制品种有所增多，是炮制品和技术的扩大应用时期。

4. 中华人民共和国成立至今——中药炮制振兴发展时期　20 世纪初，由于当时政府提出了"废止旧医（即中医）以扫除医事卫生之障碍案"，严重阻碍了中医药事业的发展，中药炮制也难以进步。中华人民共和国成立后，党和政府非常重视中药炮制的发展，现代科学技术应用于中药炮制的各个领域，使其从一门传统的炮制技术发展为一门学科。

（1）文献整理与继承方面　《中华人民共和国药典》（简称《中国药典》）从 1963 年版起，正式把中药炮制作为法定内容予以收载，并在附录中收载了中药炮制通则；1963 年经中医研究院（现中国中医科学院）中药研究所整理汇编了《中药炮制经验集成》，共收载 501 味中药的炮制方法；王孝涛等编撰了《历代中药炮制法汇典》等炮制专著；各省、自治区、直辖市也相应制定了具有地域特色的中药炮制规范。

（2）法律与质量标准方面　《中华人民共和国药品管理法》规定中药饮片属于药品，明确了中药饮片的法定地位。《中国药典》自 2005 年版开始单列了中药饮片的国家药品标准，明确了中药饮片作为处方药品的法定特性，在安全性、有效性方面全面提升了中药的质量标准。原卫生部于 1988 年制定了《全国中药炮制规范》，国家中医药管理局于 1994 年制定了《中药饮片质量通则》。

（3）人才培养方面　一是沿袭"师徒相承"的带徒形式，使炮制技术和实践经验得以承传；二是举办了炮制培训班，提高在职中药炮制技术人员的业务素质和技术水平；三是在全国各中医药院校的中药专业开设中药炮制专业课程，出版中高等中医药院校统编和规划教材，培养了大量不同层次的中药饮片研究、生产、使用等方面专业人才。

（4）炮制研究方面　建立了科研机构，形成了中高级科技人员组成的科研队伍，自国家"七五"计划以来，中药炮制研究均被列为国家重点科技项目，从饮片炮制工艺规范化、质量标准、共性技术、生产设备以及炮制原理等方面设项研究，至今已对200多种常用中药进行了较深入的实验和生产研究，对一些药物的炮制机理有了深入认识，改进了炮制工艺，制定了科学而合理的质量标准，取得了显著的成果。《中药现代化发展纲要（2006—2020年）》把"开展中药饮片传统炮制经验继承研究""建立中药材、中药饮片、提取物及制剂的质量标准""开展炮制工艺与设备现代化研究"作为优先研究领域。

（5）规范化生产方面　随着中医药事业的快速发展，中药饮片工业化生产势在必行，1955年以来，全国各地陆续建立了不同规模的饮片加工厂，中药饮片的生产向大生产、机械化、自动化方面发展。特别是国家食品药品监督管理局（现国家药品监督管理局）规定，自2008年1月1日起，所有中药饮片生产企业必须在符合GMP条件下生产，以及实行中药饮片"批准文号"管理，对统一和规范炮制方法及炮制品质量起到了保障作用。

总之，自中华人民共和国成立至今，在继承传统经验的基础上，运用现代科学技术研究炮制原理，改进炮制工艺设备，制订出了合理和科学的质量标准，使中药炮制的理论和技术更趋完善。

项目二　中药炮制的有关法规与质量标准

随着社会发展、科技的进步和大众健康理念的提升，中药质量问题引起了政府和广大人民的高度关注，对中药监督管理的法律法规不断完善，中药质量标准更加科学，为保证中药质量提供了有力支撑和科学依据。

一、中药炮制的相关法律

1984年9月20日通过了《中华人民共和国药品管理法》，自1985年7月1日起施行，现行版本为修订后2015年12月1日起施行的《中华人民共和国药品管理法》，是药品研制、生产、经营、使用、检验的基本法律，其中第二章第十条规定："中药饮片必须按照国家药品标准炮制；国家药品标准没有规定的，必须按照省、自治区、直辖市人民政府药品监督管理部门制定的炮制规范炮制。省、自治区、直辖市人民政府药品监督管理部门制定的炮制规范应当报国务院药品监督管理部门备案。"

2016年12月25日通过了《中华人民共和国中医药法》，自2017年7月1日起施行，其中第二十七条载："国家保护中药饮片传统炮制技术和工艺，支持应用传统工艺炮制中药饮片，鼓励运用现代科学技术开展中药饮片炮制技术研究。"

二、 中药炮制的质量标准

中药饮片的质量标准有国家药品标准和地方药品标准，凡是国家药品标准收载的品种，必须执行国家药品标准的有关规定，国家标准没有收载的品种，按相关规定执行地方标准。

《中国药典》自1963年版开始均在一部收载中药，正文项下有"饮片"和"炮制"项，并规定了饮片生产工艺流程、成品性状、用法、用量等，某些药物还规定了炮制品的含量指标；附录中设有"中药炮制通则"专篇，规定了各种炮制方法的含义、具有共性的操作方法及质量标准。2005年版，首次单列中药饮片的国家标准。2010年版在"凡例"中对中药饮片作出了新的定位，突出了中药饮片作为处方药品的法定特性，将中药饮片纳入处方药监管范畴，中药炮制技术和方法以及相关的炮制品需遵循国家的法定标准。2015年版完善了"药材和饮片检定通则""炮制通则"，增加了中药材及饮片中二氧化硫残留量限度标准，建立和完善重金属及有害元素、黄曲霉毒素、农药残留量等物质的检测限度标准。

《全国中药炮制规范》是1988年由原卫生部颁布执行，也称部颁标准，一直沿用至今。该规范精选了各省（市）、自治区近代使用的炮制工艺以及相适应的质量标准，力求做到统一每一炮制品的炮制工艺。附录中收录了"中药炮制通则"及"全国中药炮制法概况表"，共收载554种常用中药饮片。

《中药饮片质量通则》是国家中医药管理局于1994年颁布的，分为两部分，一是《中药饮片生产过程质量标准通则（试行）》，对每道加工工序（包括挑选整理、水处理、切制、粉碎、干燥、炮炙）制定了质量标准；二是《中药饮片质量标准通则（试行）》，对中药饮片的性状、片型、水分、药屑杂质、包装等制定了质量标准，属于国家药品质量标准。

由于中药饮片品种多、规格多，各地用药习惯与炮制方法的差异，有些炮制工艺还不能做到全国统一，对国家标准没有收载的品种，各省、自治区、直辖市都制订了适合本地的质量标准，即各省、直辖市、自治区的《中药炮制规范》。地方标准需报国务院药品监督管理部门备案后，才能作为本地法定的强制性标准。

项目三　中药饮片生产GMP简介

"GMP"是英文Good Manufacturing Practice的缩写，即药品生产质量管理规范，是为保证药品在规定的质量下持续生产的体系，是为把药品生产过程中的不合格的危险降低到最小而设立的。GMP包含方方面面的要求，从厂房到地面、设备、人员和培训、卫生、空气和水的纯化、生产和文件，GMP 所规定的内容，是药品加工企业必须达到的最基本的条件。

1988 年 3 月卫生部颁布我国第一部法定的 GMP，现行为 2010 版，2003 年 1 月国家食品药品监督管理局印发了《中药饮片、医用氧 GMP 补充规定》，2004 年 10 月制定了《中药饮片 GMP 认证检查项目》，自 2008 年 1 月 1 日起，所有中药饮片生产企业必须在符合 GMP 的条件下生产，对未在规定期限内达到 GMP 要求并取得"药品 GMP 证书"的相关中药饮片生产企业一律停止生产。中药饮片 GMP 认证检查项目共 111 项，其中关键项目 18 项，一般项目 93 项。下面对主要项目进行简要介绍。

一、人员

中药饮片生产企业应建立与质量保证体系相适应的组织机构，明确各级机构和人员的职责。

企业的生产管理负责人应具有药学或相关专业大专以上学历（或中级专业技术职称或执业药师资格）、三年以上从事中药饮片生产管理的实践经验，或药学或相关专业中专以上学历、八年以上从事中药饮片生产管理的实践经验。企业的质量管理负责人、质量受权人应当具备药学或相关专业大专以上学历（或中级专业技术职称或执业药师资格），并有中药饮片生产或质量管理五年以上的实践经验，其中至少有一年的质量管理经验。生产管理和质量管理部门负责人不得互相兼任。

企业的关键人员以及质量保证、质量控制等人员均应为企业的全职在岗人员。质量保证（QA）和质量控制（QC）人员应具备中药材和中药饮片质量控制的实际能力，具备鉴别中药材和中药饮片真伪优劣的能力。从事中药材炮制操作人员应具有中药炮制专业知识和实际操作技能；从事毒性中药材等有特殊要求的生产操作人员，应具有相关专业知识和技能，并熟知相关的劳动保护要求。负责中药材采购及验收的人员应具备鉴别中药材真伪优劣的能力。从事养护、仓储保管人员应掌握中药材、中药饮片贮存养护知识与技能。

二、厂房与设施

生产区应与生活区严格分开，不得设在同一建筑物内。厂房与设施应按生产工艺流程合理布局，并设置与其生产规模相适应的净制、切制、炮炙等操作间。同一厂房内的生产操作之间和相邻厂房之间的生产操作不得互相妨碍。

直接口服饮片的粉碎、过筛、内包装等生产区域应按照 D 级洁净区的要求设置，企业应根据产品的标准和特性对该区域采取适当的微生物监控措施。毒性中药材加工、炮制应使用专用设施和设备，并与其他饮片生产区严格分开，生产的废弃物应经过处理并符合要求。中药饮片炮制过程中产热产气的工序，应设置必要的通风、除烟、排湿、降温等设施；拣选、筛选、切制、粉碎等易产尘的工序，应当采取有效措施，以控制粉尘扩散，避免污染和交叉污染，如安装捕尘设备、排风设施等。

仓库应有足够空间，面积与生产规模相适应。中药材与中药饮片应分库存放；毒性中药材和饮片等有特殊要求的中药材和中药饮片应当设置专库存放，并有相应的防盗及监控设施。仓库内应当配备适当的设施，并采取有效措施，对温、湿度进行监控，保证中药材和中药饮片按照规定条件贮存；贮存易串味、鲜活中药材应当有适当的设施（如专库、冷藏设施）。

三、 设备

应根据中药材、中药饮片的不同特性及炮制工艺的需要，选用能满足生产工艺要求的设备。与中药材、中药饮片直接接触的设备、工具、容器应易清洁消毒，不易产生脱落物，不对中药材、中药饮片质量产生不良影响。中药饮片生产用水至少应为饮用水，企业定期监测生产用水的质量，饮用水每年至少一次送相关检测部门进行检测。

四、 物料与产品

质量管理部门应当对生产用物料的供应商进行质量评估，并建立质量档案；直接从农户购入中药材应收集农户的身份证明材料，评估所购入中药材质量，并建立质量档案。对每次接收的中药材均应当按产地、供应商、采收时间、药材规格等进行分类，分别编制批号并管理。购入的中药材，每件包装上应有明显标签，注明品名、规格、数量、产地、采收（初加工）时间等信息，毒性中药材等有特殊要求的中药材外包装上应有明显的标志。

中药饮片包装必须印有或者贴有标签，注明品名、规格、产地、生产企业、产品批号、生产日期、执行标准，实施批准文号管理的中药饮片还必须注明药品批准文号。直接接触中药饮片的包装材料应至少符合食品包装材料标准。

五、 确认与验证

净制、切制可按制法进行工艺验证，炮炙应按品种进行工艺验证，关键工艺参数应在工艺验证中体现。关键生产设备和仪器应进行确认，关键设备应进行清洁验证。直接口服饮片生产车间的空气净化系统应进行确认。验证文件应包括验证总计划、验证方案、验证报告以及记录，确保验证的真实性。

六、 文件管理

中药材和中药饮片质量管理文件至少应包含内容：物料的购进、验收、贮存、养护制度与养护操作规程；每种中药饮片的生产工艺规程与各关键工艺参数要求；每种中药饮片的收率限度范围，关键工序物料平衡参数；每种中药材、中药饮片的质量标准及相应的检验操作规程及中间产品、待包装产品的质量控制指标。

中药饮片生产和包装的全过程的生产管理和质量控制情况记录，批记录至少包括以下内容：批生产和包装指令；中药材以及辅料的名称、批号、投料量及投料记录；净制、切制、炮炙工艺的设备编号；生产前的检查和核对的记录；各工序的生产操作记录，包括各关键工序的技术参数；清场记录；关键控制点及工艺执行情况检查审核记录；产品标签的实样；不同工序的产量，必要环节物料平衡的计算；对特殊问题和异常事件的记录，包括偏离生产工艺规程等偏差情况的说明和调查，并经签字批准；中药材、中间产品、待包装产品中药饮片的检验记录和审核放行记录。

七、 生产管理

净制后的中药材和中药饮片不得直接接触地面。应当使用流动的饮用水清洗中药材，用过的水不得用于清洗其他中药材。不同的中药材不得同时在同一容器中清洗、浸润。毒性中药材和毒性中药饮片的生产操作应当有防止污染和交叉污染的措施，并对中药材炮制的全过程进行有效监控。

中药饮片以中药材投料日期作为生产日期。中药饮片应以同一批中药材在同一连续生产周期生产的一定数量相对均质的成品为一批。在同一操作间内同时进行不同品种、规格的中药饮片生产操作应有防止交叉污染的隔离措施。

八、 质量管理

中药材和中药饮片应按法定标准进行检验；企业应配备必要的检验仪器，并有相应标准操作规程和使用记录，检验仪器应能满足实际生产品种要求，除重金属及有害元素、农药残留、黄曲霉毒素等特殊检验项目和使用频次较少的大型仪器外，原则上不允许委托检验。

每批中药材和中药饮片应当留样，中药材留样量至少能满足鉴别的需要，中药饮片留样量至少应为两倍检验量，毒性药材及毒性饮片的留样应符合医疗用毒性药品的管理规定。中药饮片留样时间至少为放行后一年，企业应设置中药标本室（柜），标本品种至少包括生产所用的中药材和中药饮片。

九、 术语

直接口服中药饮片指标准中明确使用过程无需经过煎煮，可直接口服或冲服的中药饮片。

产地趁鲜加工中药饮片指在产地用鲜活中药材进行切制等加工中药饮片。不包括中药材的产地初加工。

复习思考

1. 解释：中药炮制、中药饮片。
2. 中药炮制的发展分为几个阶段，各个阶段有哪些特点？
3. 中药炮制应遵循哪些主要的法规？
4. 我国古代的炮制专著有哪几部？并说出作者和成书年代。
5. 中药炮制的质量标准有哪些？它们的相互关系怎样？
6. 中药饮片生产 GMP 包含哪些内容？

扫一扫，知答案

扫一扫，看课件

模 块 二

中药炮制的目的及对药物的影响

【学习目标】

1. 知识目标

（1）掌握中药炮制的目的和炮制对药物四气五味的影响。

（2）熟悉传统制药原则与方法。

（3）熟悉炮制对中药化学成分生物碱、苷、挥发油、无机成分的影响。

2. 技能目标

具备按炮制规范要求说明炮制目的和对药物影响的能力。

项目一 中药炮制的目的与原则

一、中药炮制的目的

中药来源于自然界的植物、动物和矿物，品种繁多，性质各异。它们有的质地坚硬、粗大，影响成分溶出和调剂；有的含有杂质、非药用部位，影响调配剂量的准确性；有的含有毒性成分，影响临床用药的安全性等。因此，中药材必须通过炮制后才能入药，其炮制目的归纳起来主要有以下九个方面。

1. 纯净药材，确保质量　中药在采收、加工、运输、贮藏等过程中，常会混有杂质、残留的非药用部位，或出现虫蛀、发霉、泛油等现象，需要通过挑拣、筛选、清洗等加工处理，使其达到规定的净度，以保证用药剂量的准确性和方便贮存。

2. 便于调剂和制剂　个体较粗大的植物类药材切制成一定规格的饮片，便于称量，同时增加药材与溶剂之间的接触面积，利于有效成分的煎出，便于制剂。一些矿物甲壳类药物如石决明、自然铜等，经烧、醋淬等炮制处理，使之酥脆，同样也是为了有效成分易于煎出的目的。

3. **降低或消除药物的毒性或副作用** 有的药物虽有较好的疗效，但因毒性或副作用太大，临床应用不安全，需炮制后使用。故此，历代医家非常重视有毒药物的炮制，去毒常用的炮制方法有净制去毒、水制去毒、加热去毒、辅料去毒等。

毒性中药炮制时要根据其所含的毒性成分及其性质，选用恰当的炮制方法，达到在降低药物毒性的同时确保临床疗效。如马钱子砂炒或油炸后，可破坏部分生物碱，使毒性成分含量减少；如川乌、草乌经蒸煮炮制后，使毒性成分发生改变；如半夏、天南星利用白矾、生姜炮制，利用辅料的解毒作用消除或降低其毒性。炮制还可以消除或降低药物的副作用，如柏子仁去油制霜后减少了滑肠致泻的副作用，槟榔炒黄后能减少恶心、腹泻、腹痛的副作用。

总之，炮制有毒药物时一定要注意去毒与存效并重，绝不可偏废，否则，顾此失彼，可能造成毒去效失，甚至效失毒存的结果，达不到炮制目的。

4. **改变或缓和药物的性能** 性味偏盛的药物，在临床应用时，会带来副作用。如太寒伤阳，太热伤阴，过苦伤胃耗液，过甘生湿助满，过辛损津耗气，过咸助痰湿等。通过炮制来改变或缓和药物偏盛的性味以适应不同病情和患者体质的需要。如麻黄生品辛温发散，发汗力强，蜜炙后，辛散作用缓和，发汗作用减弱，止咳平喘作用增强；生地黄性味甘、苦、寒，能清热凉血，酒蒸后的熟地黄性味甘，微温，具滋阴补血的功能。

5. **增强药物疗效** 增强疗效是中药炮制的主要目的之一。通过炮制后改变药物质地，使其质地酥脆、易于粉碎、利于成分的煎出而提高疗效，如种子类药物炒黄；借助辅料的协同作用增强疗效，如蜜炙款冬花、紫菀等，由于蜂蜜的协同作用，可增强其润肺止咳作用。

6. **改变或增强药物的作用趋向和部位** 李时珍在《本草纲目》中载："升者引之以咸寒，则沉而直达下焦；沉者引之以酒，则浮而上至巅顶。"如生黄柏作用于下焦，有清热燥湿的作用，酒炙后，能借助酒的升腾作用，引药上行，清上焦头面之火。

陈嘉谟在所著的《本草蒙筌》"制造资水火"中指出："……入盐走肾脏，仍仗软坚，用醋注肝经且资住痛……"如知母归肺、胃、肾经；具有清肺、凉胃、泻相火的作用；盐炙后增强滋阴降火的作用，主入肾经。前人从实践中总结出"盐制入肾""醋制入肝""蜜制入脾"等一些规律性的认识，具有一定的科学性。

7. **有利于贮存及保存药效** 药物在加工炮制过程中都经过干燥处理，使药物含水量降低，避免霉烂变质，有利于贮存。某些昆虫类、动物类药物经过加热处理，如蒸、炒等能杀死虫卵，防止孵化，便于贮存，如桑螵蛸等。植物种子类药物经过加热处理，如蒸、炒、炖等，能终止种子发芽，便于贮存而不变质，如苏子、莱菔子等。某些含苷类药物经加热处理破坏酶的活性，避免有效成分被酶解损失，以利久贮，如黄芩、杏仁等。

8. **矫臭矫味，便于服用** 动物类或其他有特异腥臭味的药物，一般为病人所厌恶，难以口服或服后出现恶心、呕吐、心烦等不良反应。为了利于服用，常将此类药物采用漂洗、酒制、醋制、蜜制、麸炒等方法处理，能起到矫臭矫味的效果。如酒制乌梢蛇、紫河车，麸炒僵蚕、椿根皮，醋制乳香、没药等。

9. **制造新药，扩大用药品种** 炮制可制造新药，扩大用药品种。如头发扣锅煅后制成血余炭，具有止血散瘀作用。一些药物又可通过不同的炮制方法产生多个功效，具有多种用途，如黑豆有滋补肝肾、养血祛风、解毒的功能；干馏后制成的黑豆馏油，具有止痒、收敛作用；发酵后制成的淡豆豉，具有解表、除烦功效；发芽法制成的大豆黄卷则有清热利湿、发汗解表的功能。

总之，中药炮制目的是多方面的，往往一种中药可以有多种炮制方法，一种炮制方法兼有几方面的目的，这些既有主次之分，又彼此密切联系。

二、 中药炮制的原则

运用中药七情合和的配伍理论，选择炮制方法和辅料，依据寒者热之，热者寒之，虚者补之，实则泻之，清代徐灵胎将传统的制药原则归纳为：相反为制，相资为制，相畏为制，相恶为制。其具体方法为：或制其形，或制其性，或制其味，或制其质。

（一）传统制药原则

1. **相反为制** 是指用药性相对立的辅料（包括药物）来制约中药的偏性或改变药性。如用咸寒润燥的盐水炮制益智仁，可缓和其温燥之性。如用辛热升提的酒来炮制苦寒沉降的大黄，使药性转降为升。用辛热的吴茱萸炮制黄连，可杀其大寒之性。

2. **相资为制** 是指用药性相似的辅料或某种炮制方法来增强药效。资，有资助的意思。如蜜炙百合可增强其润肺止咳的功效。蜜炙甘草可增强补中益气作用。知母、黄柏本为苦寒之品，清热泻火同时有一定清虚热之效，用咸寒的盐水炮制可引药入肾，增强滋阴降火作用。仙茅、阳起石本为辛热壮阳之品，用辛热之酒炮制可增强温肾助阳作用，已被长期临床实践所证实。

3. **相畏（或相杀）为制** 是指利用某种辅料以制约某种药物的毒副作用。如生姜炮制半夏、天南星，使其毒性降低，故用生姜来炮制半夏、天南星，不但被临床实践证实也被现代药效学证实。

4. **相恶为制** 是中药配伍中"相恶"内容在炮制中的延伸应用，即炮制时利用某种辅料或某种方法来减弱药物的烈性，以免损伤正气。如米泔水制苍术，可缓和苍术的燥性；麸炒枳实可缓和其破气作用；煨木香无走散之性，能实大肠，止泻痢。药物的辛香温燥之性有时可能是治疗的需要，有时可能带来不良反应或副作用，利用某种辅料炮制来抑制其副作用，据药理实验证实苍术过量的挥发油对生物体是有害的，用麸炒后可抑其"酷性"。

（二）传统制药方法

1. 制其形　改变药物的外观形态和分开药用部位。"形"，指形状、部位。中药因形态各异，体积较大，不利于配方和煎熬，所以，在配方前都要加工成饮片，煎熬时才能达到"药力共出"的要求。如白芍切薄片后，由圆柱形变成薄片形；茯苓个大体实，切片后亦改变了外形，矿石类、贝壳类质地坚硬，常常通过碾、捣或切片等处理方法来达到目的。

2. 制其性　通过炮制改变药物的性能。通过炮制，抑制过偏之性，免伤正气；或改变药物寒、热、温、凉或升、降、浮、沉的性质，满足临床灵活用药的要求。如生大黄酒炙；生甘草制成炙甘草；生地制成熟地；莱菔子炒黄；苍术麸炒；栀子炒焦等。

3. 制其味　通过炮制，调整中药的五味偏胜或偏衰或矫正劣味。根据临床用药要求，用不同的方法炮制，特别是用辅料炮制，能改变中药固有的味，使某些味得以增强或减弱，达到"制其太过，扶其不足"之目的。如黄连味苦恐伤胃，酒或姜制可缓之；乌梅、山楂有过酸损齿伤筋之虑，炒焦可缓之；麻黄辛味太甚恐发散太过，蜜制可缓之等。

4. 制其质　通过炮制，改变药物的性质或质地，或制其毒性。如穿山甲砂炒至酥泡，龟板、鳖甲砂炒至酥脆，矿物药煅或淬，川乌、草乌加水煮等，均有利于煎出有效成分或易于粉碎或降低毒性。毒剧药多以蒸、煮等法加热透心而有余味。煨或制霜，既要求保留原有性质，又能纠偏。加入它药共制，或发酵，或复制等，都是在无损或少损固有药效的前提下，增加新的作用，扩大治疗范围或抑制其偏性，更好地适应临床用药的需要。

项目二　中药炮制的分类

中药炮制的分类既要体现对传统炮制方法的继承性，又要有利于现代科学方法的归纳和研究。因此，分类不仅要能够体现炮制内容的系统性、完整性和科学性，还要便于学习、掌握中药炮制的内容，有助于教学和指导生产。

一、雷公炮炙十七法

明代缪希雍在《炮炙大法》（第二部中药炮制专著）卷首，把当时的炮制方法进行了归纳总结，"按雷公炮炙法有十七：曰炮、曰爁、曰煿、曰炙、曰煨、曰炒、曰煅、曰炼、曰制、曰度、曰飞、曰伏、曰镑、曰摋、曰曝、曰曝、曰露是也，用者宜如法，各尽其宜"这就是后世所说的"雷公炮炙十七法"。

1. 炮　古代，炮是指将药物埋在灰火中，"炮"到焦黑的一种火制方法。现代，炮属炒法，即用武火将药物炒至微黑，如炮姜；或以高温砂炒至发炮鼓起，如炮甲珠等。

2. 爁　是指焚烧、烘烤药物。如《太平惠民和剂局方》云："骨碎补，爁去毛。"

3. 煿　是指以火烧物至干燥爆裂（有爆裂的响声）。

4. 炙　不同时代含义不同。一是指将药物置于近火处烤黄，如《五十二病方》中的"炙蚕卵"及"炙梓叶"；二是"炙"同于"炒"，如张仲景用的炙阿胶即为炒阿胶；三是"炙"与"炒"无区别，如《太平惠民和剂局方》中"炒香"与"炙香"区别不明显。现代已基本统一，"炙"是指药物与定量液体辅料用文火拌炒至干。

5. 煨　是将药物埋在尚有余烬的灰火中缓慢令熟的意思。现代发展为采用湿面或湿纸包裹药物，放入加热的滑石粉中缓慢加热令熟。

6. 炒　汉代以前"炒"法少见，多为"熬"法，只是所用的工具有所不同，但均是置药物于火上，使之达到适中的程度。雷敩时代采用各种辅料炒制药物，宋代记述的炒法更多。现代炒法一般包括清炒法、加辅料炒法，已成为炮制操作中主要方法之一。

7. 煅　是将药物在火上煅烧的方法。历史上的烧、炼均为煅，如云母、矾石的"烧"、张仲景的"炼"钟乳石。该法多用于矿物类及贝壳类药物的炮制，现在分为明煅法、煅淬法、焖煅法。

8. 炼　将药物长时间用文火慢慢加热，有的还需要搅拌到一定程度，其含义比较广泛，如炼丹、炼蜜等。

9. 制　即制约之意，是将药物加入辅料，以制其偏性，使之就范的泛称。通过加入不同辅料、采用不同炮制方法，改变药物某些固有的性能，如姜制厚朴、酒制大黄、黑豆汁制何首乌等。

10. 度　指度量药物的大小、长短、厚薄。《五十二病方》中某些药物是以长度来计量的，如黄衿（芩）长三寸。随着历史的发展，后来逐步改用重量来计量。度，也有程度、限度之意。如蜜炙药物，蜜炙至不黏手为度。

11. 飞　指"研飞"或"水飞"。前者是指干磨至细粉。后者为用水研磨，再利用药物粗细粉末在水中悬浮性不同的性质，制备极细粉的方法，如水飞朱砂等。而"飞丹炼石"的"飞"，则是指炼丹过程中的升华过程，如炼制升丹。

12. 伏　"伏"指药物埋伏久制之意，一般指的是"伏火"，即药物按一定程序于火中处理，经过一定的时间，在相应温度下达到一定的要求。如伏龙肝，系指灶下黄土经长时间炉火烧烤而成，其中氧化物较多，呈弱碱性，与一般黄土不同。另外，也指药材加工处理的时间要求，如自然铜先"甘草汤煮一伏时"，后"用火煅两伏时"。

13. 镑　是利用一种多刃的刀具（镑刀），将坚韧的药物刮削成极薄片，利于调剂和制剂，如镑檀香、羚羊角等。现代多用其他刀具代替。

14. 搬　打击药物使之破碎之意。

15. 曬　即晒，指药物在日光下晒干。

16. 曝　指在药物在强烈的阳光下曝晒至干燥。

17. 露　指药物不加遮盖地于日间晒夜间露，即所谓"日晒夜露"，如露乌贼骨、露胆南星。也有将药物悬挂在阴凉通风处，析出晶体的露制方法，如露西瓜霜。

由于雷公炮炙十七法难以准确表达炮制的内涵，随着中药炮制的发展，炮制方法也已远远超出了十七法的范围。目前，雷公炮炙十七法对中药炮制生产及教学已没有太多的影响。

二、 三类分类法

明代陈嘉谟所著的《本草蒙筌》提出了三类分类法：即"火制四：有煅、有炮、有炙、有炒之不同；水制三：或渍，或泡，或洗之弗等；水火共制造者：若蒸、若煮而有二焉，余外制虽多端，总不离此二者"。即以火制、水制、水火共制三类炮制方法为纲，覆盖了中药炮制的主要内容，是中药炮制分类的一大进步。

《中国药典》四部附录收载的"炮制通则"的三类分类法是依据中药炮制的工艺分为净制、切制、炮炙三大类。其中净制包括挑拣、风选、水选、筛选、剪、切等内容；切制项中除鲜切和干切外，药材需经喷淋、抢水洗、浸泡、润或漂等软化处理后切制成片、段、块、丝等形状，不宜切制的药材，可捣碎后用；炮炙包括炒、烫、煅、制炭、蒸、煮等 17 项内容。该分类方法适用于法规和通则。

三、 五类分类法

由于火制、水制、水火共制尚不能包括中药炮制的全部内容，针对三类分类法的不足，提出了五类分类法，即修治、水制、火制、水火共制和其他制法。该分类法能比较系统、全面地反映药物加工炮制工艺，较好的指导生产实际。

四、 药用部位来源分类法

宋代《证类本草》及《太平惠民和剂局方》，均按药物来源属性的金、石、草、木、果、禽、兽等分类，但仍局限于本草学的范畴。现今，《全国中药炮制规范》及各省市的炮制规范，大多以药用部位来源进行分类，如分为根及根茎类、果实、种子类、全草类等，在各种药物项下再分述炮制方法。此种分类方法的优点是便于具体药物的查阅，适用于炮制规范及参考书之类，但体现不出炮制工艺的系统性。

五、 工艺与辅料相结合分类法

工艺与辅料相结合的分类法是在三类、五类分类法的基础上发展起来的。它既继承了净制、切制的基本内容，又对庞杂的炮炙项目及其内容进行概括总结。分为"以辅料为纲，以工艺为目的"和"以工艺为纲，以辅料为目的"两种分类方法，前者突出辅料对药物所起的作用，如分为醋制法、酒制法、蜜制法、盐制法等，在醋制法中再分为醋炙、醋蒸、醋煮等，此种分类方法在描述工艺操作上有一定的重复。后者突出了炮制工艺，如分为炒、炙、煅、蒸、煮等，在炙法中再根据辅料不同分为酒炙法、醋炙法、姜炙法、蜜炙法、盐炙法等，该分类法能较好地体现中药炮制工艺的系统性、条理性，它吸收了工艺法的长处，采纳了辅料分类的优点，既体现了整个炮制工艺程序，又便于叙述辅料对药物所起的作用，是中药炮制中共性和个性的融合，一般多为教材所采用。

中药炮制辅料是指炮制过程中使用的辅助药物达到炮制目的附加物料。炮制辅料具有协同、拮抗或调整主药某方面的作用，从而达到增强疗效、降低毒性、减轻副作用或影响主药的理化性质，或起到中间传热体的作用。目前常用的辅料种类较多，可分固体辅料和液体辅料两大类。具体的辅料将在具体模块与项目中详细介绍。

项目三 中药炮制对药物的影响

中药经过炮制后，能使其所含成分发生不同程度的变化，有的可能是量变，有的可能是质变，中药炮制前后成分的改变必然会导致性能及疗效的变化。因此，了解炮制对中药化学成分的影响，对探讨中药炮制原理、规范炮制工艺、制定饮片质量标准具有重要意义。

一、炮制对药性的影响

我国人民在长期与疾病作斗争的过程中，积累了极为丰富的炮制经验，形成了完整的理论体系。这些理论阐明了炮制所产生的作用，主要是对药物性味功能的影响。

1. 炮制对四气五味的影响　四气五味是根据药物作用于机体所产生的反应，以及通过味觉器官的辨别而作出的归纳。每一种药物都存在着气和味，这种气味又各自具有一定的作用，从而形成了药物的功能。炮制对药物的气味是有影响的，因而对药物的功能也是有影响的。某些药物的性味功能可以因为加热而改变，如生地黄味甘性寒，经过蒸制，消除了寒性，变成了甘温补血的药物；生川乌性温有毒，口尝有麻辣味，经过煮制，消除了麻辣味，减低了毒性。某些药物由于与辅料的性能具有协同作用而增强疗效，如醋味酸能收，五味子用醋蒸可增强五味子的收敛作用。某些药物由于与辅料具有拮抗作用而缓和偏性或改变性能，如蜂蜜味甘性缓，麻黄用蜜炙可缓和麻黄的辛温发汗作用；胆汁味苦性寒，天南星经胆汁制后，不仅消除了毒性，还将天南星苦辛温燥的性味变为苦凉，在固有的疗效上，增加了清热的作用。

2. 炮制对升降浮沉的影响　升降浮沉是药物作用于机体的趋向。药物由于气味、质地、药用部位的不同，作用于机体的趋向亦随之而异。李时珍说："升降在物，亦在人也。"药物经炮制后，由于性味的变化，可以改变其作用趋向，尤其对具有双向性能的药物更明显。在炮制过程中，由于辅料性味的作用，导致药物改变或增强原来的趋向。如黄柏原系下焦药，经过甘辛大热具有升提作用的酒炒制，便产生了清降头部虚火的作用；黄芩能走上焦，用酒炒制，增强了上行清热的作用；川楝子能走下焦，用盐炒制，增强了下行治疝的作用。

3. 炮制对药物归经的影响　归经是药物作用于机体的一定范围，不同的药物都有各自的作用范围。由于"五味入胃，各归所喜"，不同的辅料，对脏腑经络也具有一定的选择作用。因此，某些药物用归经相同的辅料进行炮制，可以增强药物在一定的脏腑经络的疗效。如甘草蜜炙，可以增强补脾作用；补骨脂盐水炒，可以增强补肾作用；莪术醋煮，可以增强入肝经消积的作用。

上面所述，主要是炮制对药物性味的影响。这是根据四气五味、升降浮沉以及归经等中医理论进行论述的，这些理论一直在起指导实践的作用。但是，由于历史条件的限制，也还存在不少的缺陷，这就要求我们应用现代科学对炮制作用进行研究，使之不断提高。

二、 炮制对中药化学成分的影响

药物的成分是药物发挥临床作用的基础。中药材所含的化学成分非常复杂，中药炮制后，由于加热、水浸及酒、醋、药汁等辅料处理，无疑使中药的化学成分发生一系列的变化，有的可能是量变，也可能是质变。因此研究中药在炮制过程中的化学成分变化情况，对于了解中药炮制目的，探讨中药炮制原理，制定中药炮制规范和中药饮片的质量标准具有重要意义。

（一）炮制对含生物碱类药物的影响

生物碱是一类存在于生物体内含氮的有机化合物，大多数生物碱有较复杂的环状结构。游离生物碱一般不溶或难溶于水，而溶于乙醇、氯仿等有机溶剂。生物碱盐一般能溶于水以及乙醇等极性有机溶剂，而难溶于非极性有机溶剂。生物碱大多有明显的生物活性。不同的炮制工艺对生物碱成分产生不同的影响。

1. 净制　提高药物的纯净度，提高有效成分的含量。黄柏中的小檗碱存在于韧皮部，除去残存的外部粗皮和内部的木质部，能提高药用效果。

2. 水制　季铵类生物碱（如小檗碱）和少数其他生物碱的同分异构体可溶于水。因此，黄连、黄柏、槟榔、苦参、山豆根、麻黄等药材在软化时，应尽量减少与水接触的时间，采取少泡多润的原则，以减少生物碱随水流失，保证临床疗效。

3. 辅料的影响　酒中含有乙醇，是一种良好的有机溶剂，游离生物碱及其盐类都易溶于酒中。所以，黄连等含生物碱成分的药物酒制后，能提高生物碱的溶出率，从而提高药物疗效。

醋能与药物所含的游离生物碱结合成醋酸盐，提高在水中的溶出率。如延胡索醋制，难溶于水的延胡索乙素、去氢延胡索甲素等游离生物碱，与醋酸结合成醋酸盐，在水中的溶解度增加，止痛效果增强。

4. 加热处理　不同的生物碱耐热性有一定差异，加热可以破坏部分生物碱。石榴皮、龙胆草、山豆根等药物所含的生物碱遇热不稳定，生用能保存有效成分；乌头中的乌头碱、马钱子中的士的宁等生物碱，既是有效成分又是有毒成分，煮、蒸、炒等加热后能改变生物碱的结构，达到降低毒性的目的。

（二）炮制对含苷类药物的影响

苷类成分是由糖或糖的衍生物与非糖部分（苷元或配基）结合而成的一类化合物。苷在自然界中分布极广，广泛地分布在植物体中，尤其在果实、树皮和根部最多。

1. 加热处理 含苷类成分的药物往往在不同细胞中含有相应的分解酶，在一定温度条件下可被相应的酶所水解，从而使有效成分减少，影响疗效，如槐花、苦杏仁、黄芩等。常用炒、蒸、煮等方法破坏或抑制酶的活性，以保证药物苷类物质免受酶解，保存药效。

2. 酒制可助溶增效 苷的溶解性能，常无明显的规律，一般易溶于水或乙醇中，有些苷也易溶于氯仿和乙酸乙酯，但难溶于乙醚和苯。溶解度还受糖分子数目和苷元上极性基团的影响，若糖分子多，苷元上极性基团多，则在水中的溶解度大，反之，在水中的溶解度就小。酒作为炮制常用辅料，可提高含苷类药物的溶解度，而增强疗效。

3. 软化处理 由于苷类成分易溶于水，故中药在炮制过程中用水处理时尽量少泡多润，以免苷类物质溶于水而流失或发生水解而减少。常见者如大黄、甘草、秦皮等，均含可溶于水的各种苷，用水处理时要特别注意。

苷类成分在酸性条件下容易水解，不但降低了苷的含量，也增加了成分的复杂性，因此，炮制时除医疗上有专门要求外，一般少用或不用醋处理。在生产过程中，有机酸会被水或醇溶出，使水呈酸性，促进苷的水解，应加以注意。

（三）炮制对含挥发油类药物的影响

挥发油是指通过水蒸气蒸馏所得到的挥发性油状成分的总称。通常也是一种具有治疗作用的活性成分，挥发油大多数具有芳香性，在常温下可以自行挥发而不留任何油迹，大多数比水轻，易溶于多种有机溶剂及脂肪油中，在70%以上的乙醇中能全溶，在水中的溶解性小，呈油状液体。

由于加热等处理，常可使药材中所含的挥发油显著减少。据报道，含挥发油的药材经炮制后，挥发油的含量有如下变化：炒炭减少约80%，炒焦减少约40%，煨或土炒减少约20%，醋制、酒制、盐水制、蜜制、米泔水制及麸炒损失10%～15%。因此，对含挥发油及芳香性的药物应根据需要进行妥善的处理和保管。但是也有些药物炮制的目的就是为了减少某些药物的挥发油的副作用，以达到治疗的目的。如炒乳香、没药就是为了除去部分挥发油，以减少副作用。如麻黄的发汗作用主要是挥发油，蜜炙后挥发油损耗二分之一，致使发汗力减低，而蜜能润肺止咳，从而增强了止咳平喘的作用。生肉豆蔻的挥发油对肠道有刺激作用，煨肉豆蔻的挥发油减少，对家兔离体肠管的蠕动有显著的抑制作用。从以上的例子我们可以看出，在医疗实践中，有的药物需要挥发油以保存疗效，有的药物则要减少或除去挥发油以消除副作用。故在炮制过程中，应根据医疗需要进行不同的加工处理。

（四）炮制对含鞣质类药物的影响

鞣质是一类复杂的多元酚类化合物，具有一定的生理活性，广泛地存在于植物中，在医疗上常作为收敛剂。具有收敛止血、止泻、保护黏膜等作用，有时也用作生物碱及重金属中毒的解毒剂。

1. 加热处理　鞣质能耐高温，经高温处理，一般变化不大。如大黄含有致泻作用的蒽醌和具有收敛作用的鞣质，经酒蒸、炒炭炮制后，蒽醌的含量明显减少，泻下作用减弱，而收敛作用相对增加。因此炮制时要掌握火候。

2. 水处理　鞣质含有多数酚羟基，极性较强，所以易溶于水，尤其易溶于热水，因而以鞣质为主要药用成分的药物在炮制过程中用水处理时要格外注意。如地榆、虎杖、侧柏叶、石榴皮等，与生物碱盐及重金属蛋白质等沉淀剂结合，可形成沉淀。

3. 不当储藏与使用工具　鞣质为强的还原剂，能被空气中的氧所氧化，生成鞣红。中药槟榔、白芍等切片时露置空气中有时泛红，就是这些药物所含的鞣质氧化成鞣红所造成的。鞣质在碱性溶液中变色更快，所以在炮制过程中要特别注意。

鞣质遇铁能发生化学反应，生成墨绿色（原为蓝黑色）的鞣质铁盐沉淀，因而在炮制含鞣质成分的药物时，有用竹刀切、钢刀切、木盆中洗的要求，煎药时要用砂锅，都是为了避免鞣质与铁的反应。

（五）炮制对含有机酸类药物的影响

有机酸广泛存在于植物细胞液中，特别是将要成熟的肉质果实内，通常果实愈接近成熟，其含酸量也逐渐减低。药材中常见的有机酸有甲酸、乙酸、乳酸、苹果酸、酒石酸等。有机酸对人体营养及生理上都有重要作用。

1. 软化处理　有机酸在植物体内有的以游离状态存在，也有的与钾、钠、钙、铍、镁、锶、钡等离子结合成盐类存在。低分子的有机酸大多能溶于水，因此炮制过程中用水处理时宜采用少泡多润的方法，以防止有机酸类成分的损失。

2. 加热炮制　加热炮制可使有机酸破坏，以适应临床需要。如山楂炒焦后有机酸破坏一部分，酸性降低，减少对胃肠道的刺激。

3. 酒制后生香、增效　某些含有机酸类药物酒制后，因酸与醇反应可生成酯从而生香、增效。

有些有机酸能与生物碱生成盐，有利于药效发挥，因而常用甘草水制一些生物碱的药物可增强疗效。吴茱萸制黄连也属此类作用。

（六）炮制对含油脂类药物的影响

油脂大多存在于植物的种子中，不溶于水，易溶于石油醚、苯、氯仿、丙酮和热乙醇。含量较高的药物通常具有润肠通便或滑肠致泻的功效，有的作用峻烈，对机体有一定的毒性。

油脂类药物在炮制过程中，经加热、压榨能除去部分油脂类成分，缓和滑肠致泻作用，或降低毒副作用，保证临床用药安全有效。如柏子仁去油制霜后能降低或消除滑肠作用；巴豆油既是巴豆的有效成分，又是有毒成分，加热去油制霜后，能减低毒性，缓和泻下作用，便于内服。

油脂类药物长时间暴露于空气中或在潮湿条件下存放，易发生氧化，产生过氧化物、酮酸、醛，并从饮片表面溢出，称为"酸败"或"走油"，不可药用。所以，含油脂成分的药物宜低温冷藏。

（七）炮制对含树脂类药物的影响

树脂通常存在于植物组织的树脂道中，具有防腐、祛痰、消炎、镇静、镇痛、解痉、活血、止血等作用。

1. 辅料影响　树脂一般不溶于水，而溶于乙醇等有机溶剂。炮制含树脂类药物时，可用酒、醋处理，以提高树脂类成分的溶解度，增强疗效。如五味子的补益成分为一种树脂类物质，酒蒸后可提高疗效；乳香、没药经醋制，能增强活血止痛作用。

2. 加热处理　加热炮制可增强某些含树脂类药物的疗效，如藤黄经高温处理后，抑菌作用增强，而乳香、没药等树脂类药物炒制时温度过高，可促使树脂变性，影响疗效。

（八）炮制对含蛋白质、氨基酸类药物的影响

蛋白质是生物体内最为复杂的物质，所有的酶也都是蛋白质。蛋白质水解后能产生多种氨基酸，很多种氨基酸都是人体生命活动所不可缺少的生理活性物质。

1. 软化处理　由于蛋白质、氨基酸具有水溶性，故该类药物不宜长期浸泡于水中，以免有效成分流失，影响疗效。

2. 加热处理　加热可使蛋白质凝固变性，大多数氨基酸遇热不稳定。因此，雷丸、天花粉、蜂毒、蛇毒、蜂王浆等富含蛋白质、氨基酸类成分的药物以生用为宜；巴豆、白扁豆等含有毒性蛋白质的中药可通过加热处理，使毒性蛋白变性，以降低或消除毒性；黄芩、苦杏仁等含苷类成分的药物，经蒸、煮后，可破坏与苷共存的酶的活性，避免苷类成分被水解而影响疗效。

蛋白质加热处理以后，往往还能产生一些新的物质，而取得一定的治疗作用。如鸡蛋黄、黑大豆等经过干馏处理，能得到含氮的吡啶类、卟啉类衍生物而具有解毒、镇痉、止痒、抑菌、抗过敏等作用。氨基酸还能在少量水分存在的条件下，与单糖产生化学反应，如缬氨酸和糖能生成味香可口的褐色类黑素，亮氨酸和糖类能产生强烈的面包香味，所以麦芽、稻芽等炒后变香而具有健脾消食作用。

蛋白质能与许多蛋白质沉淀剂，如鞣酸、重金属盐等产生沉淀，因此，一般不宜和鞣质类的药物一起加工炮制。酸碱度对蛋白质和氨基酸的稳定性、活性影响很大，加工炮制

时也应根据药物性质妥善处理。

（九）炮制对含糖类药物的影响

单糖及低聚糖易溶于水，在热水中溶解度更大，多糖难溶于水，但能被水解成低聚糖、单糖。切制含糖类成分的药物时，可采用趁鲜切制或少泡多润的方法，尤其要避免药物与水共同加热处理。

加热能使药物中的还原糖含量增加，如何首乌经黑豆汁蒸制后，其总糖、还原糖的含量增加，补益作用增强；生地黄经清蒸或酒蒸后制成的熟地黄，其还原糖的含量较生地高2倍以上。

（十）炮制对含无机化合物类药物的影响

无机化合物类成分广泛存在于矿物和甲壳类药物中，植物药中也有一些无机盐类，如钾、钙、镁盐等，但多与有机酸结合成盐而存在。在各类药物中，还普遍存在某些微量元素，如铜、铬、锰、铁、锌、碘、氟等，有十分重要的生物活性。

矿物类药物通常采用明煅或煅淬的炮制方法，以改变其物理性状，使之易于粉碎，有利于有效成分溶出，从而增强疗效。如自然铜火煅醋淬后，生成醋酸亚铁 $[Fe(Ac)_2]$，使药物中的铁离子溶出率增加，能促进体内造血系统功能增强；石膏、明矾等含结晶水药材经煅制后失去结晶水而改变药效；炉甘石煅后主要成分碳酸锌（$ZnCO_3$）变为氧化锌（ZnO），产生新的治疗作用；雄黄（As_2S_2）经加热后可生成剧毒性的 As_2O_3，故有"雄黄见火毒如砒"之说，故雄黄采用水飞法可降低其毒性，以利临床使用；如锌、铜、硒等微量元素一般对热稳定，炮制破坏了其他有机成分，而使这些微量元素更容易溶出，有利于疗效的发挥。

总之，中药经过加工炮制后，化学成分会发生不同的变化，其性能功效随之改变，有些已被人们所认识，但绝大多数还有待人们去探索，以中医药理论为指导，应用现代科学方法研究炮制前后对化学成分的影响，探讨中药炮制机理，使传统的中药炮制技术得以发展。

复习思考

1. 举例说明中药炮制的目的。
2. 炮制对含生物碱类药物有哪些影响？
3. 炮制含苷类成分药物时应注意什么？
4. 哪些含挥发油类成分的药物应加热后入药？说出其原因。
5. 炮制含鞣质类成分的药物时应注意什么？
6. 加热处理适用炮制含哪类成分的药物？

扫一扫，知答案

扫一扫，看课件

模块 三

净选加工技术

【学习目标】

1. 知识目标

（1）掌握净制的目的，能根据药物性状、杂质类型和非药用部位确定适宜的净制技术，并能运用所学知识分析非药用部位去除的原因。

（2）熟悉常用清除杂质的技术。

（3）了解各种净选机器的原理和操作技术。

2. 技能目标

（1）明确水选、风选、筛选、挑选的含义和操作要点。

（2）明确常见药物需要清除的非药用部位。

（3）能准确使用四种方法对杂质进行有效的清除。

（4）能合理选用工具对药物非药用部位进行有效清除。

项目一　净选加工技术基础知识

净选加工又称净制，是中药材在切制、炮炙或调剂、制剂前，选取规定的药用部位，除去杂质、非药用部位、霉变品及虫蛀品等，使其达到药用净度标准的方法。净制是中药炮制的第一道工序，是影响中药饮片质量的首要环节。净选加工的目的主要包括以下三个方面：

（1）保证药材的净度和临床用药剂量的准确　中药材在采收加工和贮运过程中，常常混有泥沙，残留有非药用部位，出现霉变、虫蛀、泛油等变异现象，影响药材的净度和质量。净制时通过洗刷、挑拣、筛簸、去毛等处理，去除杂质、变异品和非药用部位。如漂净海藻、海带等药材附着的盐分，去除石韦叶背面的毛茸（绒毛）。

（2）区分不同的药用部位，保证药材的安全与疗效　来源相同的部分动植物药材不同的部位，作用各异，需要分开入药。如麻黄茎和根、莲子肉与莲子心。

（3）便于切制和炮炙　由于药材的个体大小、粗细长短均有一定差异，所以在饮片切制和炮炙前均须将其进行大小、粗细分类，以便在软化时控制其湿润程度，在炮炙时控制其火候，保证饮片的质量。

一、杂质清除技术

杂质是指混入药材中的异物，清除杂质的同时也常同步去除霉变、虫蛀、泛油等劣质品。清除杂质是为了使药材洁净或便于进一步加工处理。《中国药典》一部介绍了挑选、筛选、风选、水选、剪、切、刮、削等净选加工方法，在生产上一般多选用挑选、筛选、风选、水选等方法。

1. 挑选　是清除混在药材中的枯枝、杂草、腐叶或少量霉变、虫蛀品、泛油品等，使其洁净；或将药物按大小、粗细等进行分档，便于进一步加工处理。一般选用挑选、颠簸、摘除等方法进行操作。适用于药量少且杂质或霉变品、虫蛀品易于除去的药材。

挑选是将药物放在适宜的容器内或摊放在一定的台面上，用手拣去簸不出、筛不下且不能入药的杂质，如核、柄、梗、壳等，或虫蛀、霉变、走油等变异品，或分离不同的药用部位。在实际操作中挑选往往配合筛簸交替进行。

摘除系将根、茎、花、叶类药物放在适宜的容器内，用手或剪刀将其不入药的残基、叶柄、花蒂等摘除，使之纯净。如将少许旋覆花或辛夷摊放在竹匾内，用手轻轻摘除连在花朵上的细梗，同时拣去夹杂的杂草、残叶。

2. 筛选　是根据药材和杂质的体积大小不同，选用不同规格的药筛（或罗），以筛去药材中的杂质或混在饮片中的辅料（如麸皮、河砂、滑石粉等），使其洁净；或将大小不等的药材用不同孔径的筛子筛选分开，以便分别浸润、漂制或炮炙。

筛选用的器具，传统常使用竹筛、铁丝筛、铜筛、罗等，现在大生产多用筛药机。经筛选后的药材和饮片，应大小均匀，且符合《中国药典》《中药饮片质量标准通则（试行）》规定的药用净度标准。

（1）竹筛　将待筛选药物置适宜孔径的竹筛内，两手握住筛的外沿，两手之间的距离约为药筛边缘周长的五分之二，两手手腕呈曲轴式运动，药物在筛内呈波浪式跳动和滑动，即可将药物中的杂质除去或将药物大小分档。

竹筛是用藤皮及竹条编织而成的，形如深盘，直径 60～65cm，高约 5cm，筛底用宽 3mm 左右的藤皮，编织成大小不等的筛孔。竹筛常分六种型号：

一号筛，又称菊花筛。孔眼内径为 16～20mm，如筛菊花、桑叶等用。

二号筛，又称玄胡筛。孔眼内径为10mm，如筛延胡索、浙贝母等用。

三号筛，又称大中眼筛。孔眼内径为7mm，如筛半夏等用。

四号筛，又称小中眼筛。孔眼内径为5mm，如筛香附米等用。

五号筛，又称大紧眼筛。孔眼内径为3mm，如筛薏苡仁、牵牛子等用。

六号筛，又称小紧眼筛。孔眼内径为2mm，如筛牛蒡子等用。

其中，一至四号筛主要用于药物的分档，五至六号筛多用于筛去药物中的杂质。

（2）铁丝筛　将待净制的药物置铁丝筛中，两手握住筛的外沿，两手手腕呈曲轴式运动或左右晃动，灰屑及辅料通过筛孔被除去。

铁丝筛多在加辅料炒法中应用，用于筛去炮制后的固体辅料，如麦麸、米、土粉、河砂、蛤粉、滑石粉等。

（3）罗　将适宜孔径的罗放罗框上，取适量待净制的药物置罗内，一手握住罗的一边，前后匀速推拉，药材在罗内上下和前后晃动，灰屑即被罗去。罗主要用于罗去药材中的泥土、灰屑或麦麸中的细粉。罗常分两种型号：

一号罗，孔眼内径为1mm，如罗葶苈子、荆芥等用。

二号罗，孔眼内径为0.5mm，如罗槐花、麦麸等用。

（4）振动筛粉机（又称筛箱）　系利用偏心轮对连杆所产生的往复振动来带动药筛，从而振动药筛以筛选药粉的箱式装置。振动筛往复振动的幅度比较大，粉末在筛面上滑动，故适用于筛选无黏性的植物药或化学药物的粉末。由于在密闭箱中筛选，对毒、刺激性及易风化或潮解的药粉也适宜。

（5）悬挂式偏重筛粉机　系将药筛悬挂在弓形铁架上，铁架上又装有偏重轮，偏重轮转动时的不平衡惯性而使药筛产生簸动，促使药筛上的药粉很快通过筛网孔落入接收器中。此种装置构造简单，效率较高，适用于矿物药、化学药品或无显著黏性的药粉过筛。

（6）电磁簸动筛粉机　此装置是按电磁原理，采用较高频率（高达200次以上）和较小幅度（其振动幅度在3mm以内），使药筛产生快速的簸动。由于振幅小，频率高，簸动快，药粉不停地在筛网上跳动，故药粉易散离，易于通过筛网，过筛效率高，适用于黏性较强的，即含油脂或树脂的药粉的过筛。

（7）以直线振动筛药机（图3-1）为例介绍筛药机操作规程

①检查设备是否有"设备完好"卡，"清洁卡"是否在有效期内，如超过有效期，重新清洁至检查合格。

②操作前，检查设备的电源线有无破损，各部位是否正常，部件是否紧固。如检查无误后，开机空载运转3~5分钟。如有异常，关机关电源，待机器完全停稳后，查明原因，填写"报修单"报修。

③开机前，将洁净容器分别放置在出料口接料。

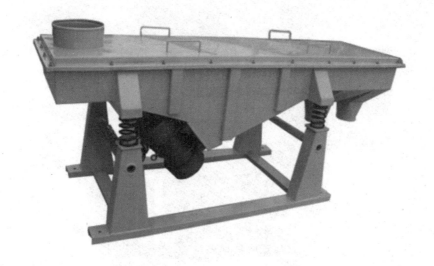

图 3-1 直线振动筛药机

④开机，打开配电箱电源开关。启动机器开关，待机器运转正常后，将物料均匀加入进行筛选。

⑤筛选结束停机前应先停止给料，待筛面上物料排除后，关闭机器开关，切断电源，待机器完全停稳后，收集物料。

⑥操作结束，立即按"振动筛药机清洁标准操作规程"进行清场。

⑦填写"设备使用日志"。

3. 风选　是利用药材和杂质的比重不同，借助风力将杂质除去的方法。操作时一般可用簸箕或风车通过扬簸或扇风，使杂质、非药用部位等和药材分开。该法多适用于果实种子类药材的净选，如车前子、青葙子、莱菔子等。

现在饮片生产企业多用风选机进行操作，分除重法和除轻法两种。除重法是指除去药材中的铁器、石块、泥沙，操作时逐渐提高风速至药材从上出料口排出，杂物则从下出料口排出；除轻法是指除去药材中较轻的杂物，操作时逐渐减小风速，使药材从下出料口排出，杂物则从上出料口排出。风选时，若出料口药材中含有杂物时，则必须再次风选，以达到净度标准。下面介绍变频立式风选机（图 3-2）的操作规程：

①检查设备是否有"设备完好"卡，"清洁卡"是否在有效期内，如超过效期，继续清洁至检查合格。

②操作前，检查设备的电源线有无破损，各部位是否正常，紧固部件是否紧固。如检查无误后，开机空载运转 3 ~ 5 分钟。如有异常，关机关电源，待机器完全停稳后，查明原因，填写"报修单"报修。

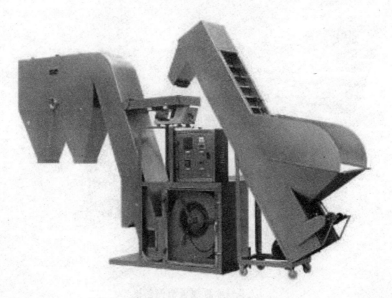

图 3-2　变频立式风选机

③开机前，将洁净容器放置出料口，按照"生产工艺规程"设置工艺参数（转速、风速等）。

④开机，打开配电箱电源开关，启动机器开关，待机器运转正常后，将物料均匀的倒入上料口。调节料斗抽板，使上料适度，同时调节变频器旋钮，使物料及时进入风选箱。注意振动器进料速度应大于输送机上料速度，避免物料在振动器上积压。

⑤操作中，注意微调风机风量，使物料充分分离，调整挡板位置可改变两个出料口的出料量。

⑥操作结束，立即按"变频立式分选机清洁标准操作规程"进行清洁。

4. 水选　是用水洗或漂的方法，除去附着于药材上的泥沙、盐分或不洁之物。水选可分为洗净、淘洗、浸漂三种方法。如乌梅、大枣等药材需用水洗去泥沙；海藻、昆布等药材需不断换水漂洗，以漂净盐分；将蝉蜕、蛇蜕、土鳖虫等质地轻的药材在水中搅拌，使杂质沉于水中去除。水选时应掌握好时间，勿使药材在水中浸漂过久，导致有效成分流失，对其有效成分易溶于水的药材，一般采用"抢水洗"法（即对药材进行快速洗涤，缩短药材与水接触时间），以免损失药效，同时水选后的药材应及时干燥，防止霉变。

清洗是中药材前处理加工的必要环节，洗药机是饮片水洗的一种机械设备，主要是对中药饮片进行清洗。

（1）滚筒式洗药机　对中药表面泥沙、杂质、细菌具有良好的洗净作用。适用于直径3mm以上的根茎、种子、果实、贝壳、矿物及大部分菌藻类的清洗。

结构和工作原理：采用筒体旋转式，并配有高压水泵喷淋，水源可选用直接水源，或水箱内循环水两用，用内螺导板推进物料，实行连续生产、自动出料，对特殊品种可反复倒顺清洗至洗净。

（2）循环水洗药机　利用水喷淋和一般水洗及物料的翻滚摩擦除去物料表面的泥沙、毛皮、农药等杂物。

结构和工作原理：由电机、减速器、滚筒外圈和滚筒组成机械传动系统，实现筒体沿水平轴线作慢速转动，筒体内的物料被筒体内的定向导流板从一端推向另一端，来自水箱的水经高压水泵增压后从喷淋水管喷出，利用水的冲刷力和物料翻滚的摩擦力，除去物料表面的杂物。

（3）以浸水变频洗药机（图3-3）为例介绍洗药机的操作规程

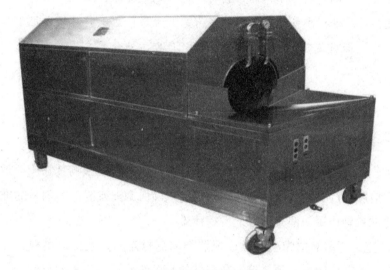

图3-3　浸水变频洗药机

①检查设备是否有"设备完好"，"清洁卡"是否在有效期内，如超过有效期，继续清洁至检查合格。

②操作前，检查设备的电源线有无破损，各部位是否正常，部件是否紧固。检查注水是否正常，如检查无误后，开机空载运转3～5分钟。如有异常，关机关电源，待机器完全停稳后，查明原因，填写"报修单"报修。

③按照"批生产指令""生产工艺规程"规定的工艺参数操作。

④开启电控箱开关。

⑤开启进水管阀门加水，饮用水即进入水箱，此时浸水深约130mm，一般控制在100mm，如果物料不脏，可不用浸水洗，水位降到离转筒底部100mm处。

⑥将洁净容器存放在出料口，启动设备开关，筒体做匀速转动，转速变频可调，打开

29

进水口阀门，启动水泵，打开阀门冲洗。

⑦清洗：将物料匀速从进料口投入洗药筒，反复清洗达到规定的清洁要求后，从出料口排至洁净容器内。

⑧清洗完毕，打开排水阀门，待水排净，立即按"浸水变频洗药机清洁标准操作规程"进行清洁。

⑨填写"设备使用日志"。

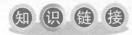

按照GMP要求，淘洗或漂洗药材所用的水应为饮用水，浸洗过一种药材的水不得浸洗另一种药材，不同的中药材不得在一起洗涤；淘洗药材时，最后一遍水洗应用流水冲洗。水处理后的药材不得露天干燥，应及时淋干或甩干后，装入洁净容器中，标明品名、重量、件数、生产日期、批号、工号，并迅速转入下道工序。

二、 非药用部位分离和清除技术

药材在采收加工的过程中，常夹杂一些非药用部位，直接影响其临床疗效。因此，药材在切制前，应除去药材上残留的非药用部位，以确保调配或制剂时剂量的准确性或减少服用时所产生的毒副作用，使其更好地发挥疗效。

1. 去根或茎　药用部位为全草类或根茎类的药材需除去残留的主根、支根、须根等部位，如荆芥、薄荷、泽兰、藕节等。药用部位为根的药材须除去残留的茎，如续断、防风、柴胡、龙胆等。此外，少数药材的根、茎均能入药，但两者作用不同，需分开药用部位后分别入药，如麻黄与麻黄根。

2. 去枝梗　某些果实、花、叶类药材中的非药用枝梗必须除去，使药物纯净，用量准确。如五味子、山楂、山茱萸、连翘、菊花、桑叶、侧柏叶、槐角、夏枯草等。一般常用挑选、切、剪、摘除等方法除去枝梗。

3. 去皮壳　去皮壳的操作目的有除去非药用部位和分离不同的药用部位。去皮壳的药材一般分为三类，一是树皮类药材，用刀刮去栓皮、苔藓及其他不洁之物，如厚朴、肉桂、杜仲、黄柏等；二是根及根茎类药材，刮去部分的外皮，如白芍、山药等一般多趁鲜在产地去皮；三是种子类药材，沸水烫后去除种皮，如苦杏仁、桃仁等；四是果实类药材，采用炒后去壳或直接砸壳取仁去除果皮，如草果、使君子、大风子、莲子等。

清代《修事指南》中提出"去皮者免损气"。而现代对去皮壳则有新的认识，如厚朴、杜仲、肉桂、黄柏等药材的粗皮中有效成分含量较低，去除粗皮是合理的；但牡丹皮刮去皮后，所含的丹皮酚含量降低，因此对其去皮不作要求。

知 识 链 接

　　桔梗传统上要求去"浮皮"后入药。现代研究表明，带皮桔梗与去皮桔梗的溶血指数相同，均无明显的毒性反应；带皮桔梗具有显著的祛痰作用，与去皮桔梗相似或略强；临床应用带皮桔梗也未见不良反应。因此，《中国药典》（2015年版）规定桔梗入药也可以不去皮。

4. **去毛**　一些药物表面或内部常着生有很多绒毛，服用后能刺激咽喉，引起咳嗽或其他副作用，故须除去，以消除其副作用。根据药物特点及绒毛着生的位置不同，可分别采取下列方法去除绒毛。

（1）刷去毛　部分叶类药材密生绒毛，入煎剂时需用毛刷刷除绒毛。如枇杷叶、石韦等。

（2）挖去毛　有的果实内部生有淡黄色绒毛，常在产地加工时趁鲜纵剖两瓣，挖去毛核。如金樱子，对于产地未去净绒毛的金樱子，可用温水浸润后纵剖，挖净毛核，干燥。

（3）烫去毛　某些果实种子类或根茎类药材表面着生有绒毛，可用砂烫法烫焦绒毛，取出稍晾，再撞净入药。如马钱子、狗脊。

（4）燎去毛　鹿茸去毛时，先置酒精灯上稍燎，再用瓷片或玻璃片，将其表面茸毛基本刮净后，用布擦净毛屑。注意不可将茸皮燎焦，以免切片时破碎。

（5）撞去毛　将药材和瓷片放进竹笼中来回碰撞以除去毛须，取出后过筛。如除去香附表面的毛须，产品为香附米。

5. **去心**　"心"一般指根类药材的木质部或种子的胚芽。去心有除去非药用部位，消除副作用和分离不同药用部位的作用。一般的方法有：捶破后抽去心，如巴戟天，趁鲜或润后捶破去心；剖开后去心，如莲子心的去除；竹签插出心，莲子可以在产地插出莲子心。《修事指南》指出"去心者免烦"。

6. **去芦**　"芦"又称"芦头"，一般是指残留于根或根茎类药材上的根头、根茎、残茎、茎基、叶基等部位。去芦的目的是除去非药用部位，一般在产地加工时除去，或洗净润软后切除，或用挑选法去除。

《修事指南》有"去头芦者免吐"。现在多数药材不主张去芦使用，即使去除，也与"令药洁净"有一定联系，以符合中药净度的要求。

7. **去核**　有些果实类药材常用其果肉（如乌梅）或假种皮（如龙眼肉）入药，而不用其核。去核可消除副作用和分离非药用部位。一般采用砸破后去核取肉、筛选、烘烫后去核等方法去除。《修事指南》总结为"去核者免滑"，现代认为，去核主要是能增强果肉的药用效果。

8. **去瓤** 有些果实类药材需去瓤后入药。如枳壳，其方法是用小刀挖去瓤，洗净泥沙，捞起，润过夜，用铁锚压扁，再上木架压 3～5 天。压扁后，使其对合成扁半圆形，切成 0.2cm 厚的凤眼片，晒干。

《修事指南》指出"去瓤者免胀"。现代研究表明，枳壳瓤及中心柱中挥发油含量甚少，瓤约占枳壳重量的20%，又容易霉变和虫蛀，其水煎液极为苦酸涩，且又有瓤会导致胀气的说法，故除去瓤是有一定道理的。历代要求去瓤的品种主要有枳壳、木瓜、瓜蒌皮等。

9. **去头、尾、足、翅** 部分动物类药材，须除去头尾、足翅等部位，其目的是洁净药物或除去有毒部分。蕲蛇、乌梢蛇等要求去头尾及鳞片；斑蝥等须去头、足、翅；蛤蚧去鳞片及头足；蜈蚣须除去头足。

10. **去残肉** 龟甲、鳖甲等去皮肉、筋膜。操作时，常采用浸泡法、蒸法、胰脏净制法、酵母菌发酵法等方法处理。

三、 其他加工技术

1. **碾捣** 某些药物由于质地特殊或形体较小，不便于切制，常碾碎或捣碎后入药。传统上多用乳钵、冲筒、铁碾船等工具进行操作，使药物充分发挥其疗效。主要包括以下几类。

(1) 矿物、化石类 如石膏、磁石、自然铜、花蕊石、龙齿、琥珀等。

(2) 甲壳类 如穿山甲、龟甲、石决明、牡蛎、瓦楞子、蛤壳等。

(3) 果实、种子类 如苍耳子、牵牛子、肉豆蔻、郁李仁、酸枣仁等。该类药物多含有脂肪油或挥发油，碾或捣碎后不宜储存，多在调剂时当场加工。

(4) 根及根茎类 该类药物多切片后供临床应用，一些形体较小、不便切制的药物，如川贝母、三七等药物，须在调剂时捣碎入药。

2. **制绒** 将某些药物经碾、捣或捶打成绒状，以缓和其药性或便于应用。如麻黄碾成绒，能缓和其发汗作用，适用于老年、儿童和体质弱的患者服用；艾叶制绒，便于制成"灸"法所用的艾条或艾炷。

3. **拌衣** 将药物表面用水湿润，使辅料黏附于药物上，从而起到一定的协同治疗作用。拌衣有朱砂拌和青黛拌两种。如用朱砂拌茯苓、茯神、远志等，能增强其宁心安神作用；青黛拌灯心草有清热凉血的作用。

4. **揉搓** 某些质地松软、纤维性强而呈丝条状或质地疏松易碎的药物，便于调配和煎煮，常揉搓成团状（如竹茹、谷精草等）或小碎块（如荷叶、桑叶等），便于调剂和制剂。

项目二 净选加工技术实训

一、清除杂质

（一）实训物料

麻黄、杏仁、薏苡仁、当归、山药、山楂、枳壳、车前子、王不留行、紫苏子、金樱子、枇杷叶、竹茹、灯心草。

（二）器具与设备

簸箕、药筛、搪瓷盘、电子秤、计算器、记录表。

（三）实训操作

1. 准备工作 将要净选加工的药物称重后备用，检查净选工具及盛药容器等是否洁净，必要时进行清洁。

2. 操作方法 将待净选的药物取出，称量并记录，根据所要净选药物的类型和所含杂质的种类确定净选工具。将适量的药物置盆、竹匾、簸箕、铁丝筛等工具内，进行挑拣、筛簸等处理，除净杂质后再行称重，按照净度（%）= 净药重量/供试药物重量×100% 计算其净度。将净制后的药物盛于洁净的容器内，清洁所用器具和工作台面。

（1）挑选 将已称好的药物（如麻黄、杏仁、薏苡仁等）置挑选台上，拣出药物中所含的杂质和霉变品、虫蛀品、泛油品等变异品，称取净药物重量，计算药物净度。

麻黄：取原药材，除去残根、木质茎等杂质，洗净，润透，切中段，干燥。

苦杏仁：取原药材，除去杂质、残留的硬壳及霉烂者，用时捣碎。

薏苡仁：取原药材，除去皮壳及杂质。

（2）筛选 将已称好的药物（如当归、山药、山楂、枳壳等）置适宜孔径的筛内，两手对称握紧筛子的边缘，均匀用力（筛子不能随意晃动），使药物在筛内摇动，将杂质及药物碎屑等筛出。将净药称重后计算药物净度。

当归（全当归）：取原药材，除去杂质，洗净，稍润，切薄片，晒干或低温干燥。筛去碎屑。

山药：取原药材，除去杂质，大小分开，洗净，润透，切厚片，干燥，筛去碎屑。

山楂：取原药材，除去杂质及脱落的核和果柄。

枳壳：取原药材，除去杂质，洗净，捞出润透，切薄片，干燥，筛去脱落的瓤核。

（3）风选 将已称好的药物（如车前子、王不留行、紫苏子等）置簸箕内，两手握住簸箕边缘后部的2/3处均匀用力，借扬、簸、摆等力量，将杂质、瘪粒、碎屑等除去。将净药称重后计算药物净度。

车前子：取原药材，除去杂质，筛去灰屑。

王不留行：取原药材，除去杂质，筛去种皮和瘪粒。

紫苏子：取原药材，筛去杂质，洗净，干燥。

（4）挖去毛　将金樱子果实用水浸泡，待果皮软化后，用小刀纵切成两瓣，挖去籽和毛茸，用水冲洗干净，将果皮干燥。

（5）制绒　将麻黄草质茎置铁研船中进行碾制，碾至麻黄的草质茎破裂成绒状，髓部组织破坏，筛去药屑，取绒状的草质茎入药。

（6）揉搓　将竹茹中残存的竹皮除去，筛去灰屑，用手揉搓成适宜的小团。

（7）拌衣　将50g灯心草表面喷湿（手摸有湿润感），将7.5g青黛（青黛用量为灯心草的15%）细粉均匀撒于灯心草上，拌匀后晾干。

二、 分离和清除非药用部位

（一）实训物料

石斛、荆芥、黄连、龙胆、白薇、丹参、续断、五味子、花椒、小茴香、辛夷、侧柏叶、厚朴、杜仲、肉桂、枇杷叶、狗脊、巴戟天、牡丹皮、生晒参、山茱萸肉、乌梅肉、诃子肉。

（二）器具与设备

盆、竹匾、簸箕、铁丝筛、剪刀、刷子等。

（三）实训操作

1. 去根茎

石斛：取干石斛，用清水抢洗，投入筐内加盖湿布，次日取出去苊，切5cm长横片晒干，用手推擦，筛去皮膜。

荆芥：取原药材，除去残根、粗梗、杂质，抢水洗净，稍润，切段，晒干。

黄连：取原药材，除去杂质，抢水洗净，润透，切薄片，晾干。

龙胆：取原药材，除去杂质及残茎，洗净，闷润至透，切厚片或段，干燥。筛去碎屑。

白薇：取原药材，除去杂质，洗净，润透，切段，干燥。筛去碎屑。

丹参：取原药材，除去杂质及残茎，洗净，润透，切厚片，干燥。筛去碎屑。

续断：取原药材，除去芦头等杂质，洗净，润透，切薄片，干燥。

2. 去枝梗

五味子：取原药材，除去杂质及果柄。

花椒：取原药材，除去椒目（另作药用）、果柄及杂质。

小茴香：取原药材，除去杂质及残梗，筛去灰屑。

辛夷：取原药材，除去杂质及残留的枝梗及灰屑。

侧柏叶：取原药材，除去杂质及硬梗。

3. 去皮壳

厚朴：取原药材，刮去粗皮，洗净，润透，切丝，晒干。

杜仲：取原药材，除去杂质，刮去残留的粗皮，洗净，切块或丝，干燥。

肉桂：除去杂质，刮去粗皮，捣成小碎块。

4. 去毛

枇杷叶：取原药材，除去杂质及枝梗，刷净绒毛，喷淋清水，润软，切丝，干燥。

狗脊：取原药材，除去杂质，未切片者，除去绒毛，浸泡，洗净，润透，切厚片（或蒸软后切片），干燥，筛去碎屑。

5. 去心

巴戟天（巴戟肉）：取原药材，除去杂质，洗净，置蒸制容器内蒸透，趁热除去木心，或用水润透后除去木心，切段，干燥。筛去碎屑。

牡丹皮：取原药材，除去杂质及残留木心，抢水洗净，润透，切薄片，干燥。

6. 去芦

生晒参：取原药材（园参），除去芦头，洗净，润透，切薄片，干燥。

7. 去核

山茱萸肉：取原药材，除去杂质及残留核，洗净，晒干。

乌梅肉：取净乌梅，用清水润软或蒸软后，剥取净肉，干燥。

诃子肉：取净诃子，稍浸，闷润至软，去核取肉，干燥。

复习思考

1. 简述净选加工的目的及常用的方法。

2. 简述多种药筛的规格及适用药物。

3. 简述中药非药用部位包括的内容。

4. 简述桔梗入药不需去皮的原因。

5. 简述莲子去心的方法及心和肉分别入药的原因。

扫一扫，知答案

扫一扫，看课件

模块四
饮片切制技术

【学习目标】

1. 知识目标

掌握饮片切制、抢水洗、下色、浸润、看水头、薄片、厚片等术语含义；掌握饮片切制的目的；掌握常见饮片的类型及规格。

2. 技能目标

（1）具备根据药材性状、所含成分选择药材软化方法并进行软化操作的能力以及进行药材软化程度检查的能力。

（2）具备使用片刀和铡刀进行手工切制药材的能力以及具备操作切药机的能力。

（3）具备正确识别不合格饮片，并分析产生原因的能力。

项目一 饮片切制技术基础知识

饮片是指可直接供中医临床调配处方或中成药生产用的所有中药。饮片切制是将净选后的药材进行软化，切成一定规格的片、丝、段、块等的炮制工艺。其历史悠久，由"咬咀"发展而来，是中药炮制的重要工序。早在汉以前的《五十二病方》中，就载有"细切""削""剉"等早期饮片切制用语。南宋末年周密在《武林旧事》中，曾记载杭州已有制售"熟药圆散，生药饮片"的作坊。明代陶华的《伤寒六书》制药法中明确提出了饮片一词，曰："一用川大黄，须锦纹者，佳。剉成饮片……"中药材切制成一定规格、类型的饮片，主要具有以下目的：

（1）利于有效成分的煎出 药材切制成饮片后，表面积增大，内部组织显露，饮片与溶媒的接触面增大，提高有效成分的煎出率，并可避免药物在煎煮过程中的糊化、粘锅等现象。

（2）利于炮炙 药材切制成一定规格的饮片，便于控制火候，受热均匀，有利于与辅料均匀接触，提高炮制效果。

（3）利于调配和制剂 药材切成饮片后，体积适中，方便调配；制备液体剂型时，能提高浸出效果；制备固体剂型时，利于粉碎；使处方中的药物分散均匀，比例相对稳定。

（4）便于鉴别真伪 药材切成饮片后，显露了药材的组织结构特征，易于识别，防止混淆。

（5）方便药物贮运 药材切成饮片后，洁净度提高，水分含量降低，减少霉变、虫蛀等变异现象的发生，有利于贮藏；同时还有利于规范包装，方便运输。

饮片切制技术操作流程如图4-1所示。

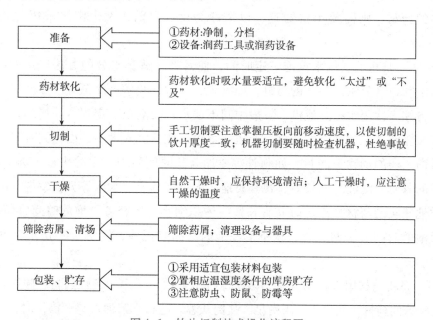

图4-1 饮片切制技术操作流程图

一、 药材切制前的软化技术

除少数药材鲜切或干切外，绝大多数药材净制后，须进行软化处理，再行切制。药材常选用喷淋、抢水洗、浸泡、润、漂、蒸、煮等方法进行软化，也可以使用减压冷浸软化、加压冷浸软化等设备对药材进行软化。为防止有效成分由药材细胞内向浸泡药材的水溶液中溶解和扩散，减少有效成分的流失，在药材软化时应遵循"少泡多润、药透水尽"的原则，按药材大小、粗细、质地等分别处理，以达到软硬适度，便于切制、保证质量的目的。

（一）药材的软化技术

1. **喷淋（淋法）** 是用饮用水喷淋或浇淋药材的方法。多适用于气味芳香、质地疏松的全草类、叶类、果皮类及有效成分易流失的药材，如荆芥、枇杷叶、细辛、陈皮、甘草等。操作时先将药材整齐堆放，用水自上而下均匀喷淋，一般喷淋 2～4 次后稍润，待茎部软化后即可切片。若采用喷淋法处理后，药材仍达不到切制要求，可选用其他方法再进行软化处理。

2. **抢水洗（淘洗）** 是指用饮用水短时间、快速洗涤的方法，又称淘洗。适用于质地松软，水分易渗入及有效成分易溶于水的药材，如合欢皮、五加皮、南沙参、石斛、瓜蒌皮等。操作时，将药材置饮用水中，快速洗涤，及时捞出后稍润，待软化后切制，以防药材"伤水"和有效成分流失。大多数药材洗一次即可，但对含泥沙或其他杂质较多的药材，则需要水洗数遍，以洁净为度。目前，大生产多采用洗药机洗涤药材。

3. **浸泡** 是将药材用水浸泡一定时间，使其吸入适量水分的方法，又称泡法。适用于质地坚硬，水分难以渗入的药材，如大黄、川芎、莪术、泽泻等。操作时，先将药材洗净，再注入饮用水将其淹没，一般中间不换水，浸泡至一定程度，捞起，润软后切制。一些质轻能在水中漂浮的药材，要压一重物，使其沉入水中，以达到浸泡目的。以甲壳、骨骼入药的动物类药材，如狗骨等要加盖长时间浸泡，以除去皮、肉、筋、膜，留下所需的骨质。浸泡时间长短，视其质地、大小和季节、水温等灵活掌握。一般体积粗大、质地坚实的药材，泡的时间宜长些，体积细小，质轻者，泡的时间宜短些；春、冬季节浸泡的时间宜长些，夏、秋季节浸泡的时间宜短些，以防止"伤水"和有效成分的流失。

4. **漂** 是将药材用大量水处理，多次漂洗的方法。适用于毒性药材、腌制过的药材及有腥臭气味的药材，如乌头、天南星、盐肉苁蓉、昆布、紫河车等。操作时，将药材放入大量的饮用水中，每日换水 2～3 次，漂去有毒成分、盐分及腥臭异味，漂后切制。一般毒性药材漂至切开无白心，口尝半分钟内不刺舌，含盐分的药材漂至无盐味，有腥臭气味的药材以漂去瘀血和腥臭味为度。

5. **润** 是将经泡、洗、淋处理仍达不到切制要求的药材，用适当的器具盛装或堆积于润药台上，以湿物遮盖，或继续喷洒适量饮用水，保持湿润状态，使药材外部的水分徐徐渗透到组织内部，达到内外湿度一致。润制的具体方法有露润、浸润、伏润等。

（1）**露润（吸湿回润）** 将药材摊放于渗水容器中或垫有箬席的阴湿地面上，盖以湿物，使其自然吸潮回润。适用于含油脂、糖分多的药材，如当归、玉竹、玄参、牛膝等。

（2）**浸润** 以定量的水或其他溶液浸润药材，经常翻动，使水分缓缓渗入其内部，以

"药透水尽"为度，如水浸枳壳。

（3）伏润（闷润）　经过水洗、泡或以其他辅料处理的药材，用缸（坛）等在基本密闭条件下闷润，使药材内外软硬一致，利于切制，如郁金、天麻、川芎、白芍等。该法多在气温较低时采用。

润药得当，既便于切制，又能防止有效成分的流失，保证饮片的质量。因此有"七分润工，三分切工"之说。润药操作时应注意：润法时间应视药材质地和季节而定，质地坚硬的宜长些，质地松泡的宜短些。冬、春季润药时间宜长；夏、秋季宜短，并要防止药材霉变。大黄、何首乌等质地特别坚硬的药材，一次不易润透，要反复多次润制才能软化；山药、天花粉等含淀粉较多的药材，应防止发黏、变红、发霉、变味等现象出现，一经发现，立即以清水快速洗涤，晾晒后再适当浸润。为缩短润药时间，提高润药效果，生产上已开始采用润药机润制药材。

（二）其他软化技术

为减少药材中所含的有效成分的流失，提高药材软化效果，保证饮片质量，提高工作效率，目前在一些饮片厂开始采用真空加温润药、减压冷浸软化、加压冷浸软化等新技术。

1. 真空加温软化技术　将药材置以特制的容器内，利用真空泵抽出容器及药材内部的空气，然后通入蒸汽，使药材内外保持一定的温度及湿度，药材软硬适中后取出切片。

2. 减压冷浸软化技术　用抽气机械将药材组织间隙中的气体抽出至接近真空状态，之后注入饮用水，恢复常压，使水分吸入药材组织内部，达到软化的目的。

3. 加压冷浸软化技术　应用加压机械，将水分强行压入药物组织内部而达到软化的目的。

4. 加热软化处理技术　一些性质特殊的药材宜采用加热法进行软化。如阿胶等一些胶类药材常采用干热软化法（烘烤）软化后切成小丁块；黄芩、木瓜、天麻等药材，常采用直接蒸、煮等湿热软化法软化后切片。

（三）药材软化的检查方法

药材在水处理过程中，需要检查其软化程度是否符合切制要求，习惯称"看水性"或"看水头"。常用的经验检查方法主要有以下四种。

1. 弯曲法　适用于白芍、山药、黄芪等长条状药材。药材软化后握于手中，大拇指向外推，其余四指向内缩，以药材略弯曲，不易折断为宜。

2. 指掐法　适用于白术、泽泻、川芎、苍术等团块状药材。以指甲能掐入药材表面为度。

3. 穿刺法　适用于大黄、何首乌、虎杖等粗大的块状药材。用钢钎适当用力能刺穿药材而无硬心感为宜。

4. **手捏法** 适用于当归、独活等不规则的根及根茎类药材。软化后以手捏粗的一端，感觉其较柔软为宜。有些块状的根及根茎、果实、菌类药材，需将药材润至手握无吱吱响声或无坚硬感为度，如延胡索、槟榔、枳实、雷丸等。

（四）机械切制药材的软化特点

机械切制药材软化的特点：药材的吸水量较手工切制少，其软化程度较手工硬。一般机械切制应采用少泡多润，减少在水中停留的时间，既要把药材润透，又要有一定的硬度，以承受住机器的挤压力和刀片高速运转的冲击力。

（五）软化药材的质量要求与质量指标

1. **质量要求** 经软化后的药材，必须无泥沙等杂质，无伤水、腐败、无霉变异味，软硬适度。

2. **质量指标**

（1）**喷淋** 经清水喷洗或喷淋的药材应略润或润透。未润透或水分过大者不得超过5%。

（2）**淘洗** 净水淘洗、冲洗或抢水洗的药材，不得伤水。水分过大或润透者不得超过5%。

（3）**浸泡** 经清水或液体辅料浸泡的药材，应软硬适度，不流失有效成分。未泡透者不得超过5%，伤水者不超过不得超过3%。

（4）**漂洗** 经漂洗需去除腥味、咸味、毒性或浸洗的药材，漂洗后应无或微有腥味、咸味，内无白心；有毒药材应略有麻辣味。不得有霉变、霉烂、酸败。

（5）**润** 经清水润过的药材，应软硬适度，不伤水、不酸败，润透程度一致。未润透者不得超过不得超过10%。

（6）**渍** 经清水或液体辅料浸渍的药材，未渍透者不得超过5%。

二、饮片的切制技术

（一）常见的饮片类型及选择原则

饮片切制的形状及规格，取决于药材自身的形状、质地、断面特征以及炮制及调配等不同需要。常见的饮片类型及规格见表4-1。

此外，中药配伍颗粒已被《中华人民共和国药品管理法》纳入中药饮片批准文号管理，是以符合中药炮制规范的中药饮片为原料，经现代科技手段精制而成的颗粒剂，为可供临床配方等使用的纯中药产品。

表4-1 常见中药饮片类型及规格

类型		规格	适用药材	举例
片	厚度	极薄片	厚0.5mm以下	木质类，动物骨、角质类药材	羚羊角、鹿茸、降香等
		薄片	厚1～2mm	质地致密坚实，切薄片不易破碎的药材	槟榔、乌药、白芍、天麻、当归等
		厚片	厚2～4mm	质地松泡，粉性大，黏性大，切薄片易破碎的药材	山药、天花粉、泽泻、丹参、升麻、南沙参等
	形状	横片（圆片）	厚1mm以下 厚1～2mm 厚2～4mm	长条形、断面特征明显的根、根茎类药材及球形果实、种子类药材	枳壳、白芍、白芷、何首乌
		斜片	厚1mm以下 厚1～2mm 厚2～4mm	长条形而纤维性强的药材。斜度小的称瓜子片；斜度稍大而体粗者称马蹄片；斜度大而较细者称柳叶片	柳叶片（甘草、黄芪、银柴胡、漏芦、苏梗、鸡血藤、木香）、瓜子片（桂枝、桑枝）、马蹄片（大黄）
		直片（顺片）	厚2～4mm	形状肥大，组织致密，色泽鲜艳和鉴别特征突出的药材	天花粉、白术、附子、防己、升麻等
丝		细丝	宽2～3mm	皮类、果皮类药材	厚朴、黄柏、秦皮、合欢皮、瓜蒌皮等
		宽丝	宽5～10mm	叶类、较薄的果皮类药材	枇杷叶、淫羊藿、冬瓜皮、陈皮等
段		咀（短段）	长10～15mm	全草类和形状细长，有效成分易于煎出的药材	党参、怀牛膝、北沙参、薄荷、荆芥、香薷、白茅根、木贼、石斛、麻黄、忍冬藤、谷精草等
块		节（长段）	边长8～12mm的立方块	煎熬时易糊化的药材	神曲、茯苓、阿胶丁等

（二）饮片的切制技术

1. **手工切制** 具有操作方便、灵活，不受药材形状限制，所切出的饮片具有厚薄均匀、片型美观、规格齐全，损耗率低等优点，能很好地弥补机器切片的不足。但是手工切制存在着劳动强度大，切片速度慢，效率低等缺陷。

（1）**切制** 手工切制常用切药刀，主要由刀片、刀床、压板、装药斗、控药棍等部件组成，刀片装在刀床架上。可切制不同类型和规格的饮片。操作时，将软化好的药材，单个（俗称"个活"）或整理成把（俗称"把活"）置于刀床上，用左手握住药材向刀口推送，同时右手拿刀柄向下按压，即可切制成饮片。饮片的厚薄长短，以推进距离控制。有些"个活"，如槟榔可用"蟹爪钳""铁钳"夹紧后向前推进。某些贵重药材，还可采用特殊的工具切制，如专门用来加工鹿茸的切制刀。

（2）镑　用镑刀将软化后的药材镑成极薄片，适用于羚羊角、水牛角等动物角类药材。镑片时，将软化的药材用钳子夹住，手持镑刀一端，来回镑成极薄的饮片。近年来，许多地方已经用镑片机替代镑刀。

（3）锉　用钢锉将药材锉成粉末。一般不事先准备，而是依处方要求，在调配时将其锉为粉末。适用于质地坚硬的动物角质类药材，如羚羊角、水牛角等。

（4）刨　用刨刀将药材刨成薄片。适用于檀香、松节、苏木等质地坚硬的木质类药材。若利用机械刨刀，药材需预先进行软化处理。

（5）劈、砍　利用斧头、砍刀之类工具，将动物骨骼类或木质类药材劈或砍成块状或段状等，如松节、苏木等。

2. 机器切制　具有劳动强度小、生产效率高，适用于工业化生产等特点，但存在着饮片类型少、片形不美观等不足。目前中药饮片生产企业主要采用机器切制，常用的切药机有：

（1）剁刀式切药机　适合切制长条状的根及根茎类、全草类药材，不适合切制颗粒状药材。

（2）旋转式切药机　药材经链条传送带送至进料口，由旋转的刀盘将药材切成所需规格的饮片。适用于切制颗粒状、团块状及球形药材，不适用于全草类药材的切制。

（3）转盘式切药机　适用于切制根茎、块茎及果实类中药材，能切制横片、直片及多种规格斜形饮片。操作时可根据药材的形状、直径选择不同的进药口，以保证饮片质量。

（4）往复式切药机　由于机械的传动，使刀片上下往复运动，原料经链条连续送至切药口由往复式切刀切制成所需要厚度的饮片。有直线往复式切药机、斜片高速裁断往复式切药机、变频往复式直线切药机、数控高速裁断往复式切药机等类型。适用各类药材的切制加工。

3. 切制药材的质量标准　极薄片的厚度应在 0.5mm 以下，薄片的厚度为 1～2mm，厚片的厚度为 2～4mm，短段长度为 5～10mm，长段长度为 10～15mm，块为边长 8～12mm 的方块，细丝宽度为 2～3mm，宽丝宽度为 5～10mm。各类不合格饮片不超过 10%。其中，极薄片不超过该品种标准厚度的 0.5mm；薄片、厚片、丝、块不得超过标准的 1mm；段不得超过标准的 2mm。

三、 饮片的干燥技术

药材切成饮片后，由于水分含量高，必须及时干燥，否则，容易出现变色、酸败或霉烂等现象，影响饮片质量。由于饮片性质不同，其干燥方法也不尽相同。饮片的干燥有自然干燥和人工干燥两种。《中国药典》2015 年版（一部）关于药材产地加工及炮制规定的干燥方法，一是烘干、晒干、阴干均可的，用"干燥"；二是不宜用较高温度烘干的，则用"晒干"或"低温干燥"（一般不超过60℃）；三是烘干、晒干均不适宜的，用"阴干"或"晾干"；四是少数药材需要短时间干燥，则用"暴晒"或"及时干燥"。

1. 自然干燥　分为晒干和阴干两种。晒干是将潮湿饮片置阳光下，不时翻动，晒至干燥。阴干法是将潮湿饮片置阴凉通风处，使水分缓缓蒸发，晾至干燥。阴干法适用于气味芳香、含挥发性成分较多，色泽鲜艳和受日光照射易变色、易走油的饮片，如藿香、当归、槟榔等。自然干燥不需要特殊设备，经济方便，但占地面积较大，干燥时间长，易受气候条件影响，饮片也容易受环境污染。

《药品生产质量管理规范（2010年修订）》附录要求：净制后的中药材和中药饮片不得直接接触地面。中药材、中药饮片晾晒应有有效的防虫、防雨等防污染措施。

2. 人工干燥　是利用一定的干燥设备，促使饮片干燥的方法。本法不受气候变化的影响，且清洁卫生，并能缩短干燥时间，降低劳动强度。采用该法时，应视饮片性质控制好温度和加热时间，否则有损药效。一般性药材的饮片干燥时以不超过80℃为宜；气味芳香、含挥发性成分的饮片以不超过60℃为宜。干燥后的饮片水分含量一般要求控制在7%～13%。

自然干燥和人工干燥后的饮片均需晾凉后贮藏，否则，容易回潮和发霉。

3. 干燥药材的质量标准与影响质量的因素　干燥后的饮片，必须干湿度均匀，保持固有色泽、气味。一般饮片的水分含量应控制在7%～13%，饮片干燥后不得有变色、走味等质量变异现象。影响饮片质量的因素主要有干燥方法不当、干燥温度过高或过低、干燥时间过长或过短等。

四、 饮片的包装技术

饮片的包装是指经净制、切制、干燥后的饮片采用适当的包装材料包装，其目的是保证饮片的数量和品质；方便饮片的运输、储存和销售；防止饮片霉变、虫蛀、潮解、酸败、变色、走味等质量变异。

《中华人民共和国药品管理法》第六章"药品包装的管理"明确规定：直接接触药品的包装材料和容器，必须符合药用要求，符合保障人体健康、安全的标准，并由药品监督管理部门在审批药品时一并审批。药品生产企业不得使用未经批准的直接接触药品的包装材料和容器。

1998年4月7日起实施的《国家中医药管理局中药饮片包装管理办法（试行）》规定，中药饮片的包装应严格执行《药品生产质量管理规范》中的规定。中药饮片的包装必须适合饮片质量的要求，方便储存、运输、使用。包装中药饮片要选用符合国家药品、食品包装有关产品质量标准的材料，禁止采用麻袋、竹筐、纤维袋等非药品包装材料和容器。凡直接接触中药饮片的包装材料为一次性使用，不得回收重新使用。中药饮片常用的包装材料有无毒聚丙烯塑料袋、无毒聚乙烯塑料透明袋、硬纸盒、玻璃瓶、陶瓷罐、铁盒、塑料瓶、食品袋等。

2003 年 12 月 18 日国家食品药品监督管理局《关于加强中药饮片包装监督管理通知》要求：中药饮片在发运过程中必须有包装。每件包装上必须注明品名、产地、日期、调出单位等，并附有质量合格的标志。

2002 年 9 月 15 日起实施的《中华人民共和国药品管理法实施条例》中，第 45 条规定：生产中药饮片，应当选用与药品性质相适应的包装材料和容器；包装不符合规定的中药饮片，不得销售。中药饮片的包装必须印有或贴有标签，注明品名、规格、产地、生产企业、药品生产许可证号、产品批号、生产日期，并有质量合格的标志。实施批准文号管理的中药饮片还必须注明药品批准文号。

《药品生产质量管理规范（2010 年修订)》附录规定：直接接触中药饮片的包装材料应至少符合食品包装材料标准。中药饮片应选用能保证其贮存和运输期间质量的包装材料或容器。

目前，中药饮片广泛采用小包装，包装量 0.5kg、1kg，毒性药品或贵细中药饮片不超过 200g；大包装采用无毒聚丙烯编织袋，包装量 2.5kg；特殊中药饮片采用真空包装、充气包装（充 CO_2、N_2）、除氧包装等方法。

五、 影响中药饮片的质量因素

在饮片切制、干燥过程中，由于软化不当或切制刀具不合床，切制机械调试不佳，或干燥不及时、干燥方法不当等，均会影响饮片质量，导致下列不合格饮片的产生。生产过程中，应对切制过程中及干燥后的饮片进行外观检查，以便及时采取措施，保证饮片质量。

1. 连刀片（拖胡须、挂须儿） 连刀片是饮片之间相互牵连、未完全切断的现象。产生的原因是药材软化不均匀，外部含水多或刀具不锋利、不合床，或操作技术欠佳所致，如厚朴、桑白皮等。解决办法是降低水分含量后再润至适于切制程度、磨刀或调整刀床。

2. 翘片（马鞍片） 翘片是饮片边缘卷曲不平整或卷曲呈马鞍状。系药材软化时内部水分含量过多（"伤水"）所致，如槟榔、白芍等。解决办法是降低水分含量后再润至适于切制程度。

3. 皱纹片（鱼鳞斑） 皱纹片是饮片片面粗糙，呈鱼鳞样斑痕。系药材软化程度不够或刀具不锋利所致，如三棱、莪术等。应将药材再软化至适宜程度或将刀具磨制锋利后切制。

4. 掉边与炸心 药材切制后，前者出现饮片的外层与内层相脱离，形成圆圈和圆芯两部分；后者出现饮片中心部分破碎。这是由于药材软化不当，内外软硬程度不同所致，如郁金、桑枝、泽泻等。应将药材润至内外湿度一致，以利于切制。

5. 油片（走油）　饮片表面有油分、糖分或黏液质渗出，使饮片颜色加深或变味的现象。系药材软化时"伤水"或环境温度过高所致，如当归、白术、苍术、独活等。

6. 发霉　饮片生霉的现象。系饮片干燥不及时、干燥方法不当或饮片未完全干燥，或贮藏环境潮湿等原因所致，如山药、白术、白芍、当归等。应依据药物中所含成分确定干燥温度，另外，在干燥后收藏前测定饮片水分含量，控制在安全水分范围内。

7. 变色与走味　饮片干燥后失去了原有的色泽或气味。系药材软化时浸泡太过，或切制后饮片干燥不及时、干燥方法不得当所致，如黄芩、槟榔、白芍等。

项目二　切制技术操作规程与工艺流程

一、润药机操作规程

1. 快开门真空润药机　见图4-2。

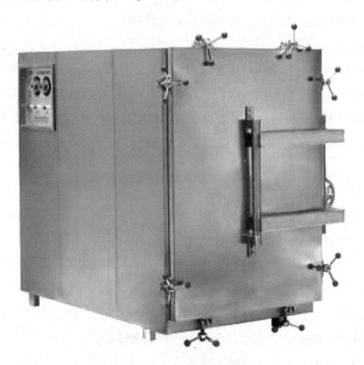

图4-2　快开门真空润药机

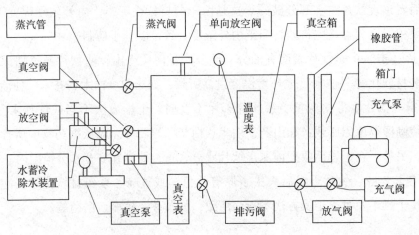

图 4-3　快开门真空润药机结构示意图

2. 开机前准备

（1）岗位操作人员开机前首先必须熟悉本机的结构性能、工作原理、调整方法、操作方法及保养知识。

（2）检查设备的状态标志及卫生清洁状况。

（3）检查电器系统是否完好，电动机有无受潮漏电。

3. 设备操作

（1）装料：打开箱门，将药材用透气的料箱装进箱体内，装好后锁闭箱门。

（2）参数设定：抽真空时间一般设定在 3～10 分钟，软化时间一般设定在 10～60 分钟范围内，并根据不同药材的软化要求设定润药温度其软化时间，真空表上限压力设定在 0～-0.08MPa、蒸汽压力表上限压力设定在 0.02MPa。按下启动按钮，软化过程便可自动完成。

（3）打开总电源开关。

（4）真空泵进水打开，按下启动按钮。

①门密封：气泵开、放气阀开、充气阀开。

②抽真空：放空阀开、真空阀关、真空泵进水开、蒸汽阀关、排污阀关，真空时间继电器计时 0～99 分钟。

③充蒸汽：真空泵停、真空阀关、放空阀关、蒸汽阀开，真空表显示真空箱内真空度（设定为 -0.06～-0.07MPa），真空箱内压力达到上限设置值。

④浸润：蒸汽阀开，软化时间继电器计时（0～99 分钟）。

⑤报警：蜂鸣器报警、排污阀开、充气阀关、放气阀开、气泵关。

（5）停机：按下停止按钮，蜂鸣器关。

4. 注意事项

（1）真空泵不得长期在非真空状态下运行，真空泵的使用和维护请参阅真空泵说明书。

（2）正常运行时，如真空仪表的指针未指向高真空度端，请检查箱门的密封是否良好或蒸汽管、排污管的电磁阀是否处于关闭状态，出现故障应及时排除。

（3）气泵经常使用情况下，每周定期对储气筒进行放水。

（4）对于较难软化的药材，经一次软化不能满足要求时，可进行二次软化。

（5）认真执行安全操作规程，加强安全教育，做好生产安全工作，防止意外事故发生。

二、 剁刀式切药机操作规程

1. 剁刀式切药机 见图 4-4。

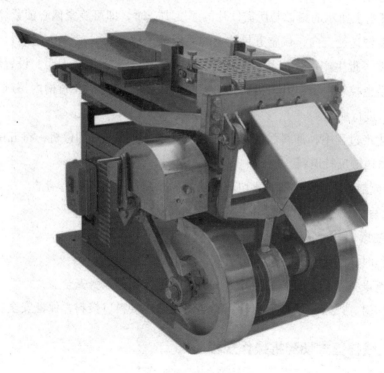

图 4-4 剁刀式切药机

2. 开机前准备

（1）岗位操作人员开机前首先必须熟悉本机的结构性能、工作原理、调整方法、操作方法及保养知识。

（2）检查设备是否有"设备完好"卡，"清洁卡"是否在有效期内，如超过有效期，重新清洁至检查合格。

（3）操作前，检查设备的电源线有无破损，各部位是否正常，部件是否紧固。如检查无误后，开机空载运转 3 ~ 5 分钟。如有异常，关机切断电源，待机器完全停稳后，查明原因，填写"报修单"报修。

3. 设备操作

（1）使用前对整机进行检查，零部件是否齐全，刀片是否锋利，常用螺丝是否有遗失或松动，自行紧固配齐。

（2）检查刀片与出料口的间隙，调整撑杆调节螺丝，使刀片与出料口的间隙尽量小，又不至于相互磨擦。

（3）开机检查机器的空载启动性是否良好。观察五星轮的转向是否与标记相一致，否则改变电机的转向。

（4）松开偏心锁紧螺母，即可调节偏心距。偏心距小，切片薄；偏心距大，切片厚。当调节到刻度盘上所示的指数与所需饮片的厚度吻合时，即可旋紧偏心锁紧螺母。

（5）改变输送链走向，调整五星轮上的手柄至"停"档。

（6）依据"批生产指令"和"生产工艺规程"的要求，调整刀距，设置切片规格。

（7）启动电控箱电源，开启机器开关，启动设备，将物料在料槽内捋顺，均匀压紧，输送至滚轮，进行切制。

（8）在生产过程中，加料需均匀，若遇物料停止不前，立即停机，将五星轮调整到反向，开机后输送链反转退料。

（9）生产结束后，按"剁刀式切药机清洁标准操作规程"进行清洁。

（10）填写"设备使用日志"。

4. 使用注意

（1）操作时，切记金属物进入切药机，防止切刀损坏。

（2）检查设备及换刀时，关闭开关，切断电源，保证人身安全。

（3）工作时，严禁将手贴近滚轮，严禁将手贴近接料口接料，保证安全。

三、直线往复式切药机操作规程

1. 直线往复式切药机　见图 4-5。

2. 开机前准备

（1）岗位操作人员开机前首先必须熟悉本机的结构性能、工作原理、调整方法、操作方法及保养知识。

（2）检查设备是否有"设备完好"卡，"清洁卡"是否在有效期内，如超过有效期，重新清洁至检查合格。

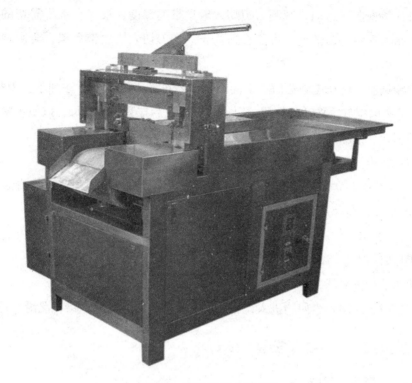

图 4-5 直线往复式切药机

（3）操作前，检查设备的电源线有无破损，各部位是否正常，部件是否紧固。如检查无误后，开机空载运转 3～5 分钟。如有异常，关机切断电源，待机器完全停稳后，查明原因，填写"报修单"报修。

3. 设备操作

（1）使用前检查切刀，刀是否锋利，如不锋利，重新磨刀，紧固切刀的螺丝。

（2）依据"批生产指令"和"生产工艺规程"的要求，设置工艺参数。

（3）开启设备电源，检查机器的空载启动性是否良好。

（4）调整切断长度：按齿轮箱上方的"截断长度-齿轮档位配位表"在开机后调整，表中的"内（右）、中、外（左）"为拨杆小球所处的位置，表中的数据为棘轮转动一个齿时的数值，棘轮转动两个齿时的长度数值为表中数的两倍，以此类推。提升齿轮箱两侧小球就可扳动拨杆位置。

（5）调棘轮齿数：拧松偏心轴压板螺母，转动皮带轮外侧偏心座上的螺杆，使偏心块移动，用手转动皮带轮一周，使推动棘轮的齿数符合要求为止，再拧紧偏心轴压板螺母。

（6）调节刀片切入输送带深度：刀片切入输送带深度以正好切断物料为宜。调整时，用扳手拧松刀架机构大螺母，调节刀架机构上下位置。每调整一次都要用手转动皮带轮，使刀片缓慢向下运动，观测刀刃切入输送带的深度，最好直接将需切的物料置于输送带的两侧，观察切断情况，直到合适为止。切刀切入输送带太深，会影响输送带的使用寿命。

（7）变频调速：转动控制箱面板上的小旋钮。机械无级调速方法如下：电机运转时，拧松电机头部内侧螺母，转动外侧螺母可调速，调完后拧紧内侧螺母，以便锁紧。

（8）根据切片情况确定物料进料量，加料保持均匀。

（9）切片完毕关闭开关，断开总电源。

（10）工作结束，立即按"直线往复式切药机清洁标准操作规程"进行清洁。

（11）填写"设备使用日志"。

4. 使用注意

（1）工作时，严禁将手贴近滚轮，严禁将手贴近接料口接料，保证安全。

（2）使用前检查机器，务必切断电源，保证安全。

（3）工作时，应防止金属物进入设备，防止机器损坏，防止差错、混淆、污染。

四、 转盘式切药机操作规程

1. 转盘式切药机　见图4-6。

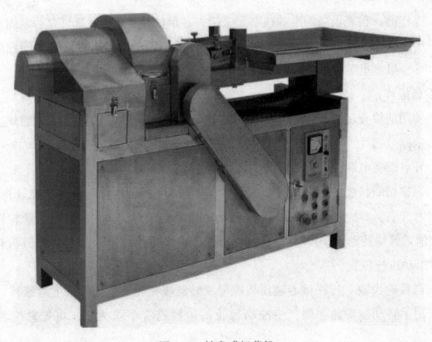

图4-6　转盘式切药机

2. 开机前准备

（1）岗位操作人员开机前首先必须熟悉本机的结构性能、工作原理、调整方法、操作方法及保养知识。

（2）检查设备是否有"设备完好"卡，"清洁卡"是否在有效期内，如超过有效期，重新清洁至检查合格。

（3）操作前，检查设备的电源线有无破损，各部位是否正常，部件是否紧固。如检查无误后，开机空载运转 3~5 分钟。如有异常，关机切断电源，待机器完全停稳后，查明原因，填写"报修单"报修。

3. 设备操作

（1）熟悉本机的结构性能，工作原理、调整方法、操作方法。

（2）使用前应检查刀片是否锋利，刀口是否与出口相平，各紧固件的螺栓是否有松动。并启动机器，检查电机转向是否正确，机器是否运转正常。罩好刀盘罩子和变速皮带罩子，并锁牢以防发生意外。

（3）选择变速手柄及宝塔盘变速皮带的位置，使手柄所指刻度与所需饮片厚度相符。

（4）检查刀片与出料口的距离，交间隙调至 0.5~1mm 之间，否则会出现出片不畅或片型易破的现象。

（5）检查电机皮带是否松动，如有松动调整，可调节安装在电机底板上的螺栓及压带轮的位置，即可使皮带张紧。

（6）依据"批生产指令"和"生产工艺规程"的要求，调整刀距，设置切片规格，方法如下：调节饮片厚度时，先松开锁母，再将顶头螺钉放松，然后转动调节螺母，顺时针转动为薄片，反之为厚片。调整至规定厚度后，将顶头螺钉及锁母拧紧固定。再将变速手柄拨至所需位置。

（7）启动电控箱电源，开启设备开关，待设备运转正常后，将物料匀速送至投料口，进行切制。

（8）检查已切制饮片规格应符合规定要求。

（9）刀门磨损后，可拆下刀门的 4 个固定螺栓，刀门经磨平后可再使用。

（10）生产结束后，按"转盘式切药机清洁标准操作规程"进行清洁。

（11）填写"设备使用日志"。

4. 使用注意

（1）操作时，切记金属物进入切药机，防止切刀损坏。

（2）检查设备及换刀时，关闭开关，切断电源，保证人身安全。

（3）工作时，严禁将手贴近切料口，保证安全。

五、 干燥设备操作规程

1. 热风循环烘箱　见图 4-7。

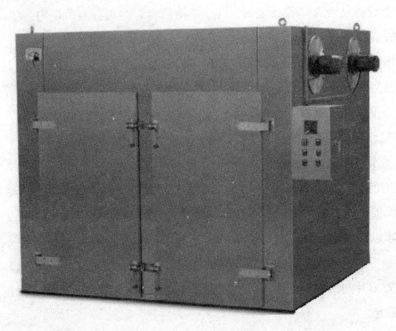

图 4-7　热风循环烘箱

（1）生产前准备

①检查设备是否有"设备完好"卡，"清洁卡"是否在有效期内，如超过有效期，重新清洁至检查合格。

②操作前，检查设备的电源线有无破损，各部位是否正常，部件是否紧固，如有松动及时紧固。检查燃料是否加足，接地是否可靠。开机前应熟悉该机结构、性能，查看运动部位有无障碍物。检查热风炉工作是否正常，管道是否畅通。如有异常，查明原因，填写"报修单"报修。

（2）设备操作

①依据"批生产指令"和"生产工艺规程"的要求，设置干燥温度、时间等工艺参数，将待干燥物料，推入烘箱内，关闭箱门。

②启动电控箱电源，开启设备开关后，按下仪表下限设定钮，同时调节相对应的极限设定电位器，放开极限设定钮，按动上限（温度控制按钮）设定钮，调节对应的上限设定电位器，放开设定钮，数字显示的是实际温度值。

③点火前检查配套风机各部位是否正常，打开进油阀。先启动热风通风机，再启动燃烧器，设备开始工作。

④热气由热风炉鼓风机送出，从烘箱两侧进入烘箱，再由烘箱顶上循环风管的循环风机抽出返回到热风炉再次加热，使热风循环使用。

⑤停机时先关燃烧器，再关进油阀，必须待温度下降到60℃以下，再关热风通风机。

⑥干燥完毕后，按照"热风循环烘箱清洁标准操作规程"进行清洁。

⑦填写"设备使用日志"。

（3）使用注意

①操作过程中，操作工戴隔热手套，防止烫伤。

②烘箱内温差调正的方法：在烘箱内上、中、下位置放留点温度计，其安放位置：顶板向下200mm为上面测温点，底板向上200mm为下面测温点，其中点位置在中心位置。关上烘门，打开热风炉和启动风机进行升温循环，约30分钟后取出温度计，观察中、上、下三点读数是否在许范围内，如温差较大，则温度高的部位其对应的叶片角度相应开小，相反温度低的部位其叶片角度相应开大点，直至上下温差相似，经调整后的百叶窗，在没有产生变动移位的情况下，则不需要在进行调整。

③烘箱内左右两侧及中间的百叶窗在调整叶片角度时，尽量使热风流通面积大，请注意左右侧下部两张叶片不要打开，从第三张开始向上，其叶片开启角度应逐渐增大，因百叶片调整正确与否影响房内温度。中间的百叶片按左右侧相反调整，温度高出可减少风量，温度低处可增大风量。

④先启动热风通风机，再启动燃烧器，以免烧坏炉膛，影响使用寿命。

⑤烘箱上设置的排湿机构是用来排除箱内潮湿空气的，待烘箱温度升到所需要的设定值后，即进行排湿，但排湿阀中的开启角度不能太大，一般排湿量要根据物料的含水量进行设置。

⑥烘箱风管必须保温，以减少热量损失。

2. 太阳能晾晒房　见图4-8。

（1）生产前准备

①检查是否有前次生产的"清场合格证"（副本），是否在有效期内，如果超过有效期需重新对岗位和设备进行清洁，确认无上批次生产遗留物。

②检查是否有"已清洁"的状态标识，"清洁卡"状态标识并在有效期内。

③上述检查合格后，由操作工取下前次"清场合格证"（副本）、"已清洁"状态标识，换上"生产中"工作状态标识，标明本岗位待生产的药品品名、规格、生产批号、批量、生产岗位、生产日期、岗位负责人。

④操作工及时做好生产前检查结果的记录。

⑤不符合检查要求的，继续清洁至检查合格。

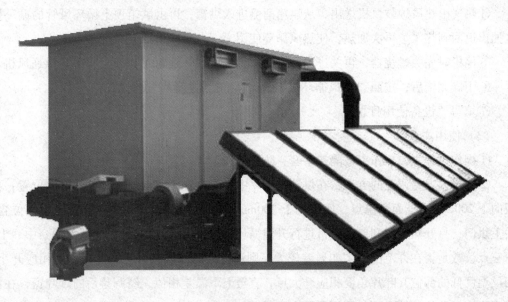

图4-8 太阳能晾晒房

（2）设备操作

①在太阳能晾晒房晾晒的不同品种或同一品种不同批次同时进行晾晒时，两个品种或两批号药材须相隔3m以上，并用隔板隔离，以防混合药材。易串味和易混淆药材严禁与其他品种同时晾晒。

②干燥过程中应及时观察中药材、中药饮片的干燥情况，及时翻动。确保在太阳能晾晒房干燥的中药材、中药饮片符合生产工艺规程和质量标准的要求。

③干燥过程中，注意通风排潮。

（3）称重　将干燥后的饮片过筛称重，转入下一道工序。

（4）清洁　生产完毕后，按照进行清洁。

（5）填写生产记录　准确真实地填写生产记录。

六、 操作实例——牛膝

1. 药材　本品为苋科植物牛膝 *Achyranthes bidentata* Bl. 的干燥根。冬季茎叶枯萎时采挖，除去须根和泥沙，捆成小把，晒至干皱后，将顶端切齐，晒干。

2. 规格　中段6~9mm。

3. 牛膝生产工艺流程　见图4-9。

4. 炮制工艺的操作要求和技术参数

（1）净选

①操作人员依据生产指令、领料单，领取原药材进行称重，核对后领入净选岗位。

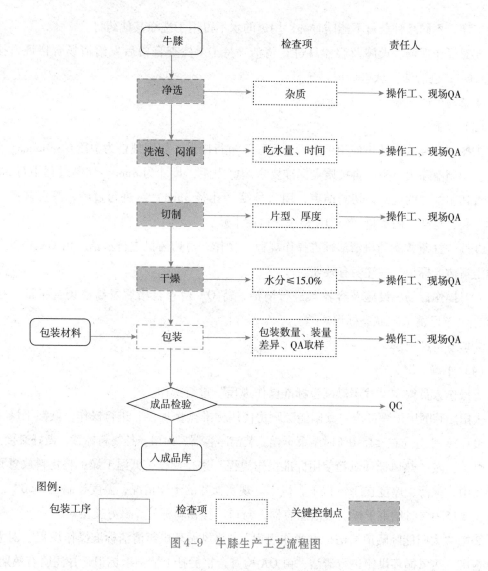

图例：

包装工序 [　　　] 　　检查项 [　　] 　　关键控制点 [▨]

图 4-9　牛膝生产工艺流程图

②打开包装袋，将牛膝放在操作台上按"药材净选岗位标准操作规程"进行挑选，除去杂质。由 QA 进行检查，合格后转至下一道工序，做好交接。

③对操作现场、设备、设施及容器具进行清洁，待 QA 检查合格后发给清场合格证，挂上"清洁卡""已清洁"状态标识。

④填写生产记录，计算收得率，本工序收得率应不低于 90.0%。

⑤计算物料平衡率，物料平衡率应在 97%～101%。

（2）洗泡、闷润

①操作人员按"药材洗泡、闷润岗位标准操作规程"进行操作。

②将净选后的牛膝置不锈钢浸泡槽中用流动的饮用水洗净泥土，取出闷润 5～6 小时，掰断没有硬心时，至内外湿度一致，吃水量应在 10%～15%。由 QA 检查合格后，移交至

切制工序。不同品种药材不能同时洗，用过的水不得用于洗涤其他药材。

③对操作现场、设施及容器具进行清洁，待 QA 检查合格后发给清场合格证，挂上"清洁卡""已清洁"状态标识。

④填写生产记录。

（3）切制

①按"往复式剁药机使用标准操作规程"进行操作，切制规格为中段 6~9mm。

②切制前除去芦头，再按质量标准要求调好刀距，尺寸为 8mm。切制过程中每 30 分钟检查切制饮片的规格，切制结束，用三号筛（孔径 3mm）对进行过筛，筛去灰屑。分别称定药材与杂质的重量，经 QA 检查合格后干燥。

③按"往复式剁药机清洁标准操作规程"操作，对切药机进行清洁。由 QA 检查合格后挂上清洁卡标识，并注明有效期。

④对操作现场、设施及容器具进行清洁，待 QA 检查合格后发给清场合格证，挂上"清洁卡""已清洁"状态标识。

⑤填写生产记录。

（4）干燥

①操作人员按"饮片干燥岗位标准操作规程"进行操作。

太阳能晾晒房干燥：按"太阳能晾晒房使用标准操作规程"进行操作，低温干燥（温度≤60℃），水分应在≤15.0% 时结束干燥。装洁净容器，封口。挂物料标签，做好交接。

烘干：按"热风循环烘箱使用标准操作规程"进行操作，低温干燥：将物料放置到不锈钢盘中，摊薄，厚度在 3cm 以下，烘干。观察饮片的干燥情况，温度控制在≤60℃。水分应在≤15.0% 时结束干燥。装洁净容器，封口。挂物料标签，做好交接。

②按"太阳能晾晒房清洁标准操作规程""热风循环烘箱清洁标准操作规程"对太阳能晾晒房、热风循环烘箱进行清洁，由 QA 检查合格后挂上清洁卡标识，并注明有效期。

③对操作现场、设施及容器具进行清洁，待 QA 检查合格后发给清场合格证，挂上"清洁卡""已清洁"状态标识。

④填写生产记录，计算收得率，收率应不低于 85.0%。

（5）包装

①按照"外包装岗位标准操作规程"执行，领入外包装岗位。

编织袋包装：装入袋中，每袋 50kg，袋装差异±0.1kg，封口挂物料标签，按规定程序入净料库。

纸箱包装：1kg/袋×20 袋/箱，袋装差异±5g，封箱打包按规定程序入成品库。

②对操作现场、设备、设施及容器具进行清洁，待 QA 检查合格后发给清场合格证。挂上"清洁卡""已清洁"状态标识。

③计算饮片及包装材料的物料平衡率，填写包装记录。

④凭"成品检验报告书"，按规定程序入库。

（6）成品储藏　在温度≤20℃，湿度45%~65%的条件下保存，置阴凉干燥处，防潮。

5. 质量标准

原料质量标准：依据《中国药典》2015年版一部。

成品质量标准：依据《中国药典》2015年版一部。

包装材料质量标准：直接接触中药饮片的包装材料应至少符合食品包装材料标准。

6. 收得率及物料平衡

（1）收得率计算

$$收得率 = \frac{实际产出量}{投料量} \times 100\%$$

表4-2　各工序收得率范围表

工序	净选	吃水量	干燥
收得率范围	不得低于90.0%	应在10%~15%	不得低于85.0%

（2）物料平衡

物料平衡率＝（实际产量+损耗量）/理论产量×100%

式中，理论产量是按照所用的原料（包装材料）量，在生产中无任何损失或差错的情况下得出的最大重量；实际产量为生产过程中实际产出量；损耗量指生产中出现的杂质、非药用部位的重量。

表4-3　饮片切制批生产记录

品名		批号		规格	kg/袋× 袋/箱	重量	kg	操作间	
开始时间		年 月 日 时 分			结束时间		年 月 日 时 分		
工艺过程	操作标准及工艺要求							操作人	复核人
开工前检查	①生产环境符合生产工艺要求，清场合格证是否在有效期内 ②设备、使用工具完好，计量器具校验在规定期限内 ③使用工具、盛装容器清洁								
结果记录	①在效期内 □　超过效期 □ ②完好、在规定期限内 □ 　不完好、未在规定期限内 □ ③符合 □　　　不符合 □				上批饮片品名：_____ 上批饮片批号：_____				
执行文件	①_____生产工艺规程　　执行 □　未执行 □ ②"切制操作SOP"　　　执行 □　未执行 □								
物料检查	核对药材品名、批号、数量　　符合 □　不符合 □ 　　　重量_____kg 件数_____件								

续表

切制开始时间： 时 分	切制结束时间： 时 分		
切制过程	①根据各产品工艺规程要求，选用相应的切药机 　　使用设备：□直切式切药机　　□多功能切药机 ②检查刀口是否锋利，调整所切饮片厚度与规格标准相符尺寸_____mm，紧固各螺栓　　　　　执行□　未执行□ ③将药材放置在相应切药机上，调试完成后，即可正常进料切制。切制标准_____ mm　　　　　执行□　未执行□ ④切制过程中每30分钟检查一次饮片规格是否合格 ⑤切制完成后，将药材用_____进行过筛称重 重量_____ kg　筛眼孔径_____ mm ⑥残渣称重后，倒入垃圾桶　　　残渣重量_____ kg		
切制检查（mm）	检查时间		符合规定□ 不符合规定□ QA：_____
	检查情况		
收得率计算	切制后药材重量 收得率$=\dfrac{切制后药材重量}{切制前药材重量}\times100\%=$_____ %≥____%		
物料递交	将切制后的药材递交下道工序	递交人：_____ 接收人：_____	
清场工作	开始时间： 时 分	结束时间： 时 分	
清场记录	①清除操作间内的废弃物料　　　　　清除□ 未清除□	操作人	复核人
	②按"清场管理规程"对操作间进行清场清洁　清洁□ 未清洁□		
	③按"一般生产区容器、生产工具清洁SOP"对设备、操作台、工具、容器进行清洁，做好各项记录　　　　　清洁□ 未清洁□		
	④将生产现场的有关文件收集，存放到指定处，生产用器具应清洗按规定位置存放　　　　　是□ 否□		
	⑤检查岗位生产记录和各项原始记录是否完整　完整□ 不完整□		QA：__
	⑥替换状态标志　　　　　替换□ 未替换□		
偏差说明			

填写说明：①工艺参数由生产组长填写；②结果记录由操作人填写；③合格打"√"，不合格"×"。

项目三　切制技术实训

一、实训物料

益母草、大黄、槟榔、黄芩、赤芍、陈皮。

二、器具与设备

盆、麻袋、竹匾、蒸煮容器、电炉、抽滤瓶、两通活塞、水银减压计、切药砧板、切药刀、压板、蟹脚钳、托盘、电子秤、剁刀式切药机、转盘式切药机等。

三、实训操作

(一) 药材软化

1. 常水软化

(1) 益母草　将净选后的益母草整齐平铺于水泥地，喷淋清水，待药材全部渍湿，盖上湿麻袋润药，至较粗茎枝能折断即可。未润透或伤水者不得超过 5%。

(2) 大黄　将净大黄放入盆内，用清水漫过药面 15cm，体粗大者，浸泡 4～5 小时，体细个小者，浸泡 2～3 小时，然后捞出闷润 24～28 小时，浸泡和闷润均达到水分适度，即内外一致为标准。对浸泡时间按照季节的不同，需灵活掌握，即"冬长夏短"。

(3) 赤芍　将净赤芍用清水浸泡 4～6 小时，水分约达到内外一致为标准。对浸泡时间应考虑到药材的质地及季节气候的影响，要灵活掌握。

(4) 陈皮　将净陈皮铺在竹匾内，均匀喷洒适量清水，上面用湿纱布覆盖，闷润 4～8 小时，至湿度均匀、内外一致。

2. 加热软化

取净黄芩分开大小条，置于沸水锅中煮 5～10 分钟，不断上下翻动，煮至用手折之略弯曲，立即捞出，趁热置容器内闷润 8～12 小时，以达内外湿度一致。或将净制分档的黄芩置蒸制容器内隔水加热，蒸至"圆汽"后半小时，候质地软化，内外一致，取出趁热切片。

3. 减压浸泡软化

称取净槟榔 50g 左右，放入抽滤瓶内，减压至 96～97kPa，加入 70℃ 恒温水浴锅中保温 6 小时，取出在常温下放置 15 小时即可切片。

(二) 药材切制

1. 手工切制

(1) 把活　用左手捏起长条形的"把货"药材，缕顺放于刀床上，用右手压住，待堆至一大把后，左手拿压板压住、掐紧，并推送至刀口，右手握刀下压，即被切制成饮片。

规格要求：益母草横切成长 10mm 小段、丹参横切成 4mm 厚片、大黄横切成 2～4mm 厚片、黄芩横切成 1～2mm 的薄片、陈皮横切为 2～3mm 的细丝、白芍横切为 0.7～1mm 的薄片。

(2) 个活　将软化好的槟榔用蟹爪钳夹住，放于刀床上，左手拿压板压住，并推送至刀口，右手握刀下压，即被切制成饮片。

规格要求：槟榔切成 0.4mm 的极薄片。

2. 机器切制

(1) 益母草、赤芍、大黄、黄芩、陈皮的切制　按每个药材质量标准要求调好刀距，将润至适中的药材按项目二中剁刀式切药机操作规程操作，切制过程中每 30 分钟检查切制饮片的规格，切制结束，对其进行过筛，筛去灰屑。分别称定药材与杂质的重量，经QA检查合格后干燥。

（2）槟榔的切制　按药材质量标准要求调整刀距，设置切片规格，将润至适中的槟榔按项目二中转盘式切药机操作规程操作，切制成极薄片或薄片，切制过程中每30分钟检查切制饮片的规格，切制结束，对其进行过筛，筛去灰屑。分别称定药材与杂质的重量，经QA检查合格后干燥。

（三）干燥

1. 自然干燥　将切制后的湿饮片，置竹匾或其他容器内阴干或晒干，并定时翻动，使其充分干燥。

2. 人工干燥　将饮片用干燥箱或干燥机进行干燥。温度控制在 60~80℃，并定时翻动至全部干燥时，取出，放凉。槟榔、大黄、益母草饮片应低温干燥。

四、 实训注意

切制技术实训关键环节注意事项见表4-4。

表4-4　切制技术实训关键环节注意事项

序号	实训关键环节	提示内容
1	工具是否洁净	所有工具洁净后才可以进行操作
2	药材是否软化	药材软化时吸水量要适宜，软化"太过"或"不及"均会影响饮片质量并增加切制困难
3	切制厚度把握	手工切制要注意掌握压板向前移动速度，以使切制的饮片厚度一致
4	机械设备把握	机器切制要注意随时检查机器，按章操作，杜绝事故
5	干燥方式把握	自然干燥时，应保持环境清洁。人工干燥时，应注意干燥的温度。槟榔、黄芩、大黄、陈皮饮片干燥时不宜曝晒

复习思考

1. 中药饮片软化技术有哪些？每种软化技术的适用范围和注意事项？

2. 影响中药饮片质量因素有哪些？

3. 中药饮片软化、切制的目的是什么？

4. 中药饮片切制技术有哪些？各适用于哪些类型的药材？

5. 中药饮片软化程度的检查方法有哪些？各适合哪些类型的药材？

6. 中药饮片的干燥技术有哪些？每种干燥技术的使用范围和注意事项？

7. 试述"少泡多润"的操作技术和意义？

8. 常见的不合格饮片有哪些？其产生的原因是什么？

扫一扫，知答案

扫一扫，看课件

模 块 五

清炒技术

【学习目标】

1. 知识目标

（1）掌握清炒技术的定义、操作流程及火候判断方法；掌握炒黄、炒焦、炒炭三种炮制技术的使用范围、操作方法、注意事项、操作目的；掌握重点药物的炮制方法、成品性状、炮制作用。

（2）熟悉一般药物的炮制技术、炮制作用；熟悉炒药机的工作原理和标准操作规程。

（3）了解重点药物的炮制研究。

2. 技能目标

（1）具备按标准操作规程进行清炒技术操作的能力。

（2）具备判断清炒药物的火候和成品质量的能力。

项目一　清炒技术基础知识

清炒技术是将药物净制后，置于用不同的火力连续加热至温度适宜的炒制器具中，不加辅料，不断搅拌翻动或转动至药物达到一定程度的操作技术，也称单炒法。自汉代以后一直被广泛应用，是一种最基本的炮制技术，根据炒制程度的不同将清炒技术分为炒黄、炒焦和炒炭。

由于药物本身性质的差异和炒制程度的不同要求，所用火力不一样。火力，是指火的大小（强弱）或温度的高低，一般分为武火、中火、文火、文武火、微火、糖火。武火，火苗最大，锅温最高，又称强火、旺火、大火；文火，火苗较小，锅温较低，又称小火；

61

中火，火苗和锅温介于文火和武火之间，即中等火力；文武火即先用文火，再用武火或文火与武火交替使用；微火的火苗很小，冒点火头，锅温更低；煻火即热火灰的火力。火力是加热炮制中的重要因素，必须严格控制和掌握，一般情况下，炒黄多用文火，炒焦多用中火，炒炭多用武火或中火。

火候，系指药物炮制的时间和程度。根据传统经验，一般可从形、色、气味、质等方面观察判断。

炮制操作过程中，根据炒制技术的类别和药物性质，掌握好加热火力大小，加热时间长短、翻动速度和方法，使之受热均匀、色泽一致，以达到临床用药所需的质量要求。只有熟练运用火力，正确判断火候，炮制药物时才能做到"贵在适中"，防止"太过"和"不及"。

（1）清炒技术操作流程　见图5-1。

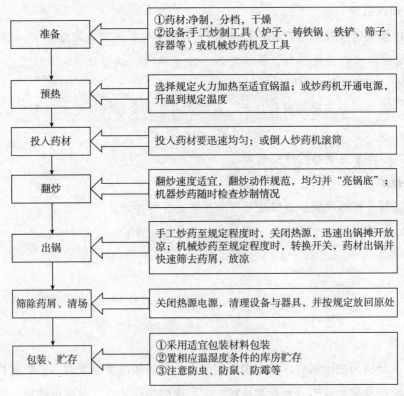

图5-1　清炒技术操作流程图

（2）炮制火候判断方法　根据经验可以综合运用以下几种方法来判断炒制程度。①闻香气：如炒黄的种子类药材，炮制过程中一般都有固有的香气逸出。②对比看：炒制的时候可以边炒边与生品比较，通过颜色变化进行判断。③听爆声：很多种子类药材，在炒制时有爆鸣声，一般在爆鸣声从弱到强，再减弱时即已达到炒制程度的要求，马上迅速出锅，如王不留行。④看颜色：如种子类药材炒黄时，种子断面呈淡黄色时即达到了炒制程度。炒焦、炒炭多根据药物内外颜色和炭化程度来判断炒制程度，炒焦炒至药物表面焦黄或焦褐色，内部色加深，并具有焦香气；炒炭炒至药物表面呈焦黑色或焦褐色，内部"存性"。

一、炒黄技术

炒黄技术是将净选或切制后的药物置温度适宜的炒制容器内，用文火或中火加热，炒至药物表面呈黄色或较原色稍深，或发泡鼓起，或爆裂，并透出药物固有的气味的技术。

1. 炮制目的

（1）增强药物疗效　如决明子、王不留行等通过加热，使种子果实类药材鼓起或裂开，易于煎出有效成分；麦芽、谷芽等炒后产生香气，可增强健脾消食的作用。

（2）降低毒性或消除药物的副作用　如牵牛子等炒后降低毒性，缓和峻泻作用；瓜蒌子等易致恶心或呕吐，炒后气香，可纠正此弊端。

（3）缓和或改变药性　如决明子、冬瓜子等缓和寒滑之性；蔓荆子、紫苏子炒后能缓和辛散之性，莱菔子炒后药性由升变降。

（4）利于贮存，保证药效　如酸枣仁、槐米、芥子等，炒后能杀酶保苷，保存有效成分，炒制后的药物水分含量降低，不易霉变，还可杀死虫卵，不易虫蛀。

（5）矫臭矫味　如九香虫有异臭，炒黄后能产生香气，矫其腥臭气味。

2. 成品质量
炒黄成品呈黄色或色泽加深，微带焦斑，形体鼓起甚至爆裂，质地松脆或手捻易碎，内部基本不变色，具香气或药物固有气味。成品含生片、糊片不得超过2%，含药屑、杂质不得超过1%。王不留行属炒爆，大部分爆成白花。

3. 注意事项

（1）炒制前应净选并大小分档，分别炒制，避免加热时生熟不匀。

（2）炒药前应先将炒制容器预热至适宜温度，否则有的药物易粘锅或形成"哑子"或"僵子"。

（3）炒制时要选用适宜的火力和加热时间，以免不及或太过。

（4）翻搅要均匀，翻动时要"亮锅底"，即药铲要紧贴锅底翻动，以免部分药物长时间接触锅底导致受热不匀。

（5）出锅要迅速。

牛蒡子*

【处方用名】牛蒡子、大力子、炒牛蒡子、炒大力子、鼠粘子、粘苍子。

【来源】本品为菊科植物牛蒡 *Arctium lappa* L. 的干燥成熟果实。秋季果实成熟时采收果序，晒干，打下果实，除去杂质，再晒干。

【炮制方法】

1. 牛蒡子　取原药材，除去杂质，洗净，干燥。用时捣碎。本品含牛蒡苷（$C_{27}H_{34}O_{11}$）不得少于5.0%。

2. 炒牛蒡子　取净牛蒡子，置已预热的炒制器具中，用文火炒至果实微鼓起，果皮有爆裂声，略有香气溢出时，取出放凉。用时捣碎。炒牛蒡子含牛蒡苷同生品。

【成品性状】牛蒡子呈长倒卵形，略扁，微弯曲，表面灰褐色，带紫黑色斑点，具数条纵棱，富油性，气微，味苦后微辛而稍麻舌。炒牛蒡子色泽加深，略鼓起，微有香气。

【炮制作用】

1. 牛蒡子　味辛、苦，性寒。归肺、胃经。具有疏散风热，宣肺透疹，解毒利咽的作用。生品长于疏散风热，解毒散结。

2. 炒牛蒡子　寒滑之性缓和，以免伤中，并且气味香，宣散作用更佳。长于解毒透疹，利咽散结，化痰止咳，并易于捣碎和煎出有效成分。

【炮制研究】有研究报道采用微波加热法，即采用微波强度中火、加热3分钟，以牛蒡子苷和苷元的含量之和为考察指标，结果微波加热品>传统炮制品。

【贮藏】置于通风干燥处。

知 识 链 接

牛蒡子南北朝刘宋时代有酒拌蒸后焙干、捣如粉用的炮制方法。唐代有炒法，宋代有姜汁炙、童便炙、麸炒法，清代有酒炙法等，现今用炒黄法。

在临床上，牛蒡子的生用和制用不必严格区分，如咽喉肿痛和咳嗽气喘兼有肠热便结者，生品捣碎用更为适宜。

决明子*

【处方用名】决明子、草决明、炒决明子。

【来源】本品为豆科植物决明 *Cassia obtusifolia* L. 或小决明 *Cassia tora* L. 的干燥成熟种子。秋季采收成熟果实，晒干，打下种子，除去杂质。

【炮制方法】

1. 决明子　取原药材，除去杂质，洗净，干燥。用时捣碎。本品含大黄酚（$C_{15}H_{10}O_4$）不得少于0.20%，含橙黄决明素（$C_{17}H_{14}O_7$）不得少于0.080%。

2. 炒决明子　取净决明子，置炒制容器内，用中火加热，炒至表面颜色加深，微鼓起，断面浅黄色，有香气逸出时，取出，晾凉。用时捣碎。本品含大黄酚（$C_{15}H_{10}O_4$）不得少于0.12%，含橙黄决明素同生品。

【成品性状】决明子略呈菱方形或短圆柱形，表面绿棕色或暗棕色，断面白色。炒决明子微鼓起，种皮有裂纹，表面绿褐色或暗棕色，偶有焦斑，断面浅黄色，微有香气。

【炮制作用】

1. 决明子　味甘、苦、咸，性微寒。归肝、大肠经。具有清热明目，润肠通便的作用。生品偏重于治疗肝热或肝经风热所致目赤涩痛、大便秘结以及高脂血症，且药性寒滑。

2. 炒决明子　寒滑之性缓和，味微苦，性平、微凉。主入肝、肾经。有平肝养肾之功，多用于肝肾亏虚所致头痛及青盲内障等。

【炮制研究】以药效和炒制前后化学成分含量为指标，优化炒制工艺参数为：取200g药材，140℃热锅下药，炒至药温升至140℃，持续10分钟，取出，放凉。

【贮藏】置于干燥处。

知识链接

决明子主含蒽醌类和萘并吡喃酮类成分。蒽醌类成分具有润肠通便、降血压、降血脂等作用，因此，生品多用于清热润肠。决明子炒制后，结合型蒽醌解离成游离性蒽醌，因此泻下作用减弱，但具有保肝作用的蒽醌苷和萘并吡喃酮糖苷溶出量增加，且橙黄决明素葡萄糖苷等转化为苷元，致炒决明子保肝、调节免疫作用增强。因此，生、炒决明子功用区别在于，生品清热润肠，炒制品平肝滋肾。

冬瓜子

【处方用名】冬瓜子、冬瓜仁、炒冬瓜子、炒冬瓜仁。

【来源】本品为葫芦科植物冬瓜 *Benincasa hispida*（Thunb.）Cogn. 的干燥成熟种子。秋季果实成熟时，取出种子，洗净，晒干。

【炮制方法】

1. 冬瓜子　取原药材，除去杂质及灰屑。用时捣碎。

2. 炒冬瓜子　取净冬瓜子，置于温度适宜的热锅内，用文火炒至鼓起，表面黄色，略带焦斑时，取出，放凉。用时捣碎。

【成品性状】冬瓜子呈扁平卵圆形或长卵形，一端钝圆，另一端尖，表皮黄白色，断面白色。炒冬瓜子微鼓起，表皮黄色，断面浅黄色。

【炮制作用】

1. 冬瓜子　味甘，性寒。归肺、肝、小肠经。具有清热化痰，排脓利湿的作用。生品寒滑疏利，长于清热化痰，消痈排脓。用于肺热痰咳，肺痈、肠痈初起。

2. 炒冬瓜子　寒滑之性缓和，质地疏松，利于粉碎及有效成分煎出，气香启脾，长于渗湿化浊。用于咳嗽痰白，白浊带下，食欲不振。

【贮藏】置于通风干燥处，防蛀。

瓜蒌子*

【处方用名】瓜蒌子、栝蒌子、瓜蒌仁、炒瓜蒌仁、炒瓜蒌子、瓜蒌霜子。

【来源】本品为葫芦科植物栝楼 *Trichosanthes kirilowii* Maxim. 或双边栝楼 *Trichosanthes rosthornii* Harms 的干燥成熟种子。秋季采摘成熟果实，剖开，取出种子，洗净，晒干。

【炮制方法】

1. 瓜蒌子　取原药材，除去杂质，洗净，干燥。用时捣碎。本品含 3,29-二苯甲酰基栝楼仁三醇（$C_{44}H_{58}O_5$）不得少于 0.080%。

2. 炒瓜蒌子　取净瓜蒌子，置温度适宜的炒制容器内，用文火炒至微鼓起，取出，放凉。用时捣碎。本品含 3,29-二苯甲酰基栝楼仁三醇（$C_{44}H_{58}O_5$）不得少于 0.060%。

3. 瓜蒌子霜　取净瓜蒌子种仁，碾成泥状，用布（少量可用数层吸油纸）包严，蒸热，趁热榨去油，如此反复操作，至药物松散不再黏结成饼为度，取出，研散。

【成品性状】瓜蒌子扁平椭圆状，表面灰棕色，沿边缘有一圈沟纹，富油性。炒瓜蒌子表面微鼓起，呈微黄色，断面浅黄色，具有香气。瓜蒌子霜为黄白色松散粉末，微显油性。

【炮制作用】

1. 瓜蒌子　味甘，性寒。归入肺、胃、大肠经。具有润肺化痰、润肠通便的作用。因生品种仁含大量油脂，滑下作用较强。作用偏重于燥咳痰黏，肠燥便秘。

2. 炒瓜蒌子　滑肠作用减弱，下气降痰的作用增强。常用于痰浊咳喘、肺热脾弱。

3. 瓜蒌子霜　因去除了油脂，滑肠作用更弱，也减少了呕吐的副作用，功专润肺祛痰。用于肺热咳嗽，咳痰不爽，大便不实之症。

【炮制研究】瓜蒌子主要为萜类、油脂、有机酸、甾醇等，普遍认为瓜蒌子中的脂肪酸是其滑肠的主要成分。炒制后，有机酸含量降低，二萜和三萜类成分溶出增加。各炮制品泻下作用强弱依次为瓜蒌仁＞瓜蒌皮＞瓜蒌霜。

【贮藏】置于阴凉干燥处，防霉，防蛀。

茺蔚子

【处方用名】茺蔚子、益母草子、炒茺蔚子。

【来源】本品为唇形科植物益母草 *Leonurus japonicus* Houtt. 的干燥成熟果实。秋季果实成熟时采割地上部分，晒干，打下果实，除去杂质。

【炮制方法】

1. 茺蔚子　取原药材，除去杂质。用时捣碎。

2. 炒茺蔚子　取净茺蔚子，置于温度适宜的热锅内，用文火炒至鼓起，有爆裂声，表面颜色加深，断面浅黄色，取出，放凉。用时捣碎。

【成品性状】茺蔚子呈三棱形，表面灰棕色至灰褐色，有深色斑点，一端稍宽，平截状，另一端渐窄而钝尖，断面白色。炒茺蔚子表面黑褐色，表皮微鼓起，色泽加深，断面淡黄色，具香气。

【炮制作用】

1. 茺蔚子　味辛、苦，性微寒。归心包、肝经。具有活血调经，清肝明目的作用。生品长于清肝明目，多用于目赤肿痛，头晕胀痛。

2. 炒茺蔚子　寒性减弱，质脆易碎，易于煎出有效成分，长于活血调经。用于月经不调，痛经，产后瘀血腹痛。

【炮制研究】茺蔚子主含总黄酮、二萜、不饱和脂肪酸，其中总黄酮具有调节血脂、抗炎、抗氧化等活性，可用于缓解高脂血症、预防和治疗动脉粥样硬化。实验表明，茺蔚子总水溶性成分，各炮制品均高于生品。其中微炒品和酒炒品与生品比较，有极显著的差异，用于一般疾病以微炒为宜，用于头目之疾，则以酒炒为佳。

【贮藏】置于通风干燥处。

青葙子

【处方用名】青葙子、炒青葙子。

【来源】本品为苋科植物青葙 *Celosia argentea* L. 的干燥成熟种子。秋季果实成熟时采割植株或摘取果穗，晒干，收集种子，除去杂质。

【炮制方法】

1. 青葙子　取原药材，除去杂质。

2. 炒青葙子　取净青葙子，置于温度适宜的热锅内，用文火炒至有爆裂声，并有香气逸出时，取出，放凉。

【成品性状】青葙子呈扁圆形，少数呈圆肾形，表面黑色或红黑色，光亮，中间微隆起，侧边微凹处有种脐。炒青葙子光泽不明显，有香气。

【炮制作用】

1. 青葙子 味苦，性微寒。归肝经。有清肝泻火，明目退翳的作用。生品清肝平肝作用强。

2. 炒青葙子 制后寒性缓和，易于煎出有效成分。

【贮藏】置于干燥处。

槐花 *

【处方用名】槐花、槐米、炒槐花、炒槐米、槐花炭、槐米炭。

【来源】本品为豆科植物槐 Sophora japonica L. 的干燥花及花蕾。夏季花开放或花蕾形成时采收，及时干燥，除去枝、梗及杂质。前者习称"槐花"，后者习称"槐米"。

【炮制方法】

1. 槐花 取原药材，除去杂质及枝梗，筛去灰屑。本品含芦丁（$C_{27}H_{30}O_{16}$）槐花不得少于 6.0%，槐米不得少于 15.0%。

2. 炒槐花 取净槐花，置炒制容器内，用文火炒至表面深黄色，且透出香气时，取出，晾凉。

3. 槐花炭 取净槐花，置炒制容器内，用中火炒至表面焦褐色，喷洒少许清水，灭尽火星。炒干，取出，凉透。

【成品性状】槐花皱缩而卷曲，花瓣多散落，完整者花萼钟状，黄绿色，花瓣黄色或黄白色。槐米为花蕾，卵圆形或椭圆形，花萼黄绿色，上方为未开放的黄白色花瓣，内呈黄褐色。炒槐花，外表深黄色，味微苦。槐花炭，外表焦褐色，质更轻，味涩。

【炮制作用】

1. 槐花 味苦，性微寒。归肝、大肠经。具有凉血止血，清肝泻火的作用。生品以清泻肝火，清热凉血见长。用于血热妄行之便血、痔血、崩漏、吐血、衄血，肝热目赤，头痛眩晕，疮毒肿痛。

2. 炒槐花 苦寒之性缓和，避免伤中，并能破坏酶，利于芦丁的保存。其清热凉血作用仅次于生品。

3. 槐花炭 涩性增加，长于止血，而清热凉血作用极弱。用于便血，痔血，崩漏，吐血，衄血等。

【炮制研究】槐花主含芦丁、白桦脂醇、鞣质等。槐米炒炭时，芦丁可以转换为鞣质，使鞣质含量增加，但温度过高，则会被破坏。多数实验表明，槐米在170℃下加热，鞣质的含量变化不大；170～190℃内加热，鞣质的含量迅速增加高达数倍；当温度超过190℃时，鞣质含量开始下降；230℃左右加热，鞣质的含量可降至生品以下。故槐米炒炭时，温度应保持在170～190℃。

【贮藏】置于干燥处，防潮，防蛀。

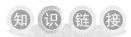

有的学者认为，当炮制方法得当时，鞣质含量增高，止血作用增强。有的学者认为鞣质并不是止血的主要成分，日本学者认为止血的有效成分是槲皮素，而其所含的异鼠李素有拮抗槲皮素止血的作用，炒炭后槲皮素含量增加，抑制止血成分的异鼠李素含量减少，从而增强止血作用。

葶苈子

【处方用名】葶苈子、炒葶苈子。

【来源】本品为十字花科植物播娘蒿 *Descurainia sophia* (L.) Webb. ex Prantl. 或独行菜 *Lepidium apetalum* Willd. 的干燥成熟种子。前者习称"南葶苈子"，后者习称"北葶苈子"。夏季果实成熟时采割植株，晒干，搓出种子，除去杂质。

【炮制方法】

1. 葶苈子　取原药材，除去杂质，筛去灰屑。用时捣碎。南葶苈子含槲皮素-3-O-β-D-葡萄糖-7-O-β-D-龙胆双糖苷（$C_{33}H_{40}O_{22}$）不得少于0.075%。

2. 炒葶苈子　取净葶苈子，置炒制容器内，用文火加热，炒至微鼓起，有爆裂声，外表棕褐色，断面浅黄色，并透出香气时，取出，晾凉。用时捣碎。南葶苈子含槲皮素-3-O-β-D-葡萄糖-7-O-β-D-龙胆双糖苷（$C_{33}H_{40}O_{22}$）不得少于0.080%。

【成品性状】葶苈子为扁卵形状（北葶苈子）或长圆形略扁（南葶苈子），表面棕色或红棕色，略有黏性。炒葶苈子微鼓起，表面棕黄色，断面淡黄色，具有香气，无黏性。

【炮制作用】

1. 葶苈子　味辛、苦，性大寒。归肺、膀胱经。具有泻肺平喘，行水消肿的作用。生品力速而迅猛，降泄肺气作用较强，长于利水消肿，宜用于实证，用于治疗胸水积滞和全身水肿。

2. 炒葶苈子　苦寒之性缓和，免伤肺气，利于芥子苷的保存。用于实中夹虚的患者。因此，生品利水，炒品止咳。

【炮制研究】研究表明可以使用微波方法来炮制葶苈子，用微波小火加热7分钟即可，与传统炒制品相比更均匀一致。

【贮藏】置于干燥处。

芥子*

【处方用名】芥子、白芥子、炒芥子、炒白芥子。

【来源】本品为十字花科植物白芥 *Sinapis alba* L. 或芥 *Brassica juncea*（L.）Czern. et Coss. 的干燥成熟种子。前者习称"白芥子"，后者习称"黄芥子"。夏末秋初果实成熟时采割植株，晒干，打下种子，除去杂质。

【炮制方法】

1. 芥子　取原药材，除去杂质。用时捣碎。本品含芥子碱以芥子碱硫氰酸盐（$C_{16}H_{24}NO_5 \cdot SCN$）计，不得少于 0.50%。

2. 炒芥子　取净芥子，置炒制容器内，用文火炒至表面深黄色，断面浅黄色（炒黄芥子）；表面黄色断面淡黄色（炒白芥子），有爆裂声，当透出香辣气时，取出，晾凉。用时捣碎。本品含芥子碱以芥子碱硫氰酸盐（$C_{16}H_{24}NO_5 \cdot SCN$）计，不得少于 0.40%。

【成品性状】芥子呈球形，表面灰白色至淡黄色（白芥子）或黄色至棕黄色（黄芥子），辛味强。炒白芥子表皮灰黄色，微有裂纹，断面浅黄色，有香气。炒黄芥子表面黄棕色至棕黄色，微见裂纹，断面深黄色，有微辣气、香气。

【炮制作用】

1. 芥子　味辛，性温。主入肺经。具有温肺豁痰利气，散结通络止痛的作用。生品力猛，辛散作用和通络散结作用强。多用于寒痰喘咳，胸闷胁痛，关节疼痛，痈肿疮毒。

2. 炒芥子　辛散走窜之性缓和，长于顺气豁痰，常用于咳嗽气喘，特别适于寒痰咳喘和痰多咳喘。

【炮制研究】现代研究表明，芥子的升散之性与其所含的挥发油成分和氰苷有密切关系。芥子苷和对羟基苯乙腈是芥子的镇咳平喘活性成分，芥子的挥发油是其主要刺激性成分。芥子炒制过程中可杀酶保苷，同时又降低挥发油含量。并且促进祛痰止咳活性成分羟基苯乙腈的转化，使其含量增加，致使白芥子炒制祛痰、止咳、平喘作用强于生品。

【贮藏】置于通风干燥处，防潮。

紫苏子

【处方用名】紫苏子、苏子、炒紫苏子、炒苏子、蜜紫苏子、苏子霜。

【来源】本品为唇形科植物紫苏 *Perilla frutescens*（L.）Britt. 的干燥成熟果实。秋季果实成熟时采收，除去杂质，晒干。

【炮制方法】

1. 紫苏子　取原药材，除去杂质，洗净，干燥。用时捣碎。本品含迷迭香酸（$C_{18}H_{16}O_8$）不得少于 0.25%。

2. 炒紫苏子　取净紫苏子，置炒制容器内，用文火炒至有爆裂声，表面颜色加深，并透出香气时，取出，晾凉。用时捣碎。本品含迷迭香酸（$C_{18}H_{16}O_8$）不得少于 0.20%。

3. 蜜紫苏子　取熟蜜，加适量开水稀释，淋入净紫苏子内拌匀，稍闷，文火炒至深棕色，不粘手时取出。

每 100kg 紫苏子，用熟蜜 10kg。

4. 苏子霜　取净紫苏子，研如泥状，用布或吸油纸包裹，加热，压榨去油，至药物不再粘成饼，成松散粉末为度，研成松散粉末即可。

【成品性状】紫苏子呈卵圆形或类球形，表面呈灰棕色或灰褐色，有微隆起的暗紫色网纹，压碎有香气，味微辛。炒紫苏子，外表呈黑褐色，有的有裂隙，具焦香气。蜜紫苏子，形如紫苏子，深棕色，有黏性，具蜜香气，味微甜。苏子霜，为灰白色粗粉，气微香。

【炮制作用】

1. 紫苏子　味辛，性温。归肺经。具有降气化痰，止咳平喘，润肠通便的作用。生品辛燥之性较强，润燥滑肠力专。用于肠燥便秘，尤其适于喘咳兼便秘者。

2. 炒紫苏子　辛散之性缓和，多用于咳喘。善于降气平喘，并易于煎出有效成分。常用于多种原因引起的气喘咳嗽。

3. 蜜紫苏子　长于润肺止咳，降气平喘。

4. 苏子霜　有降气平喘之功，但无滑肠之虑，多用于脾虚便溏的喘咳患者。

【贮藏】置于通风干燥处，防蛀。

花椒

【处方用名】花椒、蜀椒、川椒、炒川椒、炒花椒。

【来源】本品为芸香科植物青椒 *Zanthoxylum schinifolium* Sieb. et Zucc. 或花椒 *Zanthoxylum bungeanum* Maxim. 的干燥成熟果皮。秋季采收成熟果实，晒干，除去种子和杂质。

【炮制方法】

1. 花椒　取原药材，除去椒目、果柄等杂质。本品含挥发油不得少于 1.5%（mL/g）。

2. 炒花椒　用文火炒至色泽加深，显油亮光泽，有香气逸出时，取出，放凉。

【成品性状】花椒外表面灰绿色。炒花椒表面深绿色，具油亮光泽，香气更浓。

【炮制作用】

1. 花椒　味辛，性温。归脾、胃、肾经。具有温中止痛，杀虫止痒的作用。

2. 炒花椒　辛散作用缓和。长于温中散寒，驱虫止痛。

【注意事项】炒花椒以具油亮光泽、香气浓者佳，故在炒制过程中，注意火候，以免挥发油散失影响药效。

【贮藏】置于通风干燥处。

蒺藜

【处方用名】蒺藜、白蒺藜、刺蒺藜、炒蒺藜。

【来源】本品为蒺藜科植物蒺藜 *Tribulus terrestris* L. 的干燥成熟果实。秋季果实成熟时采割植株，晒干，打下果实，去除杂质。

【炮制方法】

1. 蒺藜　取原药材，除去杂质，去刺。用时捣碎。

2. 炒蒺藜　取净蒺藜，置于温度适宜的热锅内，用文火炒至表面微黄色，有香气逸出时取出，放凉，碾去刺，筛去刺屑。用时捣碎。

【成品性状】蒺藜呈放射状五棱形，背部隆起，黄绿色，有纵棱及多数小刺，分果瓣呈斧状，且每一分果瓣有对称的长刺和短刺各 1 对，两侧面粗糙，有网纹，灰白色，质坚硬。炒蒺藜，多为单一的分果瓣，无刺，微黄色，微具香气。

【炮制作用】

1. 蒺藜　味辛、苦，性微温；有小毒。归肝经。具有平肝解郁，活血祛风，明目，止痒的作用。生品长于平肝解郁、活血祛风，但辛散有毒。

2. 炒蒺藜　辛散之性缓和，毒性降低，并易于去刺，长于平肝潜阳、疏肝解郁。

【贮藏】置于通风干燥处，防霉。

苍耳子

【处方用名】苍耳子、炒苍耳子。

【来源】本品为菊科植物苍耳 *Xanthium sibiricum* Patr. 的干燥成熟带总苞的果实。秋季果实成熟时采收，干燥，除去梗、叶等杂质。

【炮制方法】

1. 苍耳子　取原药材，除去杂质。用时捣碎。含羧基苍术苷（$C_{31}H_{46}O_{18}S_2$）不得过 0.35%，含绿原酸（$C_{16}H_{18}O_9$）不得少于 0.25%。

2. 炒苍耳子　取净苍耳子，置炒制容器内，用中火炒至表面黄褐色，刺焦时取出，晾凉。碾去刺，筛净。用时捣碎。含苍术苷（$C_{30}H_{46}O_{16}S_2$）应为 0.10%~0.30%。

【成品性状】苍耳子表面黄棕色或黄绿色，全体有钩刺，横切面中央有纵隔膜，2 室，各有 1 瘦果，有油性，气微，味微苦。炒苍耳子，表面黄褐色，无刺，微有香气，去刺后碾碎（或捣碎），呈碎粒状或饼状。

【炮制作用】

1. 苍耳子　味辛、苦，性温；有毒。归肺经。具有散风寒，通鼻窍，祛风湿的作用。生品有毒，长于消风止痒。用于风疹瘙痒、疥癣及其他皮肤病。

2. 炒苍耳子　毒性降低，且质松刺酥，易于去刺和煎出有效成分，长于祛湿止痛。多用于风寒头痛，鼻塞流涕，鼻衄，鼻渊，风疹瘙痒，湿痹拘挛。

【炮制研究】苍耳子的水溶性苷类，如羧基苍术苷、苍术苷等可影响蛋白转运，使血糖下降，导致机体代谢紊乱，是苍耳子主要毒性物质。炒制后羧基苍术苷、苍术苷含量降低，与苍耳子炒制降毒有关。另外苍耳子中含有大量酚酸及倍半萜类化合物，具有良好的抗氧化、抗炎、抗微生物、酶抑制作用，以绿原酸为主的酚酸类成分被认为是苍耳子的主要镇痛抗炎活性成分。这些成分炒制后溶出增加，因此炒苍耳子抗炎、镇痛作用增强。

【贮藏】置于干燥处。

牵牛子

【处方用名】牵牛子、二丑、黑白丑、炒牵牛子、炒二丑、炒黑白丑。

【来源】本品为旋花科植物裂叶牵牛 *Pharbitis nil*（L.）Choisy 或圆叶牵牛 *Pharbitis purpurea*（L.）Voigt 的干燥成熟种子。秋末果实成熟、果壳未开裂时采割植株，晒干，打下种子，除去杂质。

【炮制方法】

1. 牵牛子　取原药材，除去杂质，洗净，干燥。用时捣碎。

2. 炒牵牛子　取净牵牛子，置炒制容器内，用文火炒至有爆裂声，鼓起，颜色加深，且略透香气时，取出，晾凉。用时捣碎。

【成品性状】牵牛子，呈三棱形，形似橘瓣状，表面灰黑色（黑牵牛子）或淡黄白色（白牵牛子），背面有一条纵沟，质硬，气微。炒牵牛子，稍鼓起，或有裂隙，表面深黑色或深黄色，断面浅黄色，微具香气。

【炮制作用】

1. 牵牛子　味苦，性寒；有毒。归肺、肾、大肠经。具有泻水通便，消痰涤饮，杀虫攻积的作用。生品药力较猛，泻下力强，能耗伤元气，长于逐水消肿、杀虫攻积；用于水肿胀满，二便闭涩，痰饮积聚。

2. 炒牵牛子　毒性降低，药性缓和，免伤正气，以消食导滞见长，用于痰喘咳逆、饮食积滞。

【炮制研究】牵牛子苷是活性成分也是毒性成分，炒制后牵牛子苷水解，含量下降，毒性降低，泻下作用缓和。据药理作用显示，牵牛子生品与炒品均可明显提高炭末在小肠中的推进速度，但生品作用明显强于制品，且具明显差异，这与炮制减弱其毒性的观点相吻合。

【贮藏】置于干燥处。

白果

【处方用名】白果、白果仁、炒白果、炒白果仁。

【来源】本品为银杏科植物银杏 *Ginkgo biloba* L. 的干燥成熟种子。秋季种子成熟时采收，除去肉质外种皮，洗净，稍蒸或略煮后，烘干。

【炮制方法】

1. 白果仁　取原药材，除去杂质，去壳取仁。用时捣碎。

2. 炒白果仁　取净白果仁，置于温度适宜的热锅内，用文火炒至表面深黄色，带斑点，并有香气逸出时，取出，放凉。用时捣碎。

【成品性状】白果仁为扁椭圆形，一端淡棕色，另一端金黄色，断面外层黄色，胶质样，内层淡黄色或淡绿色，粉性，中间有空隙，味甘、微苦。炒白果仁，表面呈深黄色，稍带焦斑，具香气。

【炮制作用】

1. 白果仁　味甘、苦、涩，性平；有毒。归肺经。具有敛肺定喘，止带缩尿的作用。生品有毒，内服量宜少，用于疥癣、酒渣鼻、阴虱、蛀牙等。

2. 炒白果仁　毒性降低，收敛作用增强。具有平喘，止带缩尿等功效。用于气逆喘咳，带下白浊，遗尿尿频。

【贮藏】置于通风干燥处。

莱菔子*

【处方用名】莱菔子、萝卜子、炒莱菔子。

【来源】本品为十字花科植物萝卜 *Raphanus sativus* L. 的干燥成熟种子。夏季果实成熟时采割植株，晒干，搓出种子，除去杂质，再晒干。

【炮制方法】

1. 莱菔子　取原药材，除去杂质，洗净，干燥。用时捣碎。含芥子碱以芥子碱硫氰酸盐（$C_{16}H_{24}NO_5 \cdot SCN$）计，不得少于 0.40%。

2. 炒莱菔子　取净莱菔子，置炒制容器内，用文火炒至微鼓起，爆裂声减弱，手捻易碎，并有香气逸出时取出，晾凉。用时捣碎。炒莱菔子芥子碱含量同生品。

【成品性状】莱菔子呈卵圆形或椭圆形，稍扁，表面黄棕色、红棕色或灰棕色，质较坚硬，破碎后有油性，味淡、微苦辛。炒莱菔子，鼓起，有裂纹，色泽加深，质酥脆，有油香气。

【炮制作用】

1. 莱菔子　味辛、甘，性平。归肺、脾、胃经。具有消食除胀，降气化痰的作用。

生品能升能散，长于涌吐风痰。用于食积气滞，痰涎壅盛者。

2. 炒莱菔子　性降，长于降气化痰，消食除胀。用于食积腹胀，气喘咳嗽。药性缓和，有香气，可消除生品服后恶心的副作用。

【炮制研究】莱菔子富含脂肪油，含量达35%~40%，具有明显的促进小鼠胃排空和肠推进作用，而其水溶性成分具有止咳平喘作用。由于莱菔子质地黏腻不利于水溶性成分的煎出，故生莱菔子有一定消食作用，而止咳作用较弱。莱菔子炒后脂肪油比例有所改变，一方面对胃排空的延迟，可使食物不至于过快地进入小肠，从而有利于减轻小肠消化的负担；另一方面，对小肠运动的增强，则可加强机械消化作用。两者均有利于小肠内食物的消化，这可能就是莱菔子"消食除胀"的机制之一。莱菔子多糖具有抗消化溃疡、降血脂等作用。炒制后多糖含量增加，同时易于煎出，这可能是炒莱菔子祛痰、镇咳、平喘作用增强的原因。

【贮藏】置于通风干燥处，防蛀。

使君子

【处方用名】使君子、使君子仁、炒使君子仁。

【来源】本品为使君子科植物使君子 *Quisqualis indica* L. 的干燥成熟果实。秋季果皮变紫黑色时采收，除去杂质，干燥。

【炮制方法】

1. 使君子　取原药材，除去残留果柄及杂质。用时捣碎。本品含胡芦巴碱（$C_7H_7NO_2$）不得少于0.20%。

2. 使君子仁　取净使君子，除去外壳，取仁。用时捣碎。使君子仁中胡芦巴碱含量同生品。

3. 炒使君子仁　取净使君子仁，置于温度适宜的热锅内，用文火炒至表面黄色，微有焦斑，有香气逸出时，取出，放凉。用时捣碎。炒使君子仁中胡芦巴碱含量同生品。

【成品性状】使君子呈长椭圆形或卵圆形，多具5条纵棱，顶端狭尖，基部钝圆，表面黑褐色至紫黑色，平滑，微有光泽，质坚硬。使君子仁，呈长椭圆形或纺锤形，表面棕褐色或黑褐色，有多数纵皱纹，气微香，味微甜。炒使君子仁，表面黄白色，具焦斑，有香气。

【炮制作用】

1. 使君子　味甘，性温。归脾、胃经。具有杀虫消积的作用。使君子仁，生品以杀虫力强，用于蛔虫病，蛲虫病。入煎剂可直接用使君子捣碎入药，入丸、散剂用使君子仁。

2. 炒使君子仁　长于健脾消积，亦可杀虫。用于小儿疳积及虫积腹痛。

【炮制研究】使君子仁驱虫有效成分是使君子酸钾，含量较高，但也有一定的神经抑制毒性。清炒法不易均匀炒透，可用砂烫法代替，砂温不超过110℃为好；大生产可采用100℃左右温度烘制，以烘至种仁变软、香气逸出为经验指标，符合"慢火煨香熟用"的理论。

【贮藏】置于通风干燥处，防霉，防蛀。

王不留行[*]

【处方用名】王不留行、王不留、炒王不留行、炒王不留。

【来源】本品为石竹科植物麦蓝菜 *Vaccaria segetalis*（Neck.）Garcke 的干燥成熟种子。夏季果实成熟、果皮尚未开裂时采割植株，晒干，打下种子，除去杂质，再晒干。

【炮制方法】

1. 王不留行　取原药材，除去杂质，洗净，干燥。含王不留行黄酮苷不得少于0.40%。

2. 炒王不留行　取净王不留行，置炒制容器内，用中火炒至大部分爆成白花，取出，晾凉。含王不留行黄酮苷不得少于0.15%。

【成品性状】王不留行呈圆球形，表面黑色，少数红棕色，微有光泽。炒王不留行，大多数呈类球形白花，体轻，质脆。

【炮制作用】

1. 王不留行　味苦，性平。归肝、胃经。具有活血通经，下乳消肿，利尿通淋的作用。生品长于消痈肿，用于乳痈或其他疮痈肿痛。

2. 炒王不留行　质松易碎，易于煎出有效成分，并有杀酶保苷的作用。长于活血通经，下乳消肿，利尿通淋。用于经闭，痛经，乳汁不下，乳痈肿痛，淋证涩痛等。

【炮制研究】有研究表明，王不留行炒制后利于成分的煎出，水溶物的增加与爆花程度有关，爆花率越高，水溶性浸出物也越高。根据爆花率与水溶物含量的关系，炒王不留行的爆花率达80%以上为宜。

有实验报道，有以下几种方法炮制可以提高王不留行的爆花率。有人用膨化法炮制王不留行，取得良好效果；用中火偏大接近武火炒制，爆花率会更高；将王不留行先用水湿润再用中火炒制，爆花率达95%以上；武火油砂炒王不留行，将油砂倒入炒锅内，加热至砂呈微红色，加入净选的王不留行，继续武火加热1.5分钟，迅速出锅，筛去砂子即可，王不留行的爆花率达95%以上。

【贮藏】置于干燥处。

酸枣仁[*]

【处方用名】酸枣仁、炒酸枣仁。

【来源】本品为鼠李科植物酸枣 *Ziziphus jujuba* Mill. var. *spinosa*（Bunge）Hu ex H. F.

Chou 的干燥成熟种子。秋末冬初采收成熟果实，除去果肉及核壳，收集种子，晒干。

【炮制方法】

1. 酸枣仁 取原药材，除去残留核壳，洗净，干燥。用时捣碎。本品含酸枣仁皂苷 A（$C_{58}H_{94}O_{26}$）不得少于 0.030%，含斯皮诺素（$C_{28}H_{32}O_{15}$）不得少于 0.080%。

2. 炒酸枣仁 取净酸枣仁，置炒制容器内，用文火炒至表皮鼓起，有爆裂声，色微变深，透出香气时，取出，晾凉。用时捣碎。炒酸枣仁含酸枣仁皂苷 A 和斯皮诺素同生品。

【成品性状】酸枣仁呈扁圆形或椭圆形，表面紫红色或紫褐色，平滑有光泽，有时显纵纹，断面白色。炒枣仁鼓起，表面颜色加深，断面浅黄色，有裂纹，具香气。

【炮制作用】

1. 酸枣仁 味甘、酸，性平。归肝、胆、心经。具有养心补肝，宁心安神，敛汗，生津的作用。用于虚烦不眠，惊悸多梦，体虚多汗，津伤口渴。

2. 炒酸枣仁 酸味缓和，性偏温补，宜入温剂。长于养心敛汗，用于心血不足或心气不足的惊悸、健忘、盗汗、自汗及胆虚不眠。

【注意事项】炒酸枣仁时火力不宜过强，时间不宜过久，否则油枯失效。

【炮制研究】酸枣仁的皂苷、油脂、生物碱、醇提取物等为其活性成分，实验结果表明，炒酸枣仁中的酸枣仁总皂苷明显高于生枣仁，其中酸枣仁皂苷 A 的含量差别较大，说明炒酸枣仁中有效成分易于煎出。

【贮藏】置于阴凉干燥处，防蛀。

知 识 链 接

酸枣仁皂苷 A 和 B 主要存在于子叶中，而在种皮和胚乳中含量甚微。因此，"用时捣碎"破碎种皮和胚乳，使子叶暴露出来，利于皂苷 A 和 B 的充分利用。生、炒酸枣仁均有镇静催眠作用，微炒更佳。这与酸枣仁"不宜久炒，否则油枯失效"的要求相吻合。

九香虫

【处方用名】九香虫、炒九香虫。

【来源】本品为蝽科昆虫九香虫 *Aspongopus chinensis* Dallas 的干燥体。11 月至次年 3 月前捕捉，置适宜容器内，用酒少许将其闷死，取出阴干；或置沸水中烫死，取出，干燥。

【炮制方法】

1. 九香虫 取原药材，除去杂质，筛净灰屑。

2. 炒九香虫　取净九香虫，置于温度适宜的热锅内，用文火炒至颜色加深，有香气逸出时，取出，放凉。

【成品性状】九香虫略呈六角状扁椭圆形，表面棕褐色或棕黑色，略有光泽，头部小，复眼突出，卵圆状，腹部棕红色至棕黑色，质脆，折断后内有浅棕色内含物，有特异臭气，味咸。炒九香虫，形如九香虫，色泽加深，具香气。

【炮制作用】

1. 九香虫　味咸，性温。归肝、脾、肾经。有理气止痛，温中助阳的作用。九香虫虽有"九香"之名，但实际上具有特异的臭气，俗称"打屁虫"，临床多炒后用。

2. 炒九香虫　气香，炮制矫其异臭，增强行气温阳的作用。用于胃寒胀痛，肝胃气滞，肾虚阳痿，腰膝酸痛等。

【贮藏】置于木箱内衬以油纸，防潮，防蛀。

桑枝

【处方用名】桑枝、嫩桑枝、炒桑枝、酒桑枝。

【来源】本品为桑科植物桑 *Morus alba* L. 的干燥嫩枝。春末夏初采收，去叶，晒干，或趁鲜切片，晒干。

【炮制方法】

1. 桑枝　取原药材，除去杂质，洗净，润透，切厚片，晒干。

2. 炒桑枝　取净桑枝片，置于温度适宜的热锅内，用文火炒至微黄色，取出，放凉。

3. 酒桑枝　取净桑枝片，用黄酒拌匀，闷润至透，置于温度适宜的热锅内，用文火炒至微干，取出，放凉。

【成品性状】桑枝为圆形或椭圆形厚片，外表皮灰黄色或黄褐色，有点状皮孔，切面皮部较薄，木部黄白色。炒桑枝片面深黄色，偶有焦斑，微有香气。酒桑枝片面黄色，偶有焦斑，具酒香气。

【炮制作用】

1. 桑枝　味微苦，性平。归肝经。具有祛风湿，利关节的作用。无论新、久、寒、热均可用之。

2. 炒桑枝　善达四肢经络，以通络利节力强，多用于着痹痛、跌打损伤。

3. 酒桑枝　味苦微辛，性微温，祛风除湿、通络止痛作用增强。

【贮藏】置于干燥处。

二、炒焦技术

炒焦技术是将药物净选或切制后，置预热温度适宜的炒制器具内，用中火或武火加热，炒至药物表面呈焦黄或焦褐色，内部颜色加深，并具有焦香气味的炮制技术。

1. 炮制目的

（1）增强药物消食，健脾止泻的功效　如山楂炒焦不但减少酸味，还增强了健脾消食的作用。

（2）降低药物寒性，减少药用的刺激性　如栀子炒焦后缓和苦寒之性，免伤脾胃；川楝子炒焦后可降低毒性，亦缓和其药性。

2. 成品质量　炒焦品外部呈焦黄色或焦褐色，有焦斑，内部色泽加深，具焦香气味。成品含生片、糊片不得超过3%，含药屑、杂质不得超过2%。

3. 注意事项

（1）药物炒制前应大小分档，分别炒制。

（2）炒制时应掌握好火力和加热时间，以免炒焦的药物炭化，药物焦化程度较重者，需喷水降温，防止程度"太过"。

（3）出锅后要散尽余热和湿气再贮藏。

山楂*

【处方用名】山楂、炒山楂、焦山楂、焦楂、山楂炭

【来源】山楂为蔷薇科植物山里红 *Crataegus pinnatifida* Bge. var. *major* N. E. Br. 或山楂 *Crataegus pinnatifida* Bge. 的干燥成熟果实。秋季颗粒成熟时采收，切片，干燥。

【炮制方法】

1. 山楂　取原药材，除去杂质及脱落的果核。本品含有机酸以枸橼酸（$C_6H_8O_7$）计，不得少于5.0%。

2. 炒山楂　取净山楂，置已预热好的炒制器具中，用中火加热，炒至色泽加深，并有固有的香气溢出时，取出放凉。本品含有机酸以枸橼酸（$C_6H_8O_7$）计，不得少于4.0%。

3. 焦山楂　取净山楂，置已预热好的炒制器具中，用中火加热，炒至表面焦褐色，内部焦黄色，并有焦香气味溢出时，取出放凉。本品含有机酸以枸橼酸（$C_6H_8O_7$）计，不得少于4.0%。

4. 山楂炭　取净山楂，置已预热好的炒制器具中，用武火加热，炒至表面黑褐色，内部焦褐色，喷淋清水，灭尽火星，取出放凉、晾干。

【成品性状】山楂圆形或类圆形横切片或纵切片，皱缩不平，外皮红色，具皱纹，有灰白色小斑点，果肉深黄色至浅棕色。炒山楂果肉黄褐色，偶见焦斑，气清香，味酸、微甜。焦山楂表面焦褐色，内部黄褐色，有焦香气，味微酸。山楂炭表面焦黑色，内部焦褐色，味涩。

【炮制作用】

1. 山楂　味酸、甘，性微温。归脾、胃、肝经。具有消食健胃，行气散瘀，化浊降脂的作用。生品长于活血化瘀。

2. 炒山楂　酸味减弱，缓和对胃的刺激性，善于消食化积。

3. 焦山楂　既减弱了酸味，又增加了苦味，长于消食止泻。

4. 山楂炭　酸味大减，味微苦涩，有收涩之性，偏于止血、止泻。

【炮制研究】山楂主要含有机酸类、黄酮类、微量元素及磷脂等成分。

山楂中的总黄酮和总有机酸都集在果肉中，核中含量甚微，而核又占整个药材重量的40%左右，故山楂去核入药是合理的。

山楂不同炮制品中总黄酮含量变化，生山楂≈炒山楂＞焦山楂（总黄酮类成保留了41.9%）＞山楂炭（总黄酮类成保留了25.8%）。山楂不同炮制品中有机酸类成分的含量变化，生山楂＞炒山楂＞焦山楂（总有机酸保留了10.7%）＞山楂炭（总有机酸保留了2.8%）。说明加热时间长短，温度高低，对山楂黄酮类成分和有机酸类成分有一定的破坏，特别对有机酸类成分的影响较大。

【贮藏】置于通风干燥处，防蛀。

川楝子*

【处方用名】川楝子、炒川楝子、盐川楝子。

【来源】本品为楝科植物川楝 *Melia toosendan* Sieb. et Zucc. 的干燥成熟果实。冬季果实成熟时采收，除去杂质，干燥。

【炮制方法】

1. 川楝子　取原药材，除去杂质，干燥。用时捣碎。本品含川楝素应为0.060%～0.20%。

2. 炒川楝子　取净川楝子，切片或砸成小块，置炒制容器内，用中火加热，炒至表面焦黄色或焦褐色，取出晾凉，筛去灰屑。本品含川楝素应为0.040%～0.20%。

3. 盐川楝子　取净川楝子片或碎块，用盐水拌匀，稍闷，待盐水被吸尽后，置炒制容器内，用文火加热，炒至深黄色，取出晾凉，筛去碎屑。

每100kg川楝子，用食盐2kg。

【成品性状】川楝子呈类球形，表面金黄色或棕黄色，微有光泽，具深棕色小点，顶端有花柱残痕，基部凹陷。炒川楝子，呈半球状、厚片或不规则碎块，表面焦黄色，发泡，偶见焦斑，气焦香。盐川楝子，为厚片或不规则碎块，表面深黄色，味微咸。

【炮制作用】

1. 川楝子　味苦，性寒；有小毒。归肝、小肠、膀胱经。具有疏肝泄热，行气止痛，杀虫的作用。生品有毒，且能滑肠，长于杀虫、疗癣、止痛。

2. 炒川楝子　苦寒之性缓和，毒性降低，滑肠之力减弱，长于疏肝行气止痛。

3. 盐川楝子　盐炙能引药下行，作用专于下焦，长于疗疝止痛。

【炮制研究】川楝子含三萜、香豆素、有机酸等成分。川楝素是主要的杀虫成分，炮制后川楝素和总萜含量均有降低，与炒川楝子驱虫作用减弱一致。并且炒制后水提取物溶出量增加，因此止痛和抗炎作用增强。川楝子生品长于驱虫、制品长于行气止痛。

【贮藏】置于通风干燥处，防蛀。

栀子*

【处方用名】栀子、炒栀子、焦栀子、栀子炭。

【来源】本品为茜草科植物栀子 Gardenia jasminoides Ellis 的干燥成熟果实。9～11 月间果实成熟呈红黄色时采收，除去果梗和杂质，蒸至上汽或置沸水中略烫，取出，干燥。

【炮制方法】

1. 栀子　取原药材，碾碎或捣碎。本品含栀子苷（$C_{17}H_{24}O_{10}$）含量不得少于 1.8%。

2. 炒栀子　取栀子碎块，置炒制容器内，用文火炒至黄褐色，取出，晾凉。本品含栀子苷（$C_{17}H_{24}O_{10}$）含量不得少于 1.5%。

3. 焦栀子　取栀子碎块，置炒制容器内，用中火炒至焦褐色或焦黑色，果皮内面或种子表面为黄棕色或棕褐色，取出，晾凉。本品含栀子苷（$C_{17}H_{24}O_{10}$）含量不得少于 1.0%。

4. 栀子炭　取栀子碎块，置炒制容器内，用武火炒至黑褐色，喷淋少许清水，熄灭火星，取出，晾干。

【成品性状】栀子表面红黄色或棕红色，具有 6 条翅状纵棱，果皮薄而脆，略有光泽。种子多数，深红色或红黄色。炒栀子，为不规则的碎块，表面深黄色或黄褐色，带焦斑，具香气。焦栀子，表面焦褐色或焦黑色，内表面棕色，种子团棕色或棕褐色，并有焦糊气。栀子炭，表面黑褐色或焦黑色，味苦涩。

【炮制作用】

1. 栀子　味苦，性寒。归心、肺、三焦经。具有泻火除烦、清热利湿、凉血解毒作用，外用具有消肿止痛作用。为治热病烦渴、躁扰不宁要药，兼具清利下焦肝胆湿热之功，可用于黄疸的治疗。

2. 炒栀子　缓和苦寒之性，免伤中气，且减少对胃的刺激性和脾胃较弱者服后易吐的副作用。

3. 焦栀子　苦寒之性略弱，偏入血分，故可清血分郁热。具有凉血止血的作用。

4. 栀子炭　止血作用增强，多用于吐血、咯血、衄血、尿血、崩漏下血等。

【炮制研究】栀子加热炮制后，其活性成分京尼平苷受热破坏或分解，使得栀子的其他炮制品的抗炎作用及对抗 CCl_4 所引起的动物肝急性中毒作用明显弱于生品，抗炎及护肝作用均以生品为好。

【贮藏】置于通风干燥处。

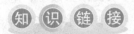 知 识 链 接

在栀子炮制过程中，栀子中的环烯醚萜类成分可发生分解、聚合等反应而降低含量，二萜类成分发生苷键裂解而降低含量，并随着炮制温度升高和时间延长而程度加深。抑菌实验表明，生栀子、焦栀子对金黄色葡萄球菌、链球菌、白喉杆菌的抑菌作用相似，焦栀子对痢疾杆菌的作用较生品略强，这与中医用焦栀子治疗大便溏薄是一致的。药理实验显示，栀子生品、炒黄品、炒焦品、姜制品均有较好的解热作用，但以生品作用最强。

槟榔

【处方用名】槟榔、炒槟榔、焦槟榔、槟榔炭。

【来源】本品为棕榈科植物槟榔 Areca catechu L. 的干燥成熟种子。春末至秋初采收成熟果实，用水煮后，干燥，除去果皮，取出种子，干燥。

【炮制方法】

1. 槟榔　取原药材，置水中浸泡到六七成透，捞出，润透，切薄片，阴干或烘干，除去碎屑。本品含槟榔碱不得少于0.20%。

2. 炒槟榔　取净槟榔片，置炒制容器内，用文火炒至表面微黄色，取出，晾凉，除去碎屑。炒槟榔中槟榔碱含量同生品。

3. 焦槟榔　取净槟榔片，置炒制容器内，用中火炒至表面焦黄色，取出，晾凉，除去碎屑。本品含槟榔碱不得少于0.10%。

4. 槟榔炭　取净槟榔片，置炒制容器内，用武火炒至表面黑褐色，喷淋清水少许，灭尽火星，取出，晾干，除去碎屑。

【成品性状】槟榔表面呈棕色种皮与白色胚乳相间的大理石样花纹，周边淡黄棕色或淡红棕色，质坚易碎。炒槟榔，表面呈微黄色，具香气。焦槟榔，表面呈焦黄色，质脆，易碎，具焦香气。槟榔炭，表面呈黑褐色，味涩。

【炮制作用】

1. 槟榔　味苦、辛，性温。归胃、大肠经。具有杀虫，消积，行气，利水，截疟的作用。生品作用较猛，以杀虫、降气、行水消肿、截疟力胜。

2. 炒槟榔　药性较缓和，以免克伐太过而耗伤正气，并能减少服后恶心、腹泻、腹

痛的副作用。

3. **焦槟榔** 药性更缓，长于消食导滞。一般体虚患者用焦槟榔，体质较强者用炒槟榔。

4. **槟榔炭** 其性收涩，可增强消积、治血痢的功效。

【炮制研究】 槟榔经炒黄、炒焦之后，槟榔碱有不同程度的下降，槟榔碱类成分具有一定的毒性，炮制后一定程度上降低槟榔的毒性和不良反应。但在加热过程中可使鞣质含量增高，糅质具有收涩、止泻作用，说明槟榔炮制后有促胃排空和小肠推进的作用。

【贮藏】 置于通风干燥处，防蛀。

三、炒炭技术

炒炭技术是将净选或切制后的药物，置于温度适宜的炒制器具中，用武火或中火加热，炒至药物表面焦黑或焦褐色，内部"存性"的方法。是清炒法中受热程度最深、性状改变最大的一种技术。

1. **炮制目的**

（1）增强止血作用 如茜草、侧柏叶，生品以清热止血为主，炒炭后增强其止血作用。

（2）产生止血作用 如干姜、荆芥，生品没有止血作用，炒炭后产生了止血作用。

2. **成品质量** 炒炭品应黑色、存性。成品含药屑、杂质不得超过3%，含生片和完全炭化者不得超过5%。

黑色、存性，即指炭药表面应呈焦黑色、黑褐色或焦褐色；内部（断面或粉末）应部分炭化，而不应完全炭化甚至灰化，未炭化的部分仍应保存药物的固有气味。在炮制程度上要掌握"烧黑存性，勿令灰过"，即"炭化"而不是灰化。仍保留部分原有气味，保留部分原有性能，因此，不同于纯粹意义的炭。花、叶、草类炭药仍可清晰辨别药物的原形。

3. **注意事项**

（1）药物大小应分档。

（2）控制好火力。一般质地坚实、片厚的药物宜用武火；质地疏松的花、叶、全草类及片薄的药物宜用中火。操作时应视具体药物灵活掌握。

（3）由于操作时火力强而急，容易产生火星，应及时喷洒适量清水，以免燃烧，失去存性。

（4）出锅后要散尽余热和湿气再收贮。

（5）炮制品经检查无余热后才能收贮。

知识链接

炭药止血的理论依据：血为赤色，见黑则止，肾水制心火，故也。现代药理基础：大致与可溶性钙离子、鞣质及炭素等因素有关。多数动植物体内都含有钙元素，经制炭后产生的可溶性钙离子能促使血液凝固，缩短血凝时间，产生止血功效。鞣质本身具有收敛止血作用，能收缩微血管，易与蛋白质结合形成大分子物质在血管破损处形成硬块，阻止血液外流的同时达到止血目的。

大蓟

【处方用名】大蓟、大蓟炭。

【来源】本品为菊科植物蓟 Cirsium japonicum Fisch. ex DC. 的干燥地上部分。夏秋二季花开时采割地上部分，除去杂质，晒干。

【炮制方法】

1. 大蓟　取原药材，除去杂质，抢水洗净，润透，切段，干燥。本品含柳穿鱼叶苷（$C_{28}H_{34}O_{15}$）不得少于 0.20%。

2. 大蓟炭　取净大蓟片或段，置炒制容器内，用武火炒至表面焦黑色或黑褐色，内部棕褐色，喷淋少许清水，灭尽火星，取出，晾干。

【成品性状】大蓟为茎、叶混合小段，表面绿褐色或棕褐色，有数条纵棱，被丝状毛，断面灰白色。大蓟炭，表面焦黑色，质地松脆，断面棕褐色，具焦香气。

【炮制作用】

1. 大蓟　味甘、苦，性凉。归心、肝经。具有凉血止血，散瘀解毒消痈的作用。用于衄血，吐血，尿血，便血，外伤出血，痈肿疮毒。

2. 大蓟炭　凉性减弱，性变收涩，具有凉血止血的作用。用于衄血，吐血，尿血，便血，崩漏，外伤出血。

【炮制研究】大蓟炒炭后质地变疏松，便于无机盐溶出，因而无机离子的溶出量相对增加，其中具有大量钙离子溶出，可见本品止血作用增强与钙离子增加有关。

【贮藏】置于通风干燥处。

地榆*

【处方用名】地榆、地榆炭。

【来源】本品为蔷薇科植物地榆 Sanguisorba officinalis L. 或长叶地榆 Sanguisorba officinalis L. var. longifolia（Bert.）Yü et Li 的干燥根。后者习称"绵地榆"。春季将发芽时

或秋季植株枯萎后采挖，除去须根，洗净，干燥。或趁鲜切片，干燥。

【炮制方法】

1. 地榆　取原药材，除去杂质及残茎，洗净，润透，切厚片，干燥，除去药屑。本品含鞣质不得少于8.0%，没食子酸不得少于1.0%。

2. 地榆炭　取净地榆片，置炒制容器内，用武火炒至表面焦黑色，内部棕褐色，喷淋少许清水，灭尽火星，取出，晾干。筛去碎屑。本品含鞣质不得少于2.0%，没食子酸不得少于0.60%。

【成品性状】地榆呈不规则圆片或椭圆形斜片，外皮灰褐色至暗棕色，粗糙，有纵纹，质硬。横切面粉红色或淡黄色，木部略呈放射状排列（略呈菊花纹），味微苦涩。地榆炭，表面焦黑色，内部棕褐色，质地变脆有焦香气。

【炮制作用】

1. 地榆　味苦、酸、涩，性微寒。归肝、大肠经。具有凉血止血，解毒敛疮的作用。生品长于凉血解毒。

2. 地榆炭　收敛止血力强。便血、痔血、崩漏下血等各种出血症均可选用。

【炮制研究】地榆和地榆炭均含有鞣质和钙离子，前者有收敛止血作用，后者有促进血液凝固作用。有实验发现，地榆炭中的鞣质含量于150℃为最高，随着温度升高其含量降低，而可溶性钙含量则随着温度升高而增加。通过观察地榆炒炭前后的组织结构发现，地榆炒炭后，草酸钙簇晶和方晶在高温下释放出能促进血液凝固的可溶性钙离子，部分淀粉粒、导管、韧皮纤维和木栓细胞炭化，产生了一定数量的碳素，碳素具吸附、收敛作用，可促进止血。这与近代文献所报道的地榆炭有明显缩短出血时间相一致。

地榆炒炭后，致癌成分苯骈（α）芘的含量明显增高，但低温长时间炒比高温短时间炒的含量低，文火炒炭者优于武火炒炭者。

【贮藏】置于通风干燥处，防蛀。

干姜*

【处方用名】干姜、炮姜、姜炭。

【来源】本品为姜科植物姜 *Zingiber officinale* Rose. 的干燥根茎。冬季采挖、除去须根和泥沙，晒干或低温干燥。趁鲜切片晒干或低温干燥者称为"干姜片"。

【炮制方法】

1. 干姜　取原药材，除去杂质，洗净，润透，切厚片或块，干燥，筛去碎屑。本品含6-姜辣素（$C_{17}H_{26}O_4$）不得少于0.60%。

2. 炮姜　先将净河砂置炒制器具内，加热至灵活状态，然后加入干姜片或块，用武火加热，翻炒至鼓起，表面棕褐色，内部呈棕黄色时，取出，筛去砂，晾凉。本品含6-

姜辣素（$C_{17}H_{26}O_4$）不得少于 0.30%。

3. 姜炭　取干姜片或块，置已预热好的炒制器具中，用武火加热，炒至干姜鼓起、松泡，表面呈焦黑色，内部呈棕褐色，喷淋少许清水，灭尽火星，取出晾干，筛去碎屑。本品含6-姜辣素（$C_{17}H_{26}O_4$）不得少于 0.05%。

【成品性状】干姜不规则的片、块状，具指状分枝，外皮灰黄色或浅棕色，粗糙，具纵皱纹和明显的环节，切面灰黄色或灰白色，粉性或颗粒性，有特异的香气，味辛辣。炮姜为不规则膨胀的块状，具指状分枝；表面棕黑色或棕褐色，质轻泡，断面边缘处显棕黑色，中心棕黄色，细颗粒性，维管束散在，气香，特异，味微辛、辣。姜炭为不规则膨胀的块状，表面焦黑色，内部棕褐色，体轻，质松脆，味微苦，微辣。

【炮制作用】

1. 干姜　味辛，性热。归脾、胃、肾、心、肺经。具有温中散寒，回阳通脉，温肺化痰的作用。生品性热而偏燥，以温中散寒，回阳通脉，燥湿化痰为主，能守能走，对中焦寒邪偏胜而兼湿者以及寒饮伏肺的喘咳尤为适宜。又因力速而作用较强，用于回阳复脉效果甚佳。

2. 炮姜　味辛、性热，但其辛燥之性减弱，其温里作用不及干姜迅猛，但作用缓和而持久，具有温经止血、温中止痛的作用。

3. 姜炭　苦、涩、温，辛味消失，守而不走，功专温经止血。其温经作用弱于炮姜，但固涩止血作用强于炮姜。

【炮制研究】干姜的主要成分为挥发油（精油），以姜酮及烯醇为主；而干姜的辛辣成分为姜辣醇类。炮制中通过高温加热处理制成炮姜和姜炭后，产生了新的分解产物如姜辣酮、姜酚等，其挥发油的组分和含量均有所改变。炮姜长于温中止痛、姜炭长于温经止血。为此炮姜单独作为一味药物而收载。

【贮藏】置于阴凉干燥处，防蛀。

乌梅

【处方用名】乌梅、乌梅肉、醋乌梅、乌梅炭。

【来源】本品为蔷薇科植物梅 *Prunus mume* (Sieb.) Sieb. et Zucc. 的干燥近成熟果实。夏季果实近成熟时采收，低温烘干后闷至色变黑。

【炮制方法】

1. 乌梅　取原药材，除去杂质，洗净，干燥。本品含枸橼酸（$C_6H_8O_7$）不得少于 12.0%。

2. 乌梅肉　取净乌梅，水润使软或蒸软，去核，取肉，干燥。

3. 乌梅炭　取净乌梅，置于温度适宜的热锅内，用武火炒至皮肉发泡鼓起，表面焦黑色时，喷淋清水少许，灭尽火星，取出，摊晾。本品含枸橼酸（$C_6H_8O_7$）不得少于6.0%。

4. 醋乌梅　取净乌梅，用米醋拌匀，闷润至醋被吸尽，置于蒸罐内或适宜容器内，密闭，隔水加热，炖制2~4小时，取出，干燥。

每100kg净乌梅或乌梅肉，用米醋10kg。

【成品性状】乌梅呈类球形或扁球形，表面乌黑色或棕黑色，皱缩不平，基部有圆形果梗痕。乌梅肉，为乌黑色或棕黑色的不规则皱缩片块，味极酸。乌梅炭，皮肉发泡鼓起，表面焦黑色，味酸略有苦味。醋乌梅，形如乌梅，质柔润，略有醋气。

【炮制作用】

1. 乌梅　味酸、涩，性平。归肝、脾、肺、大肠经。具有敛肺，涩肠，生津，安蛔的作用。生品长于敛肺止咳，生津止渴，安蛔。用于肺虚久咳，虚热消渴，蛔厥呕吐腹痛。

2. 乌梅肉　功效与乌梅相同，但作用更强。

3. 乌梅炭　长于涩肠止泻，止血。用于久泻，久痢，便血，崩漏下血。

4. 醋乌梅　与生乌梅作用相似，但收敛固涩作用更强。尤其适用于肺气耗散之久咳不止和蛔厥腹痛。

【注意事项】乌梅色黑，炒炭时不易观察颜色变化，以炒至皮肉鼓起，黏质变枯，色焦黑为宜。

【炮制研究】以乌梅炭凝血和止血时间及水溶性浸出物等综合评价乌梅炭的优选工艺为温度235℃，每分钟翻炒80次，炒制7.5分钟为宜。

【贮藏】置于阴凉干燥处，防潮。

知 识 链 接

　　现代研究表明，乌梅的有效成分为果肉中的有机酸和水浸物，而核中这两种成分含量很少，且比重大，因此建议去核入药，提高疗效。

白茅根

【处方用名】白茅根、茅根、茅根炭。

【来源】本品为禾本科植物白茅 *Imperata cylindrica* Beauv. var. *major*（Nees）C. E. Hubb. 的干燥根茎。春、秋二季采挖，洗净，晒干，除去须根及膜质叶鞘，捆成小把。

【炮制方法】

1. 白茅根　取原药材，除去杂质，洗净，微润，切段，干燥，筛去碎屑。

2. 茅根炭　取净白茅根段，置炒制容器内，用中火炒至表面焦褐色，内部焦黄色时，喷淋少许清水，灭尽火星，取出，摊开晾干。

【成品性状】白茅根为圆柱形短段，表面黄白色或淡黄色，微有光泽，具纵皱纹，节明显，体轻，质略脆，断面皮部白色。茅根炭，表面焦褐色，内部焦黄色，有焦香气。

【炮制作用】

1. 白茅根　味甘，性寒。归肺、胃、膀胱经。具有凉血止血，清热利尿的作用。生品长于凉血，清热利尿。用于血热吐血，衄血，尿血，热病烦渴，湿热黄疸，水肿尿少，热淋涩痛。

2. 白茅根炭　寒性减弱，味涩，收敛止血作用增强。专用于各种出血症。

【炮制研究】白茅根有多种有效成分。白茅根的利尿作用可能与其所含的丰富钾盐有关。白茅根多糖对正常人 T 淋巴细胞有免疫调节作用。白茅根鞣质具有收敛止血的作用。炒炭后鞣质含量增加，且炭品血浆复钙时间也显著缩短，同时 5-羟甲基糠醛也显著增加，表明茅根炭止血效用与多种成分变化有关。

【贮藏】置于干燥处。

牡丹皮

【处方用名】牡丹皮、丹皮、丹皮炭、牡丹皮炭。

【来源】本品为毛茛科植物牡丹 *Paeonia suffruticosa* Andr. 的干燥根皮。秋季采挖根部，除去细根和泥沙，剥取根皮，晒干或刮去粗皮，除去木心，晒干。前者习称"连丹皮"，后者习称"刮丹皮"。

【炮制方法】

1. 牡丹皮　取原药材，除去杂质，迅速洗净，润透，切薄片，干燥。本品含丹皮酚（$C_9H_{10}O_3$）不得少于 1.2%。

2. 牡丹皮炭　取净牡丹皮片，置于温度适宜的热锅内，用中火炒至表面黑褐色，内部黄褐色时，喷淋清水少许，灭尽火星，取出，晾干。

【成品性状】牡丹皮为圆形或卷曲形的薄片，连丹皮外表面灰褐色或黄褐色，栓皮脱落处粉红色；刮丹皮外表面红棕色或淡灰黄色，内表面有时可见发亮的结晶，切面淡粉红色。牡丹皮炭，表面黑褐色，断面棕黄色，气香，味微苦而涩。

【炮制作用】

1. 牡丹皮　味苦、辛，性微寒。归心、肝、肾经。具有清热凉血，活血化瘀的作用。生品长于清热凉血，活血化瘀。用于热入营血，温毒发斑，夜热早凉，无汗骨蒸，经闭痛经，跌扑伤痛，痈肿疮毒。

2. 牡丹皮炭 长于凉血止血。用于吐血，衄血。

【炮制研究】牡丹皮中的牡丹酚为水溶性，若水洗法软化，可致牡丹酚流失，其含量达不到《中国药典》的规定，因此宜用喷淋法软化。牡丹酚易挥发，干燥温度对牡丹酚的含量影响较大，切制饮片后应低温干燥，以日晒法或50℃以下烘干为宜。

炒炭工艺研究：将粗油砂加热至180℃左右，改用文火，投入5mm的丹皮厚片，翻炒至内外表面均呈焦褐色，中间棕黄色时取出，即得表面焦褐色的丹皮炭。

【贮藏】置于阴凉干燥处。

侧柏叶

【处方用名】侧柏叶、侧柏、侧柏炭。

【来源】本品为柏科植物侧柏 *Platycladus orientalis*（L.）Franco 的干燥枝梢和叶。多在夏、秋二季采收，阴干。

【炮制方法】

1. 侧柏叶 取原药材，除去杂质，揉碎，去除硬梗，筛去药屑。本品含槲皮苷（$C_{21}H_{20}O_{11}$）不得少于0.10%。

2. 侧柏炭 取净侧柏叶，置炒制容器内，用中火炒至表面焦褐色，内部焦黄色时，喷淋少许清水，灭尽火星，取出，摊开晾干，除去药屑。

【成品性状】侧柏叶为带叶枝梢，呈深绿色或黄绿色，质脆，易折断，气清香。侧柏炭表面呈焦褐色，内部焦黄色，有焦香气。

【炮制作用】

1. 侧柏叶 味苦、涩，性寒。归肺、肝、脾经。具有凉血止血，化痰止咳，生发乌发的作用。

2. 侧柏炭 味苦涩，寒性缓和，偏于收敛止血。用于各种出血症。

【炮制研究】以槲皮素为含量指标，对侧柏叶的炒炭工艺进行优选，优化参数为280℃，炒制5分钟。

【贮藏】置于干燥处。

茜草

【处方用名】茜草、茜草根、茜草炭。

【来源】本品为茜草科植物茜草 *Rubia cordifolia* L. 的干燥根和根茎。春、秋二季采挖，除去泥沙，干燥。

【炮制方法】

1. 茜草　取原药材，除去残茎及杂质，洗净，润透，切厚片或段，干燥。本品含大叶茜草素（$C_{17}H_{15}O_4$）不得少于0.20%，羟基茜草素（$C_{14}H_8O_5$）不得少于0.080%。

2. 茜草炭　取净茜草片或段，置于温度适宜的热锅内，用武火炒至表面焦黑色时，喷淋清水少许，灭尽火星，取出，摊晾。

【成品性状】茜草为不规则的厚片或段，根呈圆柱形，外表皮红棕色或暗棕色，具细纵皱纹，皮部脱落处呈黄红色，切面皮部狭，紫红色，木部宽广，淡黄红色，导管孔多数。茜草炭，表面焦黑色，内部棕褐色，质轻松，味涩。

【炮制作用】

1. 茜草　味苦，性寒。归肝经。具有凉血，祛瘀，止血，通经的作用。生品长于活血化瘀，清热凉血，亦能止血。

2. 茜草炭　寒性减弱，性变收涩，收敛止血作用增强。用于吐血，衄血，崩漏，外伤出血等各种出血症。

【炮制研究】生品中大叶茜草素和羟基茜草素含量高，异茜草素含量极微，长于活血化瘀。高温炮制后大叶茜草素和羟基茜草素含量明显下降，异茜草素含量增加，因此止血作用增强，化瘀能力减弱。符合茜草中医"生行熟止"的理论，并提出"生活血，苷之用；炭止血，转苷元"的炮制理论。

【贮藏】置于干燥处。

绵马贯众

【处方用名】绵马贯众、贯众、贯仲、贯众炭、绵马贯众炭。

【来源】本品为鳞毛蕨科植物粗茎鳞毛蕨 *Dryopteris crassirhizoma* Nakai 的干燥根茎和叶柄残基。秋季采挖，削去叶柄、须根，除去泥沙，晒干。

【炮制方法】

1. 绵马贯众　取原药材，除去杂质，砸成小块。

2. 绵马贯众炭　取净绵马贯众碎块，置于温度适宜的热锅内，用武火炒至表面焦黑色，内部焦褐色时，喷淋少许清水，灭尽火星，取出，摊晾。

【成品性状】绵马贯众为不规则厚片或碎块，外表面可见棕色鳞叶，切面淡棕色至红棕色，有黄白色维管束小点，环状排列。绵马贯众炭表面焦黑色，内部焦褐色，味涩。

【炮制作用】

1. 绵马贯众　味苦，性微寒；有小毒。归肝、胃经。生品长于驱虫，清热解毒。

2. 绵马贯众炭　寒性减弱，涩味增大，长于收涩止血。

【炮制研究】绵马贯众含绵马酸类、黄绵马酸类、挥发油、鞣质、树脂等成分。药理实验证明，绵马贯众能使绦虫、钩虫麻痹变硬，而达到驱虫作用。对各型流感病毒有不同程度的抑制作用。炒炭后能明显缩短出血时间和凝血时间。

【贮藏】置于通风干燥处。

蒲黄*

【处方用名】蒲黄、生蒲黄、炒蒲黄、蒲黄炭。

【来源】本品为香蒲科植物水烛香蒲 *Typha angustifolia* L.、东方香蒲 *Typha orientalis* Presl 或同属植物的干燥花粉。夏季采收蒲棒上部的黄色雄花序，晒干后碾轧，筛取花粉。剪取雄花后，晒干，成为带有雄花的花粉，即为草蒲黄。

【炮制方法】

1. 蒲黄　取原药材，揉去结块，过筛，除去花丝及杂质。本品含异鼠李素-3-O-新橙皮糖苷（$C_{28}H_{32}O_{16}$）和香蒲新苷（$C_{34}H_{42}O_{20}$）的总量不得少于 0.50%。

2. 蒲黄炭　取净蒲黄，置炒制容器内，用中火炒至棕褐色时，喷淋少许清水，灭尽火星，取出，摊开晾干。

【成品性状】蒲黄为黄色粉末，体轻，放水中能漂浮水面，手捻有滑腻感，易附着手指上。蒲黄炭，颜色呈棕褐色，有焦香气，味涩。

【炮制作用】

1. 蒲黄　味甘，性平。归肝、心包经。具有止血，化瘀，通淋的作用。生品性滑，偏于活血化瘀，利尿通淋，止痛。

2. 蒲黄炭　性涩，偏于调血止血取其收敛止血之效。用于吐血，衄血，咯血，崩漏，外伤出血等各种出血症。

【注意事项】蒲黄为花粉类药材，质轻松，炒制时火力不可过大，出锅后应摊晾散热，防止复燃，检查确定已凉透，才能收贮。如果炒制过程中喷水过多则须晾干，以免发霉。

【炮制研究】以小鼠凝血时间为药理指标，优选出蒲黄炮制最佳工艺为：生蒲黄 120目筛，筛制 1 分钟；炒蒲黄 150℃，炒制 12 分钟；蒲黄炭 210℃，炒制 8 分钟.

蒲黄中含有多糖、黄酮、鞣质等成分。黄酮类单体化合物具有抗血小板聚集的作用，说明黄酮是蒲黄的活血化瘀主要活性成分。炒炭后黄酮类成分损失较大，而相应苷元含量提高，并且炒炭后鞣质成分含量上升，因此蒲黄炭止血作用增强。

【贮藏】置于通风干燥处，防潮，防蛀。

荆芥

【处方用名】荆芥、荆芥穗、荆芥炭、荆芥穗炭。

【来源】本品为唇形科植物荆芥 *Schizonepeta tenuifolia* Briq. 的干燥地上部分或花穗。

夏、秋二季花开到顶，穗绿时采割，除去杂质，晒干。

【炮制方法】

1. 荆芥　取原药材，除去杂质，喷淋清水，洗净，润透，于50℃烘1小时，切段，干燥，除去碎屑。荆芥含挥发油不得少于0.30%（mL/g），胡薄荷酮含量不得少于0.020%。

2. 荆芥穗　摘取花穗，筛去灰尘，切段。本品含挥发油不得少于0.40%（mL/g），胡薄荷酮含量不得少于0.080%。

3. 荆芥炭　取净荆芥段，置炒制容器内，用武火炒至表面焦黑色，内部焦黄色时，喷淋少许清水，灭尽火星，取出，摊开晾干。

4. 荆芥穗炭　取净荆芥穗段，置炒制容器内，用中火炒至表面黑褐色，内部焦黄色时，喷淋少许清水，灭尽火星，取出，摊开晾干。

【成品性状】荆芥呈不规则的段，茎方柱形，表面淡黄绿色或淡紫红色，被短柔毛，切面类白色，叶多已脱落，穗状轮伞花序。荆芥穗，为不规则的段，长约15mm，穗状轮伞花序呈圆柱形。荆芥炭，表面黑褐色，内部焦黄色，略具香气，味苦涩而辛。荆芥穗炭，表面黑褐色，内部焦黄色，具焦香气，味苦而辛。

【炮制作用】

1. 荆芥　味辛，性微温。归肺、肝经。具有解表散风，透疹，消疮的作用。生品辛散之力较强，长于解表散风，透疹，消疮。用于感冒，头痛，麻疹，风疹，疮疡初起。

2. 荆芥穗　作用与荆芥相同，唯其辛散之性较强，善清头目诸风。

3. 荆芥炭　辛散之性减弱，味苦涩，具收敛止血作用。用于便血，崩漏，产后血晕。

4. 荆芥穗炭　辛散之性减弱，具收涩止血作用。用于便血，崩漏，产后血晕。

【炮制研究】以化学分析和药效学实验为指标，优选出荆芥炭、荆芥穗最佳制炭工艺为：荆芥炭210℃，加热10分钟；荆芥穗炭210℃，加热10分钟。

【贮藏】置于阴凉干燥处。

藕节

【处方用名】藕节、藕节炭。

【来源】本品为睡莲科植物莲 *Nelumbo nucifera* Gaertn. 干燥根茎的节部。秋、冬二季采挖根茎（藕），切取节部，洗净，晒干，除去须根。

【炮制方法】

1. 藕节　取原药材，除去杂质及残留须根，洗净，干燥。

2. 藕节炭　取净藕节，置于温度适宜的热锅内，用武火炒至表面黑褐色或焦黑色，内部黄褐色或棕褐色时，喷淋清水少许，灭尽火星，取出，摊晾。

【成品性状】藕节呈短圆柱形，中部稍膨大，表面灰黄色至灰棕色，有残存的须根及须根痕，两端有残存的藕，质硬，断面有多数类圆形的孔。藕节炭，表面黑褐色或焦黑色，内部黄褐色或棕褐色。

【炮制作用】

1. 藕节　味甘、涩，性平。归肝、肺、胃经。具有收敛止血，化瘀的作用。生品凉血止血，化瘀。用于吐血，咯血，衄血，尿血，崩漏等。

2. 藕节炭　收敛之性增强，故止血之功更佳。多用于慢性出血反复不止。

【炮制研究】优选藕节炭最佳炮制工艺为：饮片厚度 1～2cm 藕节饮片，390℃炒制 29 分钟。

【贮藏】置于干燥处，防潮，防蛀。

项目二　清炒技术操作规程与工艺流程

一、传统操作技术

1. 设备与工具　炒药锅、锅铲、分样筛、瓷盘、电子秤、竹匾。

2. 操作规程

（1）准备　工作服、帽穿戴整齐；器具洁净齐全、摆放合理。

（2）净选　净制操作规范，饮片净度符合《中国药典》（2015 年版）及《中药饮片质量标准通则（试行）》之规定。

（3）称量　药材称取规范、称量准确。

（4）预热　用正确的火力加热炒药锅，待锅温适宜后再投入药物进行炒制。判断或预试锅温的方法：将手掌平悬于距锅底上方，用手掌皮肤的热度来推断锅温是否适中；也可用少量药材试炒（或烫）的方法来预试锅温，取少量药物置热锅内炒制，若炮制程度符合其质量要求，则可推断锅温适中。

（5）投药　锅温适宜后，即应迅速投入药物。

（6）翻炒　投入药物后，用药铲（或炊帚）等工具迅速搅拌或翻炒，翻炒动作娴熟，操作规范，使药物均匀受热。翻动时要求"亮锅底"，避免药物长时间停留锅底受热而导致程度太过。

（7）出锅　当药物炒至规定程度时，熄火后立即迅速出锅，以免药物炮制程度"太过"，并应及时摊晾，除去药屑。

（8）清场　按规程清洁器具，清理现场；器具归类放置；炮制好的药物另器保存，密封后贮藏。

表5-1 操作规程关键点

序号	操作关键环节	提示内容
1	炒药工具是否洁净	炒锅、器具及和其他工具洁净后才可以进行炒制
2	炒锅是否预热	用手靠近锅底感受锅的温度或用药材试锅温
3	火力把握	根据炒制要求，掌握火力大小，但根据药材性质可以在规定范围内偏大或偏小
4	药物翻炒	翻炒要做到规范娴熟，要求"亮锅底"，但不能有药物翻出锅外
5	火候把握	准确把握颜色的标准，使药物受热均匀
6	药物出锅	药物出锅要做到迅速，倒入容器中，及时摊开

二、 现代操作技术

1. 炒药设备 见图5-2。

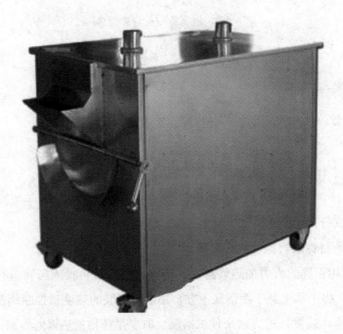

图5-2 筒式炒药机

2. 设备操作规程

（1）检查设备是否有"设备完好"卡，"清洁卡"是否在有效期内，如超过有效期，重新清洁至检查合格。

（2）操作前，检查设备的电源线有无破损，各部位是否正常，部件是否紧固。如检查无误后，开机空载运转3~5分钟。如有异常，关机切断电源，待机器完全停稳后，查明原因，填写"报修单"报修。

（3）依据"批生产指令"和"生产工艺规程"规定的工艺参数开启电源，启动设备开关，进行操作，待达到规定炒药温度，开始投料，进行炒制。

（4）当温度达到设定值时，炒药机进入自动恒温、控温状态，当炒制时间达到设定值时，电蜂鸣器自动报警，并自动切断燃烧器电源，提醒操作人员出料。

（5）炒制完毕，打开炒筒旋转盖，启动转筒反转按钮反转，炒制好的饮片自动倒出，装于洁净容器内。

（6）关机：先关动转开关和加热开关，再关掉总电源。

（7）操作结束，按"炒药机清洁标准操作规程"进行清洁。

（8）填写"设备使用日志"。

3. 设备使用注意

（1）操作时严禁触碰炒药锅，以免烫伤。

（2）每次开机时，接通电源开关，调整温度，再打开转动开关。

（3）保持设备通风干燥，确保清洁卫生。

（4）使用中经常检查紧固件以防松动。

4. 操作实例

（1）药材　本品为鼠李科植物酸枣 *Ziziphus jujuba* Mill. var. *spinosa*（Bunge）Hu ex H. F. Chou 的干燥成熟种子。秋末冬初采收成熟果实，除去果肉和核壳，收集种子，晒干。

（2）生产工艺流程　见图5-3。

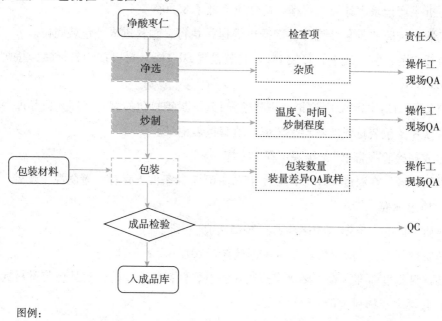

图5-3　炒酸枣仁生产工艺流程图

95

（3）炮制工艺的操作要求和技术参数

①净选：操作人员依据生产指令、领料单，领取原药材进行称重，核对后领入净选岗位。打开包装袋，将酸枣仁放在操作台上按"药材净选岗位标准操作规程"进行挑选，除去杂质及残留核壳。由 QA 进行检查合格后，做好交接。

对操作现场、设备、设施及容器具进行清洁，待 QA 检查合格后发给清场合格证，挂上"清洁卡""已清洁"状态标识。

填写生产记录，计算收得率，本工序收得率应不得低于 90.0%。

计算物料平衡率，物料平衡率应为 97% ~ 101%。

②炒制（炒酸枣仁）：按"滚筒式炒药机使用标准操作规程"操作，称取定量净酸枣仁置锅内，当锅体温度达到 90℃，进行投料（每锅约 15kg），转速调至快速档，用文火 110℃±5℃，炒制约 15 分钟至微鼓起，表面颜色略变深，微有焦斑，并有香气逸出时，取出，晾凉。装入洁净容器，封口。挂物料标签，做好交接。

按"滚筒式炒药机清洁标准操作规程"操作，对炒药机进行清洁，待 QA 检查合格后挂上"清洁卡"标识，并注明有效期。

对操作现场、设施及容器具进行清洁，待 QA 检查合格后发给清场合格证，挂上"清洁卡""已清洁"状态标识。

填写批生产记录，计算收得率，清炒应不低于 85.0%。

③包装：按照"外包装岗位标准操作规程"执行，领料进入外包装岗位。

塑料袋包装：装入袋中，每袋 1kg，袋装差异±0.1kg，封口挂物料标签，按规定程序入净料库。

纸箱包装：1kg /袋×20 袋/箱，袋装差异±5g，封箱打包按规定程序入成品库。

计算饮片及包装材料的物料平衡率，填写包装记录。

凭"成品检验报告书"，按规定程序入库。

④成品储藏：在温度≤20℃，湿度 45% ~ 65% 的条件下保存，置阴凉干燥处，防蛀。

（4）质量标准

原料质量标准：依据《中国药典》2015 年版 一部。

成品质量标准：炒酸枣仁依据《中国药典》2015 年版 一部。

包装材料质量标准：直接接触中药饮片的包装材料应至少符合食品包装材料标准。

（5）收得率及物料平衡

①收得率计算：

$$收得率 = \frac{实际产出量}{投料量} \times 100\%$$

表5-2 各工序收得率范围表

工序	净选	炒制
范围	不得低于90.0%	清炒不得低于85.0%

②物料平衡：

物料平衡率=（实际产量+损耗量）/理论产量×100%

式中，理论产量是按照所用的原料（包装材料）量，在生产中无任何损失或差错的情况下得出的最大重量；实际产量为生产过程中实际产出量；损耗量指生产中出现的杂质、非药用部位的重量。

表5-3 饮片炒制批生产记录

品名		批号		规格		kg/袋×	袋/箱	重量		kg	操作间号		
开始时间	年	月	日	时	分	结束时间		年	月	日	时	分	
工艺过程	操作标准及工艺要求									操作人		复核人	
开工前检查	①生产环境符合生产工艺要求，清场合格证是否在有效期内 ②设备、使用工具完好，计量器具校验在规定期限内 ③使用工具、盛装容器清洁 ④设备运行是否正常												
结果记录	①在效期内□ 超过效期□ ②完好、在规定期限内□ 不完好、未在规定期限内□ ③符合□ 不符合□ ④正常□ 不正常□					上批饮片品名：_____ 上批饮片批号：_____							
执行文件	①____生产工艺规程 . 执行□ 未执行□ ②"炒制操作SOP" 执行□ 未执行□												
物料检查	①核对药材品名、批号、数量 符合□不符合□ 品名：__ 重量__kg												
炒制过程	①根据产品工艺规程，选用炒制方法：文火、中火、武火 炒黄：即用文火炒至体积稍膨胀，表面淡黄色，并能逸出药材固有气味时，取出，晾凉 炒焦：即用中（武）火炒至表面焦褐色，内部色变深时，取出，晾凉 炒炭：即用武火炒至表面焦黑色，内部焦褐色，喷淋清水少许，熄灭火星，取出，晾干 ②按照"炒制操作SOP"执行，炒制温度控制在_____℃，炒制过程中每3分钟检查一次锅内药材情况及炒制温度变化												
	①炒制方法：____炒制温度____℃ ②按"炒制操作SOP"进行操作 是□ 否□												
炒制检查	锅次												
	药材量												
	检查情况												
筛选	用进行过筛，筛去灰屑 执行□ 未执行□ 筛眼孔径_____ mm												
收得率	收得率=炒制后药材重量/炒制前药材重量×100%= % ≥ %										QA：_____		
物料递交	将炒制后的药材递交下道工序递交人：_____接收人：_____重量__kg 件数__ 件												

续表

炒制清场工作	开始时间： 时 分	结束时间： 时 分		
清场记录	①清除操作间内的废弃物料	清除□ 未清除□	操作人	复核人
	②按"清场管理规程"对操作间进行清场清洁	清洁□ 未清洁□		
	③按"一般生产区容器、生产工具清洁SOP"对设备、台秤、操作台、工具、容器进行清洁，做好各项记录	清洁□ 未清洁□		
	④将生产现场的有关文件收集，存放到指定处，生产用器具应清洗按规定位置存放	是□ 否□		
	⑤检查岗位生产记录和各项原始记录是否完整	完整□不完整□		QA：
	⑥替换状态标志	替换□ 未替换□		
偏差说明				

填写说明：①工艺参数由生产组长填写；②结果记录由操作人填写；③合格打"√"，不合格"×"。

项目三 清炒技术实训

一、实训物料

1. 炒黄 决明子、瓜蒌子、王不留行、麦芽、莱菔子、栀子、山楂。
2. 炒焦 山楂、川楝子、麦芽、栀子。
3. 炒炭 山楂、干姜、蒲黄、槐花、荆芥。

二、器具与设备

炒药锅、锅铲、分样筛、瓷盘、电子秤、竹匾、炊帚、燃气灶。

三、实训操作

1. 炒黄 按传统技术操作规程进行决明子、瓜蒌子、王不留行、麦芽、莱菔子、栀子、山楂的炒黄操作。炒至药物发出的爆裂声开始减弱，并有固有气味溢出，表面呈黄色或颜色加深时迅速出锅，放凉。王不留行用中火炒至大部分爆成白花，取出，晾凉。

2. 炒焦 按传统技术操作规程进行山楂、川楝子、麦芽、栀子的炒焦操作。炒至药物表面呈焦黄或焦褐色，并透出焦香气味时迅速出锅，放凉。

3. 炒炭 按传统技术操作规程进行山楂、干姜、蒲黄、槐花、荆芥的炒炭操作。炒至表面呈焦褐或焦黑色，内部焦黄色，喷淋少许清水，灭尽火星，取出，晾干。

四、成品性状

1. 炒决明子 微鼓起，表面绿褐色或暗棕色，偶见焦斑。微有香气。

2. 炒王不留行　种皮爆裂，80%以上的王不留行爆成白花，质松脆，有香气。

3. 炒瓜蒌子　表面浅褐色至棕褐色，平滑，偶见焦斑，气略焦香。

4. 炒莱菔子　鼓起，色泽加深，质酥脆，气微香。

5. 栀子

（1）炒栀子　黄褐色。

（2）焦栀子　表面焦褐色或焦黑色，果皮内表面棕色，种子表面黄棕色或棕褐色。

6. 山楂

（1）炒山楂　表面黄褐色，偶见焦斑。

（2）焦山楂　表面焦褐色，内部焦黄色，并有焦香气，酸味减弱。

（3）山楂炭　表面黑褐色，内部焦褐色。

7. 焦川楝　表面焦黄色，偶见焦斑，气焦香。

8. 姜炭　表面焦黑色，内部棕褐色，体轻，质松脆。

9. 蒲黄炭　表面棕褐色或黑褐色，具焦香气。

10. 槐花炭　表面焦褐色，手捻粉末呈褐色，保留原药材外形。

11. 荆芥炭　表面黑褐色，内部焦褐色，略具焦香气。

复习思考

1. 解释：清炒技术、火力、火候、存性。

2. 根据炒黄的炮制目的，解释"逢子必炒"的传统论述。

3. 说出三种清炒技术适用的药材、操作方法、成品质量和炮制目的。

4. 炒炭时应注意哪些问题？怎样判断药物炒炭是否存性？

5. 简述滚筒式炒药机的工作原理。

扫一扫，知答案

扫一扫，看课件

模块六
加辅料炒制技术

【学习目标】

1. 知识目标

（1）掌握加固体辅料炒制技术的操作方法、炮制作用、成品质量、辅料用量；能正确评判常用代表性药物经炒后的成品质量。

（2）熟悉加固体辅料炒制技术的目的、固体辅料的制备及处理；熟悉机械炒药机的原理和操作方法。

（3）了解加固体辅料炒制技术及其相关的含义、某些药物的炮制原理或现代炮制研究。

2. 技能目标

（1）具备按标准操作规程进行加固体辅料炒制技术操作的能力。

（2）具备固体辅料制备的能力。

（3）具备对炮制品质量进行评判的能力。

项目一　加辅料炒制技术基础知识

将净制或切制后的药材与固体辅料共炒的炮制技术，称为加辅料炒制技术，又称加固体辅料炒。辅料是指具有辅助作用的附加物料，对主药可以起到一定的协调作用，或增强疗效，或降低毒性，或缓和药性，或影响主药的理化性质，依据所加辅料的不同可分为麸炒、米炒、土炒、砂炒、蛤粉炒和滑石粉炒等。由于砂炒、蛤粉炒、滑石粉炒时，所用辅料多，温度较高且较恒定，辅料主要起中间传热体的作用，能使药物受热均匀，饮片色泽一致，这三种方法又分别称为砂烫、蛤粉烫和滑石粉烫。除砂炒法用武火，其余皆用中火加热炒制。加辅料炒制技术操作流程如图 6-1 所示。

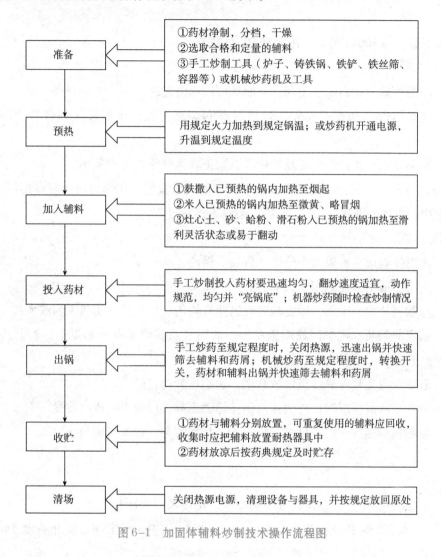

图 6-1 加固体辅料炒制技术操作流程图

一、麸炒技术

将净制或切制后的药材用麦麸熏炒的炮制技术，称为麸炒技术，又称"麸皮炒"或"麸炒"。

1. 麦麸 为禾本科植物小麦的种皮，呈黄褐色，主含淀粉、蛋白质及维生素等成分，味甘、淡，性平，具有和中益脾作用。与药物共制能缓和燥性，增强健脾和中作用，并能赋色矫味、吸附油脂。故常用于补脾胃药物、作用强烈或有腥味的药物。常以麸炒的药物有枳壳、枳实、僵蚕、苍术、白术等。

麸皮为未制者称净麸炒或清麸炒，若用蜂蜜或红糖制过的麸皮熏炒药物，则称为蜜麸炒或糖麸炒（麦麸、蜂蜜或红糖、清水的比例为 10∶2∶1）。以片大、无细麸和面粉者为佳。

辅料用量：每 100kg 药材，用麦麸 10～15kg。

2. 炮制目的

（1）增强疗效　如白术、山药、神曲等可以增强健脾作用。

（2）缓和药性　如苍术经麦麸炒后可缓和辛燥之性；枳实可缓和破气作用，以免伤正。

（3）矫臭矫味　如僵蚕经麦麸炒后可以矫正腥臭气味，便于服用。

3. 成品质量　药材经麦麸炒后表面呈淡黄色或深黄色，具药材与焦麦麸的混合气味。成品含生片、糊片不得超过 2%，药屑、杂质不得超过 2%。

4. 注意事项

（1）药材炒制前一定要大小分档，且要干燥。

（2）火力要适中，通常用中火炒制。

（3）麦麸要片大和干燥，撒麦麸时要迅速且均匀，以免药材受热不匀或太过。

（4）锅温的判断：将少许麸皮撒在加热的锅底及其周围各对称点上，若麸皮焦化冒烟，又无火星出现，即为适中温度。

（5）麸炒时应先将麦麸炒至冒浓黄烟，达到熏炒的目的。

（6）当炒至所需程度时，应快速出锅并筛去麦麸，以免影响成品质量。

（7）麦麸过少烟气不足；过多发烟不均，翻炒不匀，也浪费辅料。

苍术*

【处方用名】苍术、茅苍术、米泔制苍术、焦苍术、麸炒苍术。

【来源】本品为菊科植物茅苍术 *Atractylodes lancea*（Thunb.）DC. 或北苍术 *Atractylodes chinensis*（DC.）Koidz. 的干燥根茎。春、秋二季采挖，除去泥沙，晒干，撞去须根。

【炮制方法】

1. 苍术　取原药材，除去杂质，洗净，浸泡 1 日，捞出，润透，切厚片，干燥。筛去碎屑。本品含苍术素（$C_{13}H_{10}O$）不得少于 0.30%。

2. 麸炒苍术　将麦麸撒入预热的炒制器具内，用中火加热，待起烟时立即投入净苍术片，快速翻炒至深黄色时，取出，筛去麦麸，放凉。本品含苍术素（$C_{13}H_{10}O$）不得少于 0.20%。

每 100kg 净苍术片，用麦麸 10～15kg。

3. 焦苍术　取净苍术片，置预热的炒制器具内，用中火炒至褐色时，若见火星喷淋少许清水灭去火星，再用文火炒干，取出放凉，筛去碎屑。

4. **米泔制苍术** 取净苍术片，用米泔水浸泡数小时，取出，置已预热好的炒制器具内，用文火炒干，取出，筛去碎屑。

【成品性状】苍术呈不规则类圆形或条形厚片，外表皮灰棕色至黄棕色，有皱纹，切面黄白色或灰白色，散有多数"朱砂点"，气香特异。麸炒苍术表面深黄色或焦黄色，有焦香气。焦苍术表面焦褐色，有焦香气。米泔制苍术表面黄色或土黄色，具香气。

【炮制作用】

1. **苍术** 辛、苦，温。归脾、胃、肝经。具有燥湿健脾，祛风散寒，明目的作用。生品温燥而辛烈，有明目之功，且化湿和胃之力较强。

2. **麸炒苍术** 燥性缓和，气味芳香，增强健脾燥湿作用。用于脾胃不和，痰饮停滞，青盲雀目。

3. **焦苍术** 辛燥之性大减，以固肠止泻为主。用于脾虚泄泻，久痢，或妇女的淋带白浊等。

4. **米泔制苍术** 经米泔水制后缓和燥性，降低辛烈温燥的副作用，具有健脾和胃的作用，用于脾胃不和。

【贮藏】置阴凉干燥处。

知 识 链 接

中医临床认为的苍术之"燥性"，与苍术中的挥发油有关。泔水浸、辅料炒（麸炒、土炒等）及加热炒制（炒焦、焙制等）都能使挥发油含量降低，起到"缓和燥性"的作用。现代药理实验证明，苍术挥发油大剂量使中枢神经抑制，终致呼吸麻痹而死亡，可见，苍术"燥性"之烈。实验研究与临床验证都证明，传统的泔制、麸炒、炒焦等炮制工艺均能达到降低挥发油含量、缓和燥性的目的。

枳壳*

【处方用名】枳壳、炒枳壳、麸炒枳壳、江枳壳、陈枳壳。

【来源】本品为芸香科植物酸橙 *Citrus aurantium* L. 及其栽培变种的干燥未成熟果实。习以江西产者为道地药材，7月果皮尚绿时采收，自中部横切为两半，晒干或低温干燥。

【炮制方法】

1. **枳壳** 取原药材，除去杂质，洗净，润透，切薄片，干燥后及时筛去碎落的瓤瓣。本品含柚皮苷（$C_{27}H_{32}O_{14}$）不得少于 4.0%，新橙皮苷（$C_{28}H_{34}O_{15}$）不得少于 3.0%。

2. 麸炒枳壳　取麦麸撒入预热的炒制器具内，用中火加热至冒烟时，立即投入净枳壳片，快速翻炒至淡黄色、逸出香气时，取出，筛去麸皮，晾凉。麸炒枳壳含柚皮苷和新橙皮苷（$C_{28}H_{34}O_{15}$）同生品。

每 100kg 净枳壳片，用麦麸 10～15kg。

【成品性状】枳壳为弧形或不规则的薄片，切面外果皮青绿色或棕褐色，中果皮黄白色至黄棕色，质硬脆，气清香，味苦微酸。麸炒枳壳表面淡黄色，具焦香气味，味苦、微酸。

【炮制作用】

1. 枳壳　苦、辛、酸，温。归脾、胃经。具有理气宽中，行滞除胀的作用。生品较辛燥，作用较强，偏于理气宽中。用于气实壅满所致之脘腹胀痛或胁肋胀痛，瘀滞疼痛。近年还用于子宫下垂、脱肛、胃下垂等。

2. 麸炒枳壳　缓和其辛燥之性，长于理气消食，多用于食积痞满。

【贮藏】置阴凉干燥处。

知识链接

1. 枳壳，通常用其果肉而不用瓤，据研究，枳壳及其果瓤和中心柱三者均含挥发油、柚苷及具升压作用的辛弗林和 N-甲基酪胺，但瓤和中心柱中挥发油含量甚少，且不含柠檬烯。枳壳瓤占枳壳重量的20%，又极易霉变和虫蛀，水煎液极为苦涩，还有瓤易引起胀气的说法，故枳壳瓤作为非药用部分除去是有一定道理的。

2. 建昌药帮的炮制方法是，将润软的枳壳用小刀掏挖去瓤，将枳壳向内对折，用枳壳夹压扁，装入枳壳榨内榨紧定形，移至阳光下晾晒，至表皮水分干燥，两边紧迭为度。取出，横切人字形凤眼中片，晒干。

枳实

【处方用名】枳实、炒枳实、麦麸枳实。

【来源】本品为芸香科植物酸橙 *Cirtus aurantium* L. 及其栽培变种或甜橙 *Citrus sinensis* Osbeck 的干燥幼果。5～6月采收自落的果实，除去杂质，自中部横切为两半，低温干燥或晒干。

【炮制方法】

1. 枳实　取原药材，除去杂质，洗净，润透，切薄片，干燥。本品含辛弗林（$C_9H_{13}NO_2$）不得少于0.30%。

2. **麸炒枳实** 将麦麸撒入预热的炒制器具内，中火加热至冒烟时，立即投入净枳实片，快速炒至色变深、发出香味，取出，筛净麸皮。麸炒枳实辛弗林含量同生品。

每100kg净枳实片，用麦麸10~15kg。

【成品性状】枳实呈不规则弧形或圆形薄片，外果皮黑绿色或暗棕绿色，中果皮部分黄白色或黄褐色，质较硬，气清香，味苦微酸。麸炒枳实色较深，有的有焦斑，气焦香，味微苦，微酸。

【炮制作用】

1. **枳实** 苦、辛、酸，微寒。归脾、胃经。具有破气消积，化痰散痞的作用。生品破气作用强烈，但长于破气化痰，多用于积滞气阻胸痹。

2. **麸炒枳实** 缓和其峻烈之性，可免损伤正气，长于散结消痞。多用于饮食内存，脘腹胀满。

【贮藏】置阴凉干燥处，防蛀。

僵蚕

【处方用名】僵蚕、白僵蚕、麸炒僵蚕、炒僵蚕。

【来源】本品为蚕蛾科昆虫家蚕 *Bombyx mori* Linnaeus 4~5 龄的幼虫感染（或人工接种）白僵菌 *Beauveria bassiana*（Bals.）Vuillant. 而致死的干燥体。多于春、秋季生产，将感染白僵菌病死的蚕干燥。

【炮制方法】

1. **僵蚕** 取原药材，簸去灰屑、丝毛，干燥。

2. **麸炒僵蚕** 将麦麸撒入预热的炒制器具内，中火加热冒烟，立即投入净僵蚕，快速炒至表面黄色。取出，筛净麦麸。

每100kg净僵蚕，用麦麸10~15kg。

【成品性状】僵蚕略呈圆柱形，多弯曲皱缩，表面灰黄色，被白色粉霜。质硬而脆，气微腥，味微咸。麸炒僵蚕表面黄色，质脆，腥气减弱，有焦香气。

【炮制作用】

1. **僵蚕** 咸、辛，平。归肝、肺、胃经。具有息风止痉，祛风止痛，化痰散结的作用。生品以祛风定惊为主，且辛散之力较强，药力较猛，有腥臭气，不利于患者服用。

2. **麸炒僵蚕** 药性微温，疏风走表之力稍减，长于化痰散结。且矫正腥臭气味，便于服用，用于瘰疬痰核，中风失音，小儿急惊等。

【贮藏】置干燥处，防蛀。

薏苡仁

【处方用名】薏苡仁、苡仁、苡米、炒苡仁、炒苡米、麸苡仁、麸炒薏苡仁。

【来源】本品为禾本科植物薏苡 Coix lacryma-jobi L. var. mayuen. (Roman.) Stapf 的干燥成熟种仁。秋季果实成熟时采割植株，晒干，打下果实，再晒干，除去外壳、黄褐色种皮和杂质，收集种仁。

【炮制方法】

1. 薏苡仁　取原药材，除去杂质，筛去灰屑。本品含甘油三油酸酯（$C_{57}H_{104}O_6$）不得少于 0.50%。

2. 麸炒薏苡仁　先将炒制器具预热至所需程度，均匀撒入定量的麦麸，中火加热，即刻烟起，立即投入净薏苡仁，迅速拌炒至微黄色、微鼓起时取出，筛去麦麸，晾凉。本品含甘油三油酸酯（$C_{57}H_{104}O_6$）不得少于 0.40%。

每 100kg 净薏苡仁，用麦麸 10~15kg。

3. 炒薏苡仁　将净薏苡仁投入已预热的炒制器具内，用中火加热，炒至表面黄色，微鼓起，取出，筛去碎屑。

【成品性状】薏苡仁呈宽卵形或长椭圆形，表面乳白色，光滑，偶有残存的黄褐色种皮；一端钝圆，另端较宽而微凹，有 1 淡棕色点状种脐；背面圆凸，腹面有 1 条较宽而深的纵沟。麸炒薏苡仁微鼓起，表面微黄色。炒薏苡仁微鼓起，表面淡黄色，略有焦斑和突起。

【炮制作用】

1. 薏苡仁　甘、淡，凉。归脾、胃、肺经。具有利水渗湿，健脾止泻，除痹，排脓，解毒散结的作用。生品性偏寒凉，长于利水渗湿，清热排脓，除痹。用于小便不利，水肿，肺痈，肠痈，风湿痹痛，筋脉挛急及湿温病在气分。

2. 麸炒薏苡仁与炒薏苡仁　两者功能相似，麸炒薏苡仁长于健脾止泻，健脾作用略强；炒薏苡仁渗湿作用稍胜，常用于脾虚泄泻。

【贮藏】置干燥通风处，防蛀。

芡实

【处方用名】芡实、炒芡实、麸炒芡实。

【来源】本品为睡莲科植物芡 Euryale ferox Salisb. 的干燥成熟种仁。秋末冬初采收成熟果实，除去果皮，取出种子，洗净，再除去硬壳（外种皮），晒干。

【炮制方法】

1. 芡实　取原药材，除去杂质及残留硬壳，用时捣碎。

2. 炒芡实　取净芡实，置预热的炒制器具内，用文火加热，炒至淡黄色，取出晾凉。用时捣碎。

3. 麸炒芡实　取麦麸撒入预热的炒制器具内，用中火加热，待麦麸冒烟时，立即投入净芡实，快速炒至表面呈微黄色时取出，筛去麦麸，放凉。用时捣碎。

每100kg净芡实，用麸皮10~15kg。

【成品性状】芡实呈类球形，多为半球形破粒，表面有红棕色内种皮，一端黄白色，有凹点状的种脐痕，除去内种皮显白色。炒芡实表面淡黄色至黄色，偶有焦斑。麸炒芡实表面微黄色或黄色，略有香气。

【炮制目的】

1. 芡实　甘、涩，性平。归脾、肾经。具有益肾固精，补脾止泻，除湿止带的作用。生品性平，涩而不滞，补脾肾而兼能祛湿。常用于遗精，带下，白浊，小便不禁，兼有湿浊者尤宜。

2. 炒芡实　性偏温，补脾和固涩作用增强，适用于纯虚之证和虚多实少者。

3. 麸炒芡实　性偏温，长于补脾止涩，益肾固精。主要用于脾虚泄泻和肾虚精关不固的滑精；亦可用于脾虚带下。

【贮藏】置干燥通风处，防蛀。

二、米炒技术

将净制或切制后的药材与适量的米共同拌炒或将药材在平贴于锅底的湿米上翻炒的炮制技术，称为米炒技术。

1. 稻米　禾本科植物稻的种仁，古代要求用糯米、陈仓米（存放时间较长的米）。稻米含有淀粉、蛋白质、脂肪、矿物质等，稻米味甘，性平，具有补中益气、健脾和胃等功效，且对某些药材的毒性成分具有吸附作用。故通常用于某些有毒的昆虫类药材和某些补益脾胃药材的炮制。

米既有协同药性作用，又有中间传热体作用。还作为判断炒制标准的指标，以米的变化来判断药物炒制标准。多选大米或糯米。

辅料用量：每100kg药材，用米20kg。

2. 炮制目的

（1）降低毒性、矫臭矫味　如斑蝥、红娘子等昆虫类药材，米炒后不仅降低毒性，且能矫正气味。

（2）增强疗效　如党参米炒增强健脾止泻作用。

3. 成品质量

（1）植物类药材，经米炒后呈老黄色或深黄色，具香气。成品含杂质、药屑不得超过 1% 。

（2）昆虫类药材，经米炒后颜色加深，带光泽，腥臭气减弱。成品含杂质、药屑不得超过 1% 。

4. 注意事项

（1）炒制药材的米，一般以糯米为佳，但通常多用陈米。

（2）炒制植物类药材时，可用拌米技术，观察米或药材色泽变化，炒至药材呈黄色或米呈黄棕色为好。

（3）炒制昆虫类药材时，用湿米技术或拌米技术，可通过米的色泽来观察炮制火候，以炒至米变黄棕色或焦褐色为好。

（4）在炒制有毒药材时，应加强保护措施，以防中毒。

知 识 链 接

有些地方习用湿米炒制，将锅预热，撒入浸湿的米，使其平贴于锅底，中火加热至起烟并成锅巴时，投入净制或切制的药材，在锅巴上轻轻翻动，至药材变黄色，米变焦黄色或焦褐色，取出，筛取米，放凉。

斑蝥*

【处方用名】斑蝥、米炒斑蝥。

【来源】本品为芫菁科昆虫南方大斑蝥 *Mylabris phalerata* Pallas 或黄黑小斑蝥 *Mylabris cichorii* Linnaeus 的干燥全体。习以山东产者为道地药材，夏、秋二季在早晨露水未干时捕捉，放入容器内闷死或烫死，干燥。

【炮制方法】

1. **斑蝥** 取原药材，去头、足、翅及杂质。本品含斑蝥素（$C_{10}H_{12}O_4$）不得少于 0.35%。

2. **米斑蝥** 将米放入预热的炒制器具内，用中火加热至冒烟时，投入净斑蝥拌炒，至米呈深黄色，斑蝥挂火色时，取出，筛去米。本品含斑蝥素（$C_{10}H_{12}O_4$）不得少于 0.25% ~0.65%。

每 100kg 净斑蝥，用米 20kg。

【成品性状】斑蝥为除去头、足、翅的干燥躯体，略呈长圆形，胸腹部乌黑色，有特殊臭气。米炒斑蝥微挂火色，略呈光泽，臭味轻微。

【炮制作用】

1. **斑蝥** 辛、热；大毒。归肝、胃、肾经。具破血逐瘀，散结消癥，攻毒蚀疮的作用。生用有大毒，气味奇臭，一般仅能外用，以攻毒蚀疮为主。用于瘰疬瘘疮，痈疽肿毒，顽癣瘙痒等。

2. 米斑蝥　米炒后降低毒性、矫正气味，可供内服。以通经，破癥散结为主。用于经闭癥瘕，狂犬咬伤，瘰疬，肝癌，胃癌等。

【贮藏】置通风干燥处，防蛀。本品有大毒，按医疗用毒性药品管理。

知 识 链 接

斑蝥对皮肤、黏膜有强烈的刺激性，能引起红肿、发泡、充血。生品口服毒性很大，其毒性成分为斑蝥素，为易挥发的油状物。斑蝥素在84℃开始升华，升华点是110℃，米炒时的锅温在120℃，使斑蝥素部分升华，部分被米吸附，从而减少斑蝥素的含量，降低毒性。同时，米炒能矫正斑蝥的不良气味。

党参

【处方用名】党参、蜜炙党参、米炒党参。

【来源】本品为桔梗科植物党参 *Codonopsis pilosula*（Franch.）Nannf.、素花党参 *Codonopsis pilosula* Nannf. var. *modesta*（Nannf.）L. T. Shen 或川党参 *Codonopsis tangshen* Oliv. 的干燥根。习以山西产者为道地药材，秋季采挖，洗净，晒干。

【炮制方法】

1. 党参　取原药材，去杂质，洗净，润透，切段或厚片，干燥。

2. 米炒党参　将米放入预热的炒制器具内，用中火加热至冒烟，投入净党参片或段拌炒至深黄色，取出，筛去米。

每100kg净党参片或段，用米20kg。

3. 蜜炙党参　取净党参片或段，与蜜水拌匀，稍闷润，置预热的炒制器具内用文火炒至黄褐色，不粘手时，出锅，放凉。

每100kg党参，用炼蜜20kg。

【成品性状】党参为圆形片或短段，表面黄棕色或灰棕色，切面黄白色或棕色，周边淡黄白色至黄棕色，有纵皱纹，质稍硬或略带韧性，有特殊香气，味微甜。米炒党参表面深黄色，偶有焦斑，具香气。蜜炙党参表面黄棕色，显光泽，味甜，稍有黏性。

【炮制作用】

1. 党参　甘，平。归脾、肺经。具养血生津，健脾益肺作用。生品益气生津作用较强，用于气阴两伤或气血两亏。

2. 米炒党参　气味焦香，增强健脾止泻作用。用于脾胃虚弱，泻泄，脱肛等症。

3. 蜜炙党参　增强补中益气作用，并能润燥养阴，用于气血两虚证。

【炮制研究】党参之名始见于《本草从新》，应用历史较短，故而炮制内容比较简单，从清代开始记载，近代继承了米炒党参及蜜党参，并发展了清炒、土炒、蜜麸炒等炮制方法。党参为补气药，蜜炙能增强补中作用，并证实蜜炙党参在提高小鼠免疫能力和抗疲劳能力方面均优于其他炮制品。土炒能增强和胃健脾作用；麸炒、赤石脂炒亦是同样道理。

【贮藏】置通风干燥处，防蛀。

红娘子

【处方用名】红娘子、红娘、炒红娘、米炒红娘子。

【来源】本品为蝉科昆虫黑翅红娘 *Huechys sanguinea* De Geer 的干燥虫体。夏季，早起露水未干时，戴好手套及口罩，进行捕捉，捉后投入沸水中烫死，捞出，干燥。

【炮制方法】

1. 红娘子　取原药材，除去头、足、翅及其杂质。

2. 米炒红娘子　将米放置预热好的炒制器具内，中火加热，炒至米冒烟时，投入净红娘子，拌炒至米呈焦黄色为度，取出，筛去米，晾凉，除去头、足、翅。

每 100kg 净红娘子，用米 20kg。

【成品性状】红娘子形似蝉而较小，前胸背板前狭后宽，黑色，中胸背板黑色，左右两侧有 2 个大形斑块，呈朱红色，可见鞘翅残痕；雄虫在后胸腹板两侧有鸣器，腹部血红色，基部黑色；雌虫有黑褐色的产卵管；体轻，质脆，有特殊臭气，味辛。米炒红娘子为去除头、足、翅的干燥躯体。表面老黄色，臭气轻微。

【炮制作用】

1. 红娘子　苦、辛，平；有大毒。具有攻毒破积，祛瘀通经的作用。生品有大毒。且气味奇臭，以解毒蚀疮为主，多外用。用于瘰疬结核，疥癣恶疮等。

2. 米炒红娘子　经过米炒后降低毒性，矫正不良气味，以破瘀通经为主。用于血瘀经闭，狂犬咬伤。

【贮藏】置通风干燥处，防蛀。本品有毒，按医疗用毒性药品管理。

三、土炒技术

土炒技术是将净制或切制后的药材与适量灶心土拌炒的炮制技术。

1. 土　常用的是灶心土，又称伏龙肝，现常用黄土、赤石脂等替代。灶心土主含硅酸盐、钙盐及多种碱性氧化物，味辛，性温。能温中和胃，止血，止呕，涩肠止泻等。药物经土制后，能缓和燥性，增强补脾安胃、收涩止泻等作用。常用于炮制补脾止泻的药物。灶心土既有药性协同作用，又有中间传热体作用。

辅料用量：每100kg净药材，用灶心土25～30kg。

2. 炮制目的

（1）缓和药材燥性　如白术经土炒后使辛燥之性得到降低。

（2）增强药材健脾止泻的作用　如山药、白术经土炒后能增强疗效。

3. 成品质量　药材经土炒后其表面均匀挂一层土粉，呈土黄色，微具焦斑，具土香气。成品含生片、糊片不得超过2%。

4. 注意事项

（1）土粉要洁净且细腻，否则不易黏附药材。

（2）土炒时温度要适中，温度过低，土粉不易上药材；温度过高，药材又易焦糊。

（3）土炒时操作要迅速，出锅后，应立即筛除土粉，以防药材被焦化。

（4）灵活状态的判断：新土可观察加热时有小气泡逸出，旧土则观察翻动时土的流动性。

（5）用赤石脂替代灶心土炒制药物时，应该先将赤石脂炒至呈均匀的砖红色。

山药*

【处方用名】山药、怀山药、淮山、麸炒山药、土炒山药。

【来源】本品为薯蓣科植物薯蓣 Dioscorea opposita Thunb. 的干燥根茎。以河南产者为道地药材，为著名的"四大怀药"之一。冬季茎叶枯萎后采挖，切去根头，洗净，除去外皮及须根，干燥；也有选择肥大顺直的干燥山药，置清水中，浸至无干心，闷透，切齐两端，用木板搓成圆柱状，晒干，打光，习称"光山药"。

【炮制方法】

1. 山药　取原药材，除去杂质，洗净，润透，切厚片，干燥。

2. 麸炒山药　将定量麦麸撒入预热的炒制器具内，中火加热至冒烟时，立即投入净山药片，快速炒至表面黄色，取出，筛去麦麸，放凉。

每100kg净山药片，用麦麸10～15kg。

3. 土炒山药　将灶心土置预热的炒制器具内，用中火加热至灵活状态时，投入净山药片，翻炒至表面均匀挂土粉，呈土黄色时，取出，筛去土粉，放凉。

每100kg净山药片，用灶心土粉30kg。

【成品性状】山药为类圆形厚片，表面白色或淡黄色，周边显浅黄白色，质地坚脆，粉性；无臭，味淡微酸、嚼之发黏。麸炒山药表面黄白色或微黄色，偶有焦斑，略具焦香气。土炒山药表面土黄色，粘有土粉，略具焦香气。

【炮制作用】

1. 山药　甘，平。归脾、肺、肾经。具有生津益肺，补脾养胃，补肾涩精的作用。生用以补肾生精，益脾肺之阴为主。用于肾虚遗精，尿频，肺虚喘咳等。

2. 麸炒山药　补脾和胃，益肾固精。用于脾虚泄泻，久痢不止，尿频，遗尿带下等。

3. 土炒山药　以补脾止泻为主，用于脾虚久泻。

【贮藏】置阴凉干燥处，防蛀。

知识链接

建昌药帮炮制法是取净山药片用武火将锅底烧至微红，立即倒入定量的预制蜜糠，快速翻炒，至冒青烟时，将蜜糠铺平锅底，并向四周铺开，立即倒入净山药片，用四边的蜜糠覆盖药材，盖上锅盖，密闭半分钟后，立即揭盖，快速翻炒3~5分钟，至山药片呈淡黄色时迅速取出。筛去蜜糠及灰屑，立即趁热入容器密闭取色，至转金黄色时，即得。

白术*

【处方用名】白术、冬术、生晒术、漂白术、炒白术、土炒白术、焦白术。

【来源】本品为菊科植物白术 *Atractylodes macrocephala* Koidz. 的干燥根茎。习以浙江於潜天目山产者为道地药材，新登县产者为通用正品，为著名的"浙八味"之一。霜降至立冬，下部叶枯黄，上部叶变脆时采挖，除去茎叶、泥土和杂质，烘干或晒干，再除去须根。烘干者称"烘术"，晒干者称"生晒术"。

【炮制方法】

1. 白术　取原药材，除去杂质，洗净，润软，切厚片，干燥。

2. 土炒白术　将灶心土置预热的炒制器具内，用中火加热至灵活状态时，投入净白术片，炒至白术表面均匀挂土粉，表面呈杏黄色时，取出，筛去土粉，晾凉。

每100kg净白术片，用灶心土25kg。

3. 麸炒白术　将定量麦麸撒入预热的炒制器具内，中火加热至冒烟时，立即投入净白术片，快速炒至表面焦黄色，逸出焦香气，取出，筛去麦麸，放凉。

每100kg净白术片，用麦麸10~15kg。

【成品性状】白术为不规则厚片，表面黄白色或淡黄棕色，粗糙不平，中间色较深，有放射状纹理和棕黄色的点状油室散在，周边灰棕色或灰黄色，有皱纹和瘤状突起，质坚实，气清香，味甘、微辛，嚼之略带黏性。土炒白术表面杏黄土色，挂有细土粉，有土香气。麸炒白术表面黄棕色或棕褐色，偶见焦斑，有焦香气。

【炮制作用】

1. 白术　苦、甘，温。归脾经、胃经。具有健脾益气，燥湿利水，止汗，安胎的作用。长于健脾燥湿，利水消肿。用于痰饮，水肿，风湿痹痛等。

2. 土炒白术　借土气助脾，健脾止泻力强。用于脾虚食少，泄泻便溏等。

3. 麸炒白术　缓和燥性，借麸入中，增强健脾和胃作用。用于脾胃不和，运化失常，食少胀满，倦怠乏力等。

【贮藏】置阴凉干燥处，防蛀。

知识链接

灶心土、陈壁土，因原料难寻，近代多用赤石脂。赤石脂性味甘、酸、涩、温。具固肠胃和收敛之力，对止泻止血有增效作用。但因赤石脂有下胎之虑，孕妇所用土炒白术仍应用灶心土炒白术。

四、 砂炒（砂烫） 技术

砂炒（砂烫）技术是将净制或切制后的药材与热砂共同拌炒的炮制技术，因温度高、传热快，故又称砂烫法，现多用于有绒毛的植物及质地坚硬的动物骨甲类药材。

1. 河砂　选择中粗颗粒的纯净河砂或加工过的油砂。用河砂作中间传热体拌炒药物，主要利用其温度高、传热快、受热均匀的特点，使质地坚硬的药物经砂炒后质地变松脆，利于粉碎和煎出有效成分；还可破坏药物毒性成分，降低药物毒性；易于除去非药用部分。

普通砂（清砂）是选择中粗颗粒的均匀纯净的河砂，先筛去杂质、细粉和粗颗粒，洗净，再用武火加热除净夹杂的有机物和水分。

油砂是取制好的清砂，放入锅中炒至干燥、色泽一致后，加入1%～2%的食用植物油（一般用菜籽油）拌炒至油尽烟散，砂色均匀加深时取出，以备用。

辅料用量：河砂的用量以掩埋药材为度。

2. 炮制目的

（1）降低毒性或便于净制去毛　如马钱子经砂烫后，其毒性得到降低且又易于除去绒毛，便于临床应用。

（2）质地酥脆，便于粉碎和煎煮或增强疗效　如鳖甲、穿山甲等质地坚硬的药材，经砂烫后质地酥脆，易于粉碎和煎煮出有效成分，从而提高临床疗效。

（3）矫臭矫味　如鳖甲、穿山甲、鸡内金等动物类药材，经砂烫或再经醋淬后，这类药材的不良气味会得到矫正，利于临床服用。

3. 成品质量

（1）植物类药材经砂烫后颜色加深、形体鼓起，绒毛微焦。

（2）动物类药材，经砂烫后呈黄色、质地酥脆、腥气减弱，有的形体会鼓起，经醋淬后具有醋气。

（3）成品含生片、糊片不得超过2%，醋淬品含水分不得超过10%。

4. 注意事项

（1）砂炒前，药材必须净制且要大小分档。

（2）砂炒时，可采用少量药材来试温，或添加冷砂或调小火力，以便掌握火力。

（3）因砂烫温度高，操作时要勤翻动，出锅动作要迅速，且应立即将砂筛去，以防烫焦。

（4）砂烫醋淬的药材，需趁热立即将药材投入到醋液（醋有规定的剂量，药材需要将醋吸收完全）中淬酥，迅速将其捞出，干燥。

（5）河砂可以反复使用，但需除去其中残留的杂质。

（6）炒过有毒药材的河砂不可再炒其他药材，应该单独存放。

穿山甲

【处方用名】穿山甲、炮甲珠、炮山甲、山甲珠、醋山甲。

【来源】本品为鲮鲤科动物穿山甲 *Manis Pentadactyla* Linnaeus 的鳞片。捕获后杀死，置沸水中烫，取下鳞甲，洗净，干燥。

【炮制方法】

1. 穿山甲　取原药材，除去杂质，洗净，干燥。

2. 炮山甲　将净砂置炒制器具内，用武火加热至滑利自如时，投入净制且大小分开的穿山甲片，翻炒至表面鼓起，边缘向内卷曲，表面黄色时取出，筛去砂，放凉。

3. 醋山甲　将砂置炒制器具内，用武火加热至滑利自如时，投入净制且大小分开的穿山甲片，翻炒至表面鼓起，边缘向内卷曲，表面黄色时取出，筛去砂，趁热立即浸入醋液中搅拌，迅速取出，干燥。

每100kg穿山甲片，用米醋30kg。

【成品性状】穿山甲呈扇面形的扁平片状，外表面黑褐色或黄褐色，有光泽，角质，坚韧而有弹性，不易折断，气微腥，味淡。炮山甲全体膨胀成卷曲状，黄色，质酥脆，易碎，略有焦香气。醋山甲全体膨胀成卷曲状，金黄色，质酥脆，易碎，有醋香气。

【炮制作用】

1. 穿山甲　咸，微寒。归肝、胃经。具有活血消癥，通经下乳，消肿排脓，搜风通络的作用。穿山甲质地坚硬，不易煎煮和粉碎，并有腥臭气，临床多炮制后使用。

2. 炮山甲　质地变松脆，易于粉碎和煎出有效成分，矫正其腥臭之气。临床上炮山甲长于消肿排脓，搜风通络。用于痈疽肿毒，风湿痹痛等。

3. 醋山甲　增强其活血止痛作用，并矫正其腥臭气味，且易于粉碎和煎出有效成分，其通经下乳力强。多用于经闭不通，乳汁不下。

【贮藏】置干燥处。

龟甲

【处方用名】龟甲、龟板、炙龟甲、制龟甲、酥龟甲、醋龟甲。

【来源】本品为龟科动物乌龟 *Chinemys reevesii*（Gray）的背甲及腹甲。全年均可捕捉，以秋、冬二季为多，捕捉后杀死，或用沸水烫死，剥取背甲及腹甲，除去残肉，晒干。

【炮制方法】

1. 龟甲　取原药材，置蒸制容器内，沸水蒸45分钟，取出，放入热水中，立即用硬刷除净皮肉，洗净，晒干。

2. 醋龟甲　将净砂置炒制容器内，用武火加热至滑利自如时，投入分档的净龟甲片，不断翻炒至质酥、外表呈淡黄色时，取出，筛去砂，立即趁热投入醋液中稍浸，迅速捞出，干燥，用时捣碎。

每100kg净龟甲，用醋20kg。

【成品性状】龟甲为不规则的小碎块，外表面淡黄棕色至棕黑色（腹甲）、棕褐色或黑褐色（背甲），有放射状纹理，内表面黄白色至灰白色，边缘呈锯齿状，质坚硬，气微腥，味微咸。醋龟甲表面棕黄色或深黄色，质酥脆，略有醋气。

【炮制作用】

1. 龟甲　咸、甘，微寒。归肝、肾、心经。具有滋阴潜阳，益肾强骨，养血补心，固经止崩的作用。生品质地坚硬且有腥气，长于滋阴潜阳。可用于头晕目眩，虚风内动等。

2. 醋龟甲　经砂炒醋淬后质变酥脆，易于粉碎，利于煎出有效成分，并能矫正不良气味，补肾健骨、滋阴止血力胜。多用于阴虚潮热，潮热盗汗劳热咯血，脚膝痿软，痔疮肿痛。

【炮制研究】龟背甲和龟腹甲的化学成分基本相同，仅在微量元素如锌和锰的含量上有些差异，龟腹甲明显高于龟背甲。砂炒醋淬后，龟腹甲的煎出量是龟背甲的1.4倍。因此有认为龟腹甲质量优于龟背甲，二者不能等重量替代使用。

【贮藏】置干燥处，防蛀。

知 识 链 接

传统去除鳖甲、龟甲筋膜残肉的方法主要是水浸泡法，一般需要浸泡20~30天甚至更长时间，且受季节影响较大。由于浸泡过程中，药物易腐烂发臭，影响药物疗效。目前主要采用热解法和酶解法。热解法主要是用蒸法、高压蒸法、水煮法、水煮闷法和砂炒法处理；酶解法则主要采用蛋白酶法、酵母菌法和猪胰脏法处理。改进后的工艺具有缩短加工时间，制法简便，操作过程易掌握，不受季节、气候、场地所限，清洁卫生，不污染环境等优点，同时也不影响药物疗效。

<h3 style="text-align:center">鳖甲*</h3>

【处方用名】鳖甲、砂烫鳖甲、醋鳖甲。

【来源】本品为鳖科动物鳖 *Trionyx sinensis* Wiegmann 的干燥背甲。全年均可捕捉，捕杀后置沸水中烫至背甲上的硬皮能剥离时，取出，剥取背甲，除去残肉，晒干。

【炮制方法】

1. 鳖甲　置蒸容器内，沸水蒸45分钟，取出，放入热水中，立即用硬刷除去皮肉，洗净，晒干。

2. 醋鳖甲　取净河砂置炒制器具内，用武火炒热至滑利自如时，加入大小分档的净鳖甲片，不断翻炒至表面淡黄色，取出，筛去河砂，立即趁热醋淬，迅速捞出，干燥，用时捣碎。

每100kg净鳖甲，用醋20kg。

【成品性状】鳖甲为不规则的碎片，外表面黑褐色或黑绿色，略有光泽，内表面类白色，质坚硬，气微腥，味淡。醋鳖甲淡黄色至深黄色，质地酥脆，略有醋香气。

【炮制作用】

1. 鳖甲　咸，微寒。归肝、肾经。具有滋阴潜阳，退热除蒸，软坚散结的作用。生品因质地坚硬且有腥臭气，通常不多用。

2. 醋鳖甲　质地酥脆，易于粉碎与煎出有效成分，还可矫臭矫味，增强入肝消积的作用。

【贮藏】置干燥处，防蛀。

知 识 链 接

煮食后的鳖甲不宜入药。鳖甲经煮食用后，所含的动物胶、角蛋白、碘质、维生素等有效成分被煎出，失去了原药具有的性味功能，起不到应有的治疗效果。

鸡内金

【处方用名】鸡内金、内金、鸡肫皮、炒鸡内金、焦鸡内金、醋鸡内金。

【来源】本品为雉科动物家鸡 *Gallus gallus domesticus* Brisson 的干燥沙囊内壁。杀鸡后，取出鸡肫，立即剥下内壁，洗净，干燥。

【炮制方法】

1. 鸡内金　取原药材，除去杂质，洗净，干燥。

2. 炒鸡内金　将净砂置炒制器具内，用中火加热至滑利自如时，投入已分档的净鸡内金片，不断翻炒至发泡、鼓起、卷曲、酥脆，取出，筛去砂，放凉，及时收藏。或采用炒黄法将药物炒至鼓起，焦黄色，取出，晾凉，及时收藏。

3. 醋鸡内金　将净鸡内金片适当压碎，置预热的炒制器具内，用文火炒至鼓起，均匀喷淋醋液，再略炒干，取出，干燥，及时收藏。

每 100kg 净鸡内金，用醋 15kg。

4. 焦鸡内金　将已分档的净鸡内金片置预热的炒制器具内，用中火炒至鼓起、焦黄色，取出，放凉，及时收藏。

【成品性状】鸡内金为不规则的卷片，表面黄色、黄绿色或黄褐色，薄而半透明，具明显的条状皱纹，质脆，易碎，断面角质样，有光泽，气微腥，味微苦。炒鸡内金发泡鼓起，暗黄褐色或焦黄色，质松脆，易碎，断面有光泽，有焦香气。醋鸡内金鼓起，表面黄褐色，略有醋气。焦鸡内金鼓起，焦黄色，质松脆，易碎。

【炮制作用】

1. 鸡内金　甘，平。归脾、胃、小肠、膀胱经。具有健胃消食，涩精止遗，通淋化石的作用。生品长于攻积，化石通淋。多用于泌尿系统结石和胆道结石的治疗。

2. 炒鸡内金　质地酥脆，并矫正不良气味，利于服用，增强健脾消积的作用。用于消化不良，食积不消及小儿疳积等。

3. 醋鸡内金　有疏肝助脾作用，且质地酥脆，并矫正不良气味，利于服用。多用于脾胃虚弱，脘腹胀满等。

4. 焦鸡内金　长于消食止泻，并可固精止遗。用于伤食腹泻，肾虚遗精遗尿等。

【炮制研究】鸡内金含胃激素、角蛋白、氨基酸以及微量胃蛋白酶、淀粉酶等。对清炒和醋制鸡内金炮制前后微量元素及其溶出率和水解氨基酸进行分析，结果表明，两种方法炮制后鸡内金中的无机元素含量多数略有升高，铅含量降低。清炒后水解氨基酸降低 5.26%，但 7 种人体必需氨基酸含量基本不变。醋制后水解氨基酸升高 1.88%。两种炮制品都显著地增加了无机元素的溶出率，有利于人体的吸收利用。

【贮藏】置干燥处，防蛀。

狗脊

【处方用名】 狗脊、金毛狗脊、炒狗脊、制狗脊、炙狗脊、烫狗脊等。

【来源】 本品为蚌壳蕨科植物金毛狗脊 *Cibotium barometz* (L.) J. Sm. 的干燥根茎。秋、冬二季采挖，除去泥沙，干燥；或去硬根、叶柄及金黄色绒毛，切厚片，干燥，为"生狗脊片"；蒸后晒至六七成干，切厚片，干燥，为"熟狗脊片"。

【炮制方法】

1. 狗脊 取原药材，除去杂质。未切片者，洗净，润透，切厚片（或蒸软后切片），干燥。筛去碎屑。

2. 烫狗脊 将净砂置炒制器具内，用武火加热至滑利自如时，投入分档的净狗脊片，不断炒至鼓起、棕褐色时，取出，筛去砂，放凉，除去残存绒毛。本品含原儿茶酸（$C_7H_6O_4$）不得少于 0.020%。

3. 蒸狗脊（熟狗脊） 取净狗脊片置蒸制容器内，用武火加热，蒸 4~6 小时，停火。闷 6~8 小时，取出，干燥。

4. 酒狗脊 取净狗脊片，加黄酒拌匀，润透后置蒸制容器内，用武火加热，蒸 4~6 小时。停火，闷 6~8 小时，取出，干燥。

每 100kg 净狗脊片，用黄酒 15kg。

【成品性状】 狗脊为不规则的椭圆或圆形厚片，切面浅棕色（熟狗脊片黑棕色），较平滑，近边缘有一条棕黄色隆起的木质部环纹或条纹，周边不整齐，偶有金黄色绒毛残留，质脆，易折断，有粉性，味微涩。烫狗脊稍鼓起，质松脆，表面棕褐色，无绒毛，气微，味淡微涩。蒸狗脊表面褐色，质坚硬，角质，微有香气。酒狗脊表面暗褐色，质坚硬，角质，微有酒气。

【炮制作用】

1. 狗脊 苦、甘，温。归肝、肾经。具有补肝肾，强腰膝，祛风湿的作用。生品以祛风湿、利关节为主。多用于风湿痹痛，下肢无力，关节疼痛等。

2. 烫狗脊 质地酥脆，便于除去绒毛，易于粉碎和煎出有效成分。以补肝肾、强筋骨为主。多用于肝肾不足或冲任虚寒的腰痛脚软，遗精，遗尿及妇女带下等。

3. 蒸狗脊和酒狗脊 经蒸制或酒蒸后能增强补肝肾、强腰膝的作用。用于身体虚弱，精神疲乏，腰膝酸软，肾亏精冷等。

【贮藏】 置干阴凉燥处，防潮。

骨碎补*

【处方用名】 骨碎补、烫骨碎补、申姜、猴姜、毛姜。

【来源】本品为水龙骨科植物槲蕨 *Drynaria fortunei*（Kunze）J. Sm. 的干燥根茎。全年均可采挖，除去泥沙，干燥。或可燎去茸毛。

【炮制】

1. 骨碎补　取原药材，去除杂质，洗净润透，切厚片，干燥。本品含柚皮苷（$C_{27}H_{32}O_{14}$）不得少于 0.50%。

2. 烫骨碎补　先将河砂置炒制器具内，用武火加热至滑利自如时，投入分档的骨碎补或片，炒至鼓起，取出，筛去砂，放凉，撞去毛。

【成品性状】骨碎补呈不规则厚片，表面深棕色至棕褐色，常残留细小棕色的鳞片，有的可见圆形的叶痕，切面红棕色，维管束点状排列成环，质较硬，气微，味淡、微涩。砂炒骨碎补呈扁圆状鼓起的厚片，质轻脆，表面棕褐色或焦棕色，折断面淡棕褐色或淡棕色，气微，味微涩。

【炮制作用】

1. 骨碎补　苦，温。归肾、肝经。具有补肾强骨，疗伤止痛；外用有消风祛斑的作用。生品密被鳞片，不易除净，且质地坚硬而韧，不利于粉碎和煎煮出有效成分，故临床多用其炮制品。

2. 烫骨碎补　质地酥脆，易除去绒毛，利于调剂、制剂，易于粉碎与煎出有效成分。

【贮藏】置干燥处。

马钱子*

【处方用名】马钱子、制马钱子。

【来源】本品为马钱科植物马钱 *Strychnos nux-vomica* L. 的干燥成熟种子。冬季采收成熟果实，取出种子，晒干。

【炮制方法】

1. 马钱子　取原药材，去除杂质，干燥。本品含士的宁（$C_{21}H_{22}N_2O_2$）应为 1.20% ~ 2.20%，马钱子碱（$C_{23}H_{26}N_2O_4$）不得少于 0.80%。

2. 制马钱子　先将河砂放置炒制器具内，用武火加热至滑利自如时，投入分档的净马钱子，炒至鼓起、外皮棕褐色至深棕色时，取出，筛去砂，放凉。用时捣碎。制马钱子中士的宁和马钱子碱的含量同生品。

3. 马钱子粉　取砂炒马钱子粉碎成细粉，测定其士的宁含量后，加适量淀粉，使其中的士的宁含量限定在 0.78% ~ 0.82% 之间混匀，即得。本品含士的宁（$C_{21}H_{22}N_2O_2$）应为 0.78% ~ 0.82%，马钱子碱（$C_{23}H_{26}N_2O_4$）不得少于 0.50%。

【成品性状】马钱子呈纽扣状圆形，表面密生灰棕色或灰绿色茸毛，质坚硬，气微，味极苦。制马钱子呈纽扣状圆形，表面棕褐色至深棕色，中间略鼓起，质地坚脆，微有香

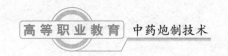

气，味极苦。马钱子粉黄褐色，气微香，味极苦。

【炮制作用】

1. 马钱子　苦，温；有大毒。归肝、脾经。具有通络止痛，散结消肿的作用。生用有大毒，质地坚硬，外被大量细绒毛，仅外用。

2. 制马钱子　质地酥脆，易于粉碎且易去绒毛；加热可降低其毒性，便于内服。多用于风湿痹痛，跌打损伤，瘀血疼痛。

3. 马钱子粉　使毒性成分士的宁的含量符合规定，以控制其毒性，多入丸散剂。

【贮藏】置干燥处。

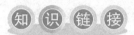

1. 马钱子中的士的宁和马钱子碱，既是主要有效成分，也是其毒性成分。成人一次服用 5～10mg 士的宁可致中毒，30mg 可致死亡。马钱子经高温加热使士的宁和马钱子碱中的醚键断裂开环，毒性变小，且能保留或增强了某些生物活性。

2. 江西建昌药帮炮制马钱子技术：先用童子尿浸泡 49 天后，取出，用清水冲洗，再入清水中漂 3～5 天，取出，刮去茸毛，切制腰子片，晒干。再用净砂炒制。

五、 蛤粉炒制技术

蛤粉炒制技术是将净制或切制后的药材与适量蛤粉共同拌炒的炮制技术，因蛤粉加热到一定程度时，流动性较好且温度较高，故此法又称蛤粉烫。

1. 蛤粉　为帘蛤科动物文蛤、青蛤的贝壳，经煅制粉碎后的灰白色粉末。主含氧化钙、碳酸钙等，味苦、咸，性寒，清热化痰，软坚散结，制酸止痛。蛤粉炮制药材，能除去腥味，增强清肺化痰作用，并可作为中间传热体，使药物受热均匀，质地变酥脆，利于粉碎。炒时一般用中火，传热作用较砂为慢，故能使药物缓慢受热，适于炒制胶类药物，如阿胶、鹿角胶等。

辅料用量：每 100kg 净药材，用蛤粉 30～50kg。

2. 炮制目的

（1）使药材质地酥脆，便于粉碎和制剂　如阿胶类药材，经炒后鼓起，质地酥脆，便于粉碎和制剂。

（2）降低药材滋腻之性，矫正不良臭味　如动物和胶类药材，经炒后质地酥脆，气味芳香，且降低滋腻之性，可利于服用。

（3）增强某些药材清热化痰作用　如阿胶经蛤粉炒后，可增强其清肺化痰的作用。

3. 成品质量　经蛤粉炒后的药材表面呈灰白色或黄白色，鼓起成珠，质地酥脆，内无胶荏，有香气。成品含生片、糊片不得超过2%。

4. 注意事项

（1）在炒制前，应将胶类药材烘软切成均匀的胶丁。

（2）投入胶丁应均匀不可重叠，否则会相互粘连，造成不圆整且影响外观。

（3）炒制时火力应适当，以防药材焦糊或"炒僵"，若大量炒制应先少量试炒，可便于掌握火力，保证成品质量。

阿胶*

【处方用名】阿胶、阿胶珠。

【来源】本品为马科动物驴 Equus asinus L. 的干燥皮或鲜皮经煎煮、浓缩制成的固体胶。

【炮制方法】

1. 阿胶　取阿胶块，置文火上烘软，切成小方块（习称"胶丁"）。

2. 阿胶珠　先将蛤粉置预热的炒制器具内，用中火加热至灵活状态时，立即投入阿胶丁，快速翻炒至表面鼓起成珠，内无溏心时，取出，筛去蛤粉，放凉。本品含L-羟脯氨酸不得少于8.0%，甘氨酸不得少于18.0%，丙氨酸不得少于7.0%，L-脯氨酸不得少于10.0%。

每100kg阿胶，用蛤粉30～50kg。

3. 蒲黄炒阿胶　取蒲黄适量置预热的炒制器具内，用中火加热，炒至稍微变色，投入阿胶丁，不断翻炒至鼓起呈圆球形、内无溏心时，取出，筛去蒲黄，晾凉，及时收藏。

【成品性状】阿胶呈小方块形，棕色或褐色，有光泽，断面光亮，碎片对光照视呈棕色，半透明状，质硬而脆，气微，味微甘。蛤粉炒阿胶呈类圆球形，表面灰白色或棕黄色，附有白色粉末，内部呈蜂窝状，断面中空或多孔状，淡黄色至棕色，体轻，质酥，气微香，味微甘。蒲黄炒阿胶外表呈土黄色或棕褐色，圆球形，质松泡。

【炮制作用】

1. 阿胶　甘，平。归肺、肝、肾经。具有补血滋阴，润燥，止血的作用。生品长于滋阴补血。多用于血虚萎黄，眩晕心悸，心烦不眠，虚风内动，温燥伤肺等。多入汤剂，烊化服用。

2. 蛤粉炒阿胶　降低其滋腻之性，质变酥脆，利于调剂和制剂，同时也矫正了不良气味。善于益肺润燥。多用于阴虚咳嗽，久咳少痰或痰中带血。

3. 蒲黄炒阿胶　以止血安络力强。多用于阴虚咯血，崩漏，便血。

【炮制研究】阿胶中具滋补作用的主要成分为蛋白水解物，无臭味。但在制胶时，由于长期浸泡发生腐败，生成游离氨、三甲胺、吲哚、甲基吲哚等挥发性臭味物质，在煮胶、收胶、凉胶至出成品过程中一直保留。内服时异臭味可引起恶心、呕吐等，甚至产生过敏反应。经蛤粉或蒲黄炒后，不仅能使阿胶质地酥脆，便于粉碎，挥发性臭味物质得以挥发，对消化道的刺激作用减轻。

【贮藏】密闭，防潮。

鹿角胶

【处方用名】鹿角胶、鹿角胶珠。

【来源】本品为鹿科动物马鹿 *Cervus elaphus* Linnaeus 或梅花鹿 *Cervus nippon* Temminck 已骨化的角或锯茸后翌年春季脱落的角基，经水煎煮、浓缩制成的固体胶。

【炮制方法】

1. 鹿角胶　取原药材，除去杂质，捣成碎块，或烘软，切成小方块（丁）。

2. 鹿角胶珠　取蛤粉适量置预热的炒制器具内，中火加热至灵活状态时，投入鹿角胶丁，不断翻炒至鼓起呈圆球形、内无溏心时，取出，筛去蛤粉，晾凉，及时收藏。

每 100kg 鹿角胶块，用蛤粉 30～50kg。

【成品性状】鹿角胶为扁方形块，黄棕色或红棕色，半透明，有的上部有黄白色泡沫层。质脆，易碎，断面光亮，气微，味微甜。鹿角胶珠类圆形，表面黄白色至淡黄色，较光滑，附有少量蛤粉，质松泡易碎，略有香味，味微甜。

【炮制作用】

1. 鹿角胶　甘、咸，温。归肾、肝经。具有温补肝肾、益精养血的作用。用于肝肾不足所致的腰膝酸冷，阳痿滑精，虚劳羸瘦，崩漏下血，便血尿血，阴疽肿痛。

2. 鹿角胶珠　经蛤粉炒后降低其滋腻性，质变酥脆，并矫正其不良气味，便于粉碎和服用，可入丸、散剂。

【贮藏】密闭，防潮。

六、 滑石粉炒制技术

滑石粉炒制技术是将净制或切制后的药材与适量的滑石粉共同拌炒的炮制技术，又称滑石粉烫。

1. 滑石粉　为硅酸盐类矿物滑石族滑石经精选净化、粉碎、干燥而制得的细粉，主要成分为含水硅酸镁。味甘、淡，性寒。具有利尿通淋，清热解暑，祛湿敛疮等作用。滑石粉作为中间传热体拌炒药物，使药物受热均匀，形体鼓起，质变酥松，还能降低毒性，矫臭矫味。适用于炒制韧性较大的动物类药物，如水蛭、刺猬皮等。

辅料用量：每100kg净药材，用滑石粉40～50kg。

2. 炮制目的

（1）质地酥脆，便于粉碎和煎煮　如象皮、黄狗肾。

（2）降低毒性和矫正不良气味　如水蛭、刺猬皮。

3. 成品质量　药材经滑石粉炒后表面呈黄色或色泽加深，鼓起，质地酥脆，具香气。成品含生片、糊片不得超过2％。

4. 注意事项

（1）药材在炒制前应大小分档，且要切成小段或小块。

（2）滑石粉炒过程中，应注意控制火力，防止药物出现生熟不均或焦化。

（3）辅料可反复使用，滑石粉颜色出现明显变化后不能再用。

水蛭[*]

【处方用名】水蛭、制水蛭、烫水蛭。

【来源】本品为水蛭科动物蚂蟥 *Whitmania pigra* Whitman、水蛭 *Hirudo nipponica* Whitman. 或柳叶蚂蟥 *Whitmania acranulata* Whitman 的干燥全体。夏、秋二季捕捉，捕得后，用沸水烫死，晒干或低温干燥。

【炮制方法】

1. 水蛭　取原药材，洗净，切段，干燥。

2. 烫水蛭　取净滑石粉入炒制器具内，用中火加热炒至灵活状态，放入水蛭段，炒至微鼓起呈棕黄色时，取出，筛去滑石粉，放凉。

每100kg水蛭，用滑石粉40kg。

【成品性状】水蛭不规则的小段，扁平，背部呈黑褐色至黑棕色，腹面棕黄色，质脆，易折断，气微腥。烫水蛭表面略鼓起，呈棕黄色至黑褐色，附有少量白色滑石粉，质松泡，易碎，气微腥。

【炮制作用】

1. 水蛭　咸、苦，平；有小毒。归肝经。具有破血逐瘀，通经的作用。用于瘀滞癥瘕，跌打损伤，经闭，瘀滞疼痛等。

2. 烫水蛭　质地酥脆，利于粉碎，便于调剂和制剂，更能降低毒性。用于跌打损伤，内损瘀血，心腹疼痛等。

【炮制研究】新鲜水蛭唾液腺中含水蛭素，遇热及稀盐酸易破坏。还含肝素、抗血栓素、蛋白质等。实验研究及临床应用经验均证明，水蛭毒性极低，烫后虽然易碎、矫味，但也会降低其疗效。利用粉碎机制粉，装入胶囊中吞服，既可保持药效，又可矫味，便于服用，目前临床中使用水蛭，宜选用此法，应逐步验证，替代传统炮制品。

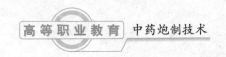

【贮藏】置干燥处，防蛀。

刺猬皮

【处方用名】刺猬皮、烫刺猬皮。

【来源】本品为刺猬科动物刺猬 *Erinaceus europaeus* L. 或短刺猬 *Hemichianus dauricus* Sundevall 的干燥外皮。捕获后，将皮剥下，除去肉脂，撒上一层石灰，于通风处阴干。

【炮制方法】

1. 刺猬皮　取原药材，用碱水浸泡，洗净油污，清水漂净，润透，剁成小方块，干燥。

2. 烫刺猬皮　取净滑石粉置预热的炒制器具内，用中火加热炒至灵活状态时，放入净刺猬皮块，不断翻炒至刺尖卷曲焦黄，质地发泡，取出，筛去滑石粉，放凉。

每100kg 净刺猬皮，用滑石粉40kg。

3. 砂炒刺猬皮　取净制的河砂置炒制器具内，用武火炒热后至滑利自如时，加入净刺猬皮，不断翻炒至刺尖卷曲焦黄，质地发泡，或立即趁热醋淬，取出干燥。

每100kg 净刺猬皮，用米醋 10kg。

【成品性状】刺猬皮为密生硬刺的不规则小块，外表灰白色、黄色或灰褐色，皮内面灰白色，边缘有毛，质坚韧，有特殊腥臭气。烫刺猬皮质地发泡，尖刺秃，边缘皮毛脱落，呈焦黄色或黄色，皮部边缘向内卷曲，微有腥臭味。砂炒刺猬皮同滑石粉炒刺猬皮。

【炮制作用】

1. 刺猬皮　苦，平。归胃经、大肠经。具有止血行瘀，固精缩尿，止痛的作用。生品腥味大，一般不生用，临床多用炮制品。

2. 烫刺猬皮　质地酥脆，便于煎煮和粉碎，矫正不良气味。

3. 醋淬刺猬皮　行瘀止痛作用增强，矫臭矫味。用于胃痛吐食，痔瘘下血，遗精，遗尿等。

【炮制研究】刺猬皮含蛋白质、脂肪、胶原、钙盐等。经炒制后，由于高温作用，能使钙盐生成氧化钙，收涩之性大增。内服后在胃酸的作用下，形成可溶性钙盐，易于吸收，从而增加人体内钙的含量，促进血凝，增强收敛止血的作用。

【贮藏】置干燥处。防蛀。

黄狗肾

【处方用名】黄狗肾、制狗肾、烫狗肾、狗鞭。

【来源】本品为犬科动物黄狗 *Canis familiaris* L. 的干燥带睾丸的阴茎。全年均可捕获，割取阴茎和睾丸，除去附着的毛、皮、脂肪及肌肉，拉直，放入阴凉干燥处风干。

【炮制方法】

1. 黄狗肾 取原药材，用碱水洗净，再用清水洗涤，润软，切成小段或片，干燥。

2. 滑石粉炒狗肾 将滑石粉置预热的炒制器具内，用中火加热至灵活状态，加入黄狗肾段或片，炒至松泡，呈黄褐色时取出，筛去滑石粉，放凉，碾碎。

每100kg净黄狗肾，用滑石粉40kg。

【成品性状】黄狗肾呈圆柱状小段或圆形片状，黄棕色，有少许毛黏附，质地坚韧，有腥臭味。滑石粉炒狗肾质地松泡，呈黄褐色，腥臭味减弱。

【炮制作用】

1. 黄狗肾 咸，温。归肾经。具有补益精髓，温肾壮阳的作用。生品气腥，一般不生用。

2. 滑石粉炒狗肾 质地松泡酥脆，便于粉碎和煎煮，同时矫正了腥臭味，便于服用。

【贮藏】置干燥处。防蛀。

知 识 链 接

固体辅料还有豆腐、白矾、萝卜、朱砂等，豆腐、白矾、萝卜将在其他模块介绍。

朱砂为硫化物类矿物辰砂族辰砂，主含硫化汞。炮制为朱砂粉，是经水飞而成的朱红色极细粉末，其含硫化汞（HgS）不得小于98.0%。味甘，性微寒；有毒，清心镇惊，安神，解毒。药物经朱砂制后，能起协同作用，增强疗效。朱砂多用作拌衣的辅料，常用朱砂拌制的药物有麦冬、茯苓、茯神、远志、灯心草等。

项目二 加辅料炒制技术操作规程与工艺流程

一、传统操作技术

1. 设备与物料

（1）器具 煤气灶、铁锅、铁铲、铁丝筛、炊帚、刷子、盛药器具、电子秤、药筛、瓷盆等。

（2）辅料 麦麸、大米、灶心土、河砂、蛤粉、滑石粉。

2. 操作规程

（1）准备 工作服、帽穿戴整齐；器具洁净齐全、摆放合理。

（2）净选　净制操作规范，饮片净度符合《中国药典》（2015 年版）及《中药饮片质量标准通则（试行）》之规定。

（3）称量　药材称取规范、称量准确。

（4）炒锅和辅料的预热　将炒锅按 30°～45°角放置在煤气灶上。麸炒和米炒用正确的火力加热炒药锅，待锅温适宜后投入适量的辅料，炒至一定程度时，投入药材；土炒、砂烫、蛤粉烫、滑石粉烫将处理好的辅料置于锅内，用正确火力加热至规定程度。

（5）投药　锅温适宜后投入药材。

（6）翻炒　用正确的方法投入药材，正确的方法翻炒药材至规定程度。

（7）出锅　迅速出锅，快速筛去辅料至规定的容器内，药材摊开放凉，按规定收贮。

（8）清场　按规程清洁器具，清理现场；饮片和器具归类放置。

表 6-1　操作规程关键点

序号	操作关键环节	提示内容
1	炒药工具是否洁净	炒锅、器具及其他工具洁净后才可以进行炒制
2	炒锅是否预热	用手靠近锅底感受锅的温度或用辅料试锅温
3	火力把握	根据炒制药材要求，掌握火力大小
4	投放辅料和药材	投放时间恰当，辅料和生药材的投放操作要规范
5	药物翻炒	翻炒动作娴熟和操作规范，且"亮锅底"，但不能有药物翻出锅外
6	成品判断	使药物受热均匀，准确把握药材的炮制程度标准
7	出锅	出锅要及时，药屑及辅料处理规范；炮制品存放得当
8	清场	按规程清洁器具，清理现场；饮片和器具归类放置

二、现代操作技术

1. 炒药设备　见模块五项目二中"现代操作技术"所列筒式炒药机。

2. 设备操作规程　见模块五项目二中"现代操作技术"所列筒式炒药机操作规程。

3. 设备使用注意　见模块五项目二中"现代操作技术"所列筒式炒药机操作使用注意。

4. 操作实例

（1）药材　白术为菊科植物白术 *Atractylodes macrocephala* Koidz. 的干燥根茎。霜降至立冬，下部叶枯黄，上部叶变脆时选晴天时采挖，除去茎叶、泥土和杂质。烘干或晒干，再去须根。

（2）麸炒白术生产工艺流程　见图 6-2。

（3）炮制工艺的操作要求和技术参数　见模块五项目二中"现代操作技术"所列筒式炒药机操作要求和技术参数。

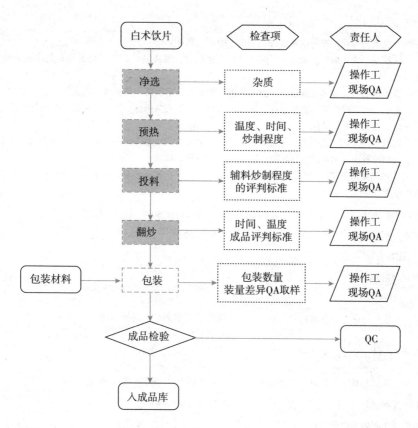

图例：

包装工序 ┈┈┈┈   检查项 ▢   关键控制点 ▓

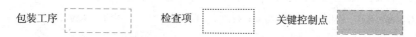

图6-2 麸炒白术生产工艺流程图

表6-2 加辅料炒制岗位生产记录

品名		批号		规格		kg/袋×	袋/箱	重量	kg	操作间号	
开始时间	年	月	日	时	分	结束时间		年	月 日	时	分
工艺过程	操作标准及工艺要求									操作人	复核人
开工前 检查	①生产环境符合生产工艺要求，清场合格证是否在有效期内 ②设备、使用工具完好，计量器具校验在规定期限内 ③使用工具、盛装容器清洁　④设备运行是否正常										
结果记录	①效期内□超过效期□ ②完好、在规定期限内□ 未在规定期限内□ ③符合□ 不符合□　④正常□ 不正常□					上批饮片品名：_____ 上批饮片批号：_____					
执行 文件	①____生产工艺规程　　执行□ 未执行□ ②"炒制操作SOP"　　执行□ 未执行□										
物料检查	①药材品名、批号、数量 ②按生产指令领取辅料并核对辅料品名、重量					符合□ 不符合□ 符合□ 不符合□					

炒制过程	①根据产品工艺规程，选用炒制方法：文火、中火、武火 麸炒：取麸皮，置热锅内，加热至冒烟时，加入净药材，迅速翻动，炒至表面呈黄色或色变深时，取出，筛去麸皮，晾凉 米炒：取定量的米，加热至冒烟时，投入药物，拌炒至一定程度，筛去米，晾凉 土炒：将灶心土研成细粉，置于锅内，炒至灵活状态，加入净药材，炒至药材表面均匀挂一层土粉，并透出香气时，筛去土粉，晾凉 烫制：取河砂（蛤粉、滑石粉）置热锅内，一般用武火加热，炒至灵活状态，加入净药材，不断翻动，烫至表面鼓起、酥脆或至规定的程度时，取出，筛去辅料，晾凉 ②按照"炒制操作 SOP"执行，炒制温度控制在_____℃，炒制过程中每3分钟检查一次锅内药材情况及炒制温度变化				
	①选用炒制方法：____炒制温度____℃ ②是否按"炒制操作 SOP"进行操作 是□ 否□ ③是否需要加入辅料 是□ 否□ 加入辅料量是否符合要求 是□ 否□				
炒制检查	锅次				
	药材量/辅料量				
	检查情况				
筛选	用_____进行过筛，筛去辅料和灰屑	执行□ 未执行□ 筛眼孔径_____mm			
收得率	收得率=$\dfrac{\text{炒制后药材重量}}{\text{炒制前药材重量}}\times100\%=\dfrac{\qquad}{\qquad}\times100\%=$____% ≥___%				QA:_____
物料递交	将炒制后的药材递交下道工序递交人:____ 接收人:__ 重量__ kg 件数__ 件				
炒制清场工作	开始时间: 时 分 结束时间: 时 分				
清场记录	①清除操作间内的废弃物料	清除□ 未清除□		操作人	复核人
	②按"清场管理规程"对操作间进行清场清洁	清洁□ 未清洁□			
	③对设备、台秤、操作台、工具、容器进行清洁，做记录	清洁□ 未清洁□			
	④将生产现场的有关文件收集，存放到指定处，生产用器具应清洗按规定位置存放	是□ 否□			
	⑤检查岗位生产记录和各项原始记录是否完整	完整□ 不完整□		QA:	
	⑥替换状态标志	替换□ 未替换□			
偏差说明					

填写说明：①工艺参数由生产组长填写；②结果记录由操作人填写；③合格打"√"，不合格"×"。

项目三 加辅料炒制技术实训

一、实训物料

1. 麸炒 苍术、白术、枳壳、僵蚕、山药、薏苡仁。

2. 米炒 党参、斑蝥。

3. 土炒 山药、白术。

4. 砂炒 鳖甲、鸡内金、骨碎补、干姜。

5. 蛤粉炒 阿胶。

6. 滑石粉炒 水蛭、刺猬皮。

二、 器具与设备

煤气灶、铁锅、铁铲、炊帚、刷子、盛药器具、电子秤、药筛、瓷盆等。

三、 实训操作

1. 麸炒 按项目二中传统操作规程完成苍术、枳壳、僵蚕、薏苡仁的麸炒实训。中火预热好的炒锅（麸下烟起）；适量的麦麸撒入炒至起烟；药物投入炒至麦麸呈焦褐色，药物呈黄色或深黄色，并有香气溢出。

2. 米炒 按项目二中传统操作规程完成党参、斑蝥的米炒实训。中火预热好炒锅；适量的米撒入炒至起烟；药材投入拌炒至药材颜色略有加深，米成焦黄或焦褐色。有些地方使用湿米法炒制。

3. 土炒 按项目二中传统操作规程完成山药、白术的土炒实训。适量的土粉投中火加热至灵活状态；药物投入土粉中快速翻炒，至药物表面挂有均匀的土粉，色泽加深。

4. 砂炒 按项目二中传统操作规程完成鳖甲、鸡内金、骨碎补、干姜的砂烫实训。洁净的河砂武火加热至滑利状态；药材投入用砂掩埋，翻炒，再掩埋，烫至药材质地酥脆或膨胀鼓起，或边缘卷曲；需要醋淬的药材趁热立即投入醋液中略浸，取出。

5. 蛤粉炒 按项目二中传统操作规程完成阿胶的蛤粉炒实训。研细过筛后的净蛤粉中火加热至灵活状态；药材投入翻炒至膨胀鼓起或成珠，内部疏松，外表呈黄色。

6. 滑石粉炒 按项目二中传统操作规程完成水蛭、刺猬皮的滑石粉炒实训。滑石粉中火加热至灵活状态；药材投入翻炒至质地酥脆或鼓起，或颜色加深。

四、 成品性状

1. 苍术 表面深黄色或焦黄色，有焦香气。

2. 枳壳 表面淡黄色，具焦香气味，味苦、微酸。

3. 僵蚕 表面黄色，质脆，腥气减弱，有焦香气。

4. 薏苡仁 微鼓起，表面微黄色。

5. 斑蝥 微挂火色，略呈光泽，臭味轻微。

6. 党参 表面老黄色，质地稍硬略带韧性，具香气。

7. 山药 麸炒山药表面黄白色或微黄色，偶有焦斑，略具焦香气；土炒山药表面土黄色，粘有土粉，略具焦香气。

8. 白术　土炒白术表面杏黄土色，挂有细土粉，有土香气；麸炒白术表面黄棕色或棕褐色，偶见焦斑，有焦香气。

9. 鳖甲　淡黄色至深黄色，质地酥脆，略有醋香气。

10. 鸡内金　发泡鼓起，暗黄褐色或焦黄色，质松脆，易碎，断面有光泽。有焦香气。

11. 骨碎补　扁圆状鼓起的厚片，质轻脆，表面棕褐色或焦棕色，折断面淡棕褐色或淡棕色，气微，味微涩。

12. 炮姜　为不规则的厚片或块，鼓起，表面棕褐色或棕黑色，断面边缘棕黑色，中心棕黄色，气香，味辛辣。

13. 阿胶　类圆球形，表面灰白色或棕黄色，附有白色粉末，内部呈蜂窝状，体轻，质酥，气微香，味微甘。

14. 水蛭　表面略鼓起，呈棕黄色至黑褐色，附有少量白色滑石粉，质松泡，易碎，气微腥。

15. 刺猬皮　质地发泡，尖刺秃，边缘皮毛脱落，呈焦黄色或黄色，皮部边缘向内卷曲。微有腥臭味。

复习思考

1. 解释：加辅料炒制技术、挂土色、溏心、灵活状态。

2. 在加辅料炒制技术的操作过程中如何避免生熟不匀的现象？

3. 在加辅料炒制技术的操作过程中如何试验所需要的温度？

4. 传统加辅料炒制技术的操作步骤是什么？

5. 请简述马钱子的降毒原理？

6. 为什么说米炒斑蝥是科学的？

7. 说出在加辅料炒制技术中常用固体辅料的用量及其制备方法？

8. 说出枳壳、薏苡仁、白术、山药、鳖甲、骨碎补、鸡内金等药材的炮制方法、炮制操作工艺、辅料的制备和处理及其成品质量的评判。

扫一扫，知答案

扫一扫，看课件

炙制技术

【学习目标】

1. 知识目标

（1）掌握炙制技术的概念；掌握酒炙、醋炙、盐炙、姜汁炙、蜜炙、油炙的适用范围、操作方法、炮制目的、成品质量和注意事项。掌握大黄、白芍、当归、丹参、川牛膝、延胡索、三棱、青皮、香附、泽泻、车前子、黄芪、枇杷叶、百合、桑白皮的炮制方法、成品性状和炮制作用。

（2）熟悉黄连、蕲蛇、川芎、乳香、柴胡、杜仲、黄柏、补骨脂、小茴香、厚朴、甘草、麻黄、淫羊藿的炮制方法、成品性状和炮制作用。

（3）了解蟾酥、甘遂、百部、马兜铃、蛤蚧、三七的炮制方法、成品性状和炮制作用。

2. 技能目标

（1）能进行盐水、姜汁、炼蜜、羊脂油的制备。

（2）能正确进行各种炙制技术的传统操作和机械操作。

（3）能正确判断药物炙制后的成品质量。

项目一 炙制技术基础知识

炙制技术是将净制或切制后的中药与一定量的液体辅料拌匀，使其渗入到药物组织内部后，用文火炒至规定程度的炮制技术。对于性质特殊的中药，也可先用文火炒至一定程度后，再均匀拌入液体辅料并炒至规定火候。根据所用辅料不同，炙制技术可分为酒炙技术、醋炙技术、盐炙技术、蜜炙技术、姜炙技术、油炙技术等。

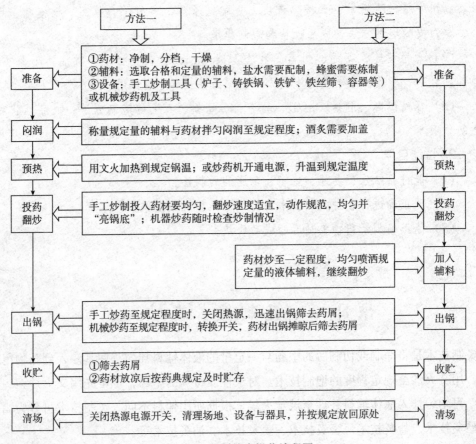

炙制技术作为一类非常重要的炮制技术，与加辅料炒制技术有很大区别。加辅料炒制技术所用辅料是固体，辅料主要作为热力传导媒介，使药物均匀受热，在达到一定温度时，药物质地发生变化，利于药物性能发挥，一般不改变药物性能，炒后辅料弃去，部分辅料与药物产生协同作用，炒制时间较短；炙制技术所用的辅料是液体，辅料要渗入到药物组织内部，大多与药物发挥协同作用，少部分与药物产生拮抗作用，对药物性能影响较大，一般用文火，炒制时间较长。

先拌辅料后炒药技术：系将净制后的中药饮片与规定量的液体辅料拌匀，闷润至液体辅料被吸尽后，置预热适度的炒制容器内，用文火炒至规定标准的炙制方法。本法适用于大多数需炙制的药物，尤宜于质地坚实的根及根茎类中药，如大黄、白芍、香附等。

先炒药后拌辅料技术：系将净制后的中药饮片，置预热适度的炒制容器内，用文火炒至一定程度，再均匀喷洒规定量的液体辅料，继续炒至规定标准的炙制方法。本法适用于受热易熔化黏结的树脂类，如乳香等；或遇水易黏结的种子类，如车前子等；或质地疏松遇水易散碎的药物，如五灵脂。

炙制技术操作流程见图7-1。

图7-1 炙制技术操作流程图

一、酒炙技术

酒炙技术是指将净制后的中药，加入规定量的酒拌匀，闷润至酒被吸尽后，用文火炒至规定程度的炮制技术。常用于活血散瘀、祛风通络药物和动物类药物的加工处理。酒炙技术所用的酒以黄酒为主。除另有规定外，每100kg待炮炙品用黄酒10~20kg。

1. **酒** 黄酒为米、麦、黍等用曲酿制而成。一般为橙黄色至深褐色透明液体，气味醇香特异，含乙醇15%~20%，相对密度0.98。味甘、辛，性大热。气味芳香，能升能散，具有活血通络、祛风散寒、宣行药势、矫臭去腥的作用。酒又是良好的溶剂，生物碱及其盐类、苷类、鞣质类等成分均能溶于酒中。

2. **炮制目的**

（1）改变药性，引药上行 苦寒药酒炙后能缓和寒性，免伤胃阳，还能借酒的升提之力引药上行。如大黄、黄柏等。

（2）增强活血通络作用 药物酒炙后，酒与药物能起协同作用，增加有效成分的溶出度，增强疗效。如当归、川芎等。

（3）矫臭去腥 具有腥臭气的动物类药酒炙后，可除去或减弱腥臭气味，便于服用。如乌梢蛇等。

3. **成品质量** 药物酒炙后，颜色较生品加深，表面略有焦斑，有酒香气。成品含生片、糊片不得超过2%，含水分不得超过13%，含药屑、杂质不得超过1%。

4. **注意事项**

（1）药物加黄酒闷润时，容器应密闭，避免挥发。

（2）酒的用量较少，不易与药物拌匀时，可将酒加适量净水稀释后使用。

（3）酒炙操作时，翻动应及时均匀，炒至近干、颜色加深时即可。

（4）出锅后，要立即摊开晾干，及时收贮。

大黄*

【处方用名】大黄、川军、酒大黄、醋大黄、熟大黄、大黄炭、清宁片。

【来源】本品为蓼科植物掌叶大黄 *Rheum palmatum* L.、唐古特大黄 *Rheum tanguticum* Maxim. ex Balf. 或药用大黄 *Rheum officinale* Baill. 的干燥根及根茎。秋末茎叶枯萎或次春发芽前采挖，除去细根，刮去外皮，切瓣或段，传统多绳穿成串悬挂晾干或熏干，现多置45℃烘房内烘干。

【炮制方法】

1. **大黄** 取原药材，除去杂质，大小分开，洗净，闷润透，切厚片或小方块，晾干或低温干燥。

2. 酒大黄　取净大黄片，用黄酒拌匀，密闭闷润，待酒被吸尽后，置预热后的炒制器具内，文火炒至近干，色泽加深，能闻到大黄的特异气味时出锅，晾凉后筛去药屑。

每 100kg 净大黄片，用黄酒 10kg。

3. 熟大黄

（1）取净大黄块，置适宜器具内，以蒸至大黄内外均呈黑色为度，取出干燥。

（2）取净大黄块，用黄酒拌匀，闷润至酒被吸尽后，置适宜的器具内，隔水炖 24～32 小时或蒸透，至大黄内外均呈黑色时，取出干燥。

每 100kg 净大黄块，用黄酒 30kg。

4. 大黄炭　取净大黄片，置炒制器具内，武火加热，适度翻炒，至外表呈焦黑色、内部焦褐色时出锅，晾凉后筛去碎屑。

5. 醋大黄　取净大黄片，用醋拌匀，闷润至醋被吸尽后，置预热后的炒制器具内，文火炒至近干，色泽加深，闻到大黄的特异气味时出锅，晾凉后筛去碎屑。

每 100kg 净大黄片，用醋 15kg。

6. 清宁片　取净大黄片或块，置适宜煮制器具内，加水适量，用武火加热煮烂后，再以每 100kg 净大黄片或块，用黄酒 30kg 的比例，加入黄酒搅拌，继续煮成泥状，取出晒干，粉碎成 100 目细粉，再与黄酒、炼蜜均匀混合成团块状，置蒸制器具内蒸透，取出揉匀，搓成直径约 14mm 的圆条，于 50～55℃下烘至七成干时，装入适宜容器内闷 10 天左右，待药条内外湿度一致，手摸有挺劲时，取出，切厚片，晾干。

每 100kg 净大黄片或块，用黄酒 75kg，炼蜜 40kg。

【成品性状】大黄呈不规则厚片或块状，周边有的可见类白色网状纹理及星点，切面黄棕色或黄褐色，显颗粒性，中心有纹理，有的可见星点，质较坚实，有的中心稍松软，气清香，味苦而微涩。酒大黄，表面深棕色或棕褐色，偶有焦斑，断面呈浅棕色，略有酒气。熟大黄，表面黑褐色，质坚实，有特异的芳香气，味微苦。大黄炭，表面焦黑色，断面焦褐色，质轻脆，有焦香气，味苦涩。醋大黄，表面深棕色或棕褐色，断面浅棕色，稍有醋香气。清宁片，为圆形厚片，表面乌黑色，有特异香气，味微苦甘。

【炮制作用】

1. 大黄　味苦，性寒。归脾、胃、大肠、肝、心包经。能泻下攻积，清热泻火，凉血解毒，逐瘀通经，利湿退黄。生大黄，气味重浊，性沉降，作用峻猛，善泻下攻积，直达下焦。常用于实热积滞便秘。

2. 酒大黄　苦寒之性减弱，泻下力变缓，且借酒力上行，故善清上焦血分热毒。多用于目赤咽肿，齿龈肿痛。

3. 熟大黄　酒蒸后泻下作用缓和，有泻火解毒的作用，且活血祛瘀之力增强。常用于火毒疮疡，瘀血内停。

4. **大黄炭** 泻下之力更微弱，并有凉血化瘀止血作用。多用于血热有瘀之出血症；

5. **醋大黄** 泻下作用减弱，以消积化瘀为主。多用于食积痞满，产后瘀滞，癥瘕癖积。

6. **清宁片** 经反复蒸制后，泻下之力缓和，且不伤正气。多用于年老、体弱、久病患者之饮食停滞，口干舌燥，大便秘结等。单用即效。

【炮制研究】结合型蒽醌为大黄的主要泻下成分。生大黄易引起恶心、呕吐、腹痛等胃肠道反应，熟大黄则无上述消化道的不良反应；酒炙后大黄的泻下效力比生品降低约30%；大黄加酒蒸熟后和清宁片一样，泻下效力比生品降低约95%；大黄炒炭几乎无泻下作用。

【贮藏】置于通风干燥处，防蛀。

知识链接

大黄各种炮制品中大黄酸含量均增加，有的高于生品几十倍，番泻苷含量在多数制品上也出现类似情况，但增加幅度不大。此结论显示大黄中可能还有其他泻下活性较强的物质或起协同作用的物质存在。有人将大黄所有已知泻下成分纯品的 ED_{50} 值与生大黄粉末的 ED_{50} 值进行比较后，也得出大黄还有其他泻下成分的结论。

大黄及其炮制品无论泻下效力强弱，在同等剂量下，其泻下物干重基本一致，且随给药剂量加大而泻下物增多，这一结果有助于认识大黄炮制的意义，酒炖大黄和清宁片制品，既缓和泻下，又可达到排除肠内积滞的目的。有人提出，大黄炮制品如若仅为缓和泻下，似可不必炮制，生用折量即可，这一看法似不够全面，中医临床根据辨证施治选用生品及炮制品来组方，体现了中医用药的特点。

黄连*

【处方用名】黄连、酒黄连、姜黄连、萸黄连。

【来源】本品为毛茛科植物黄连 *Coptis chinensis* Franch、三角叶黄连 *Coptis deltoidea* C. Y. Cheng et Hsiao 或云连 *Coptis teeta* Wall. 的干燥根茎。以上三种分别习称"味连""雅连""云连"。秋季采挖，除去须根及泥沙，干燥，撞去残留须根。

【炮制方法】

1. **黄连** 取原药材，除去杂质，抢水洗净，润透，切薄片，晾干。或用时捣碎。

2. **酒黄连** 取黄连片，用黄酒拌匀，闷润至酒被吸尽，置预热后的炒制容器内，文火炒干，出锅，晾凉后筛去碎屑。

每100kg净黄连片，用黄酒12.5kg。

3. 姜黄连　取黄连片，用姜汁拌匀，闷润至姜汁被吸尽，置预热后的炒制容器内，文火炒干，出锅，晾凉后筛去碎屑。

每100kg净黄连片，用生姜12.5kg。

4. 萸黄连　取净吴茱萸，加水适量，煎煮半小时，取汁均匀拌入黄连片中，闷润至吴茱萸汁被吸尽，置预热后的炒制容器内，文火炒干，出锅，晾凉后筛去碎屑。

每100kg净黄连片，用吴茱萸10kg。

【成品性状】黄连为不规则薄片，切面周边黄褐色，粗糙，有细小须根，皮部棕色至暗棕色，木部金黄色或红黄色，可见放射状纹理，髓部红棕色，质坚脆，气微，味极苦。酒黄连，色泽加深，偶见焦斑，稍具酒香气。姜黄连，表面棕黄色，有姜的辛辣气味。萸黄连，表面棕黄色，有吴茱萸的辛辣气味。

【炮制作用】

1. 黄连　味苦，性寒。归心经、脾经、胃经、肝经、胆经、大肠经。能清热燥湿，泻火解毒。生黄连，苦寒之性强，善清心火，解热毒。常用于心火亢盛，烦躁不眠，神昏谵语，以及湿温、痢疾、热毒疮疡等湿热诸证。

2. 酒黄连　能借酒力引药上行，缓其寒性，善清头目之火。多用于肝火偏旺，目赤肿痛。

3. 姜黄连　苦寒之性缓和，止呕作用增强，善清胃热。常用于湿热中阻，痞满呕吐。

4. 萸黄连　苦寒之性受制，寒而不滞，可清气分湿热，散肝胆郁火，善于疏肝和胃止呕。多用于肝气犯胃，呕吐吞酸等。

【炮制研究】黄连中有效成分小檗碱易溶于水，切制时，闷润宜用低温水并尽量减少浸润时间。虽然加热会破坏小檗碱，但黄连酒炙品小檗碱的溶出率大大高于生品，疗效也相应提高。

【贮藏】置于通风干燥处。

龙胆

【处方用名】龙胆、龙胆草、酒龙胆。

【来源】本品为龙胆科植物条叶龙胆 *Gentiana manshurica* Kitag. 龙胆 *Gentiana scabra* Bge、三花龙胆 *Gentiana triflora* Pall. 或滇龙胆 *Gentiana rigescens* Franch. 的干燥根及根茎。前三种习称"龙胆"，后一种习称"坚龙胆"。春、秋二季采挖，除去茎叶，洗净，干燥。

【炮制方法】

1. 龙胆　取原药材，除去杂质及残茎，洗净，闷润至透，根切段，根茎切厚片，干燥后筛去碎屑。

2. 酒龙胆　取龙胆段或片，喷淋黄酒拌匀，闷润至酒被吸尽后，置预热后的炒制容器内，文火炒干，出锅，晾凉后筛去碎屑。

每100kg龙胆片或段，用黄酒10kg。

【成品性状】龙胆为不规则的圆形厚片或段，外表皮暗灰棕色或深棕色，切面皮部黄白色或淡黄棕色，木部色较浅，切面中心有隐现的筋膜点，有裂隙，质脆，易折断，气微，味甚苦。酒龙胆色泽加深，稍有酒香气。

【炮制作用】

1. 龙胆　味苦，性寒。归肝经、胆经。能清热燥湿，泻肝胆火。用于湿热黄疸，阴肿阴痒，目赤，耳聋，口苦，惊风抽搐等。生龙胆，味极苦，性寒。善于清热泻火，燥湿。常用于湿热黄疸，阴肿阴痒，白带，湿疹瘙痒等。

2. 酒龙胆　苦寒之性缓和，并引药上行。用于胁痛，头痛，口苦，目赤，耳聋等。

【炮制研究】龙胆中有效成分龙胆苦苷受加工方法的影响，极易酶解，因此，龙胆生药加工应在采集后用曝晒或烘烤的方法尽快干燥，以避免酶解破坏。切制时，不宜浸洗。

【贮藏】置于干燥处。

地龙

【处方用名】地龙、酒地龙。

【来源】本品为钜蚓科动物参环毛蚓 *Pheretima aspergillum*（E. Perrier）、通俗环毛蚓 *Pheretima vulgaris* Chen、威廉环毛蚓 *Pheretima guillelmi*（Michaelsen）或栉盲环毛蚓 *Pheretima pectini fera* Michaelsen 的干燥体。前一种习称"广地龙"，后三种习称"沪地龙"。广地龙春季至秋季捕捉，沪地龙夏季捕捉，及时剖开腹部，除去内脏及泥沙，洗净，晒干或低温干燥。

【炮制方法】

1. 地龙　取原药材，除去杂质，洗净，切段，干燥。沪地龙，碾碎，筛去土。

2. 酒地龙　取净地龙段，加入黄酒拌匀，闷润至酒被吸尽后，置预热后的炒制容器内，文火炒至表面呈棕色近干时，出锅，晾凉后筛去碎屑。

每100kg净地龙，用黄酒12.5kg。

【成品性状】广地龙为薄片状小段，边缘略卷，具环节，背部棕褐色至紫灰色，腹部浅黄棕色，生殖环带较光亮，体前端稍尖，尾端钝圆，刚毛圈粗糙而硬，体轻，质韧，略呈革质，不易折断。沪地龙为不规则碎段，表面灰褐色或灰棕色，多皱缩不平，生殖环带多不明显；肉薄，体轻脆，易折断。二者均气腥，味微咸。酒地龙，表面颜色加深，偶有焦斑，略具酒香气。

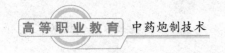

【炮制作用】

1. 地龙　　味咸，性寒。归肝经、脾经、膀胱经。能清热定惊，通络，平喘，利尿。生地龙，以清热定惊、平喘为主，常用于高热神昏，惊痫抽搐，关节痹痛，肢体麻木，半身不遂，肺热喘咳，尿少水肿等。

2. 酒地龙　　不良气味减弱。质地酥脆，便于粉碎和煎出有效成分，并增强通经活络、祛瘀止痛的作用。

【炮制研究】地龙中平喘的有效成分是琥珀酸。各种炮制品琥珀酸的含量：生品>砂炒品>酒炙品>醋炙品，故临床上治疗支气管哮喘时，以用地龙生品为宜。

【贮藏】置于通风干燥处，防霉，防蛀。

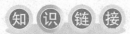

　　地龙醋制品的水煎液所含成分较生品、酒制品、清炒品及砂烫品为高，且醋可解腥，并能协同增效。比较地龙各炮制品的药理作用，结果：地龙、酒地龙、土地龙三者热浸液，降低大鼠血液黏度，以酒地龙和土地龙作用显著；降低大鼠红细胞压积，以广地龙和酒地龙为佳；体外血栓的溶解作用，酒地龙>广地龙>沪地龙>土地龙。

丹参

【处方用名】丹参、酒丹参。

【来源】本品为唇形科植物丹参 *Salvia miltiorrhiza* Bge. 的干燥根及根茎。深秋、初春两季采挖，除去茎叶、泥土，干燥。

【炮制方法】

1. 丹参　　取原药材，除去杂质及残茎，洗净，润透，切厚片，干燥后筛去碎屑。

2. 酒丹参　　取丹参片，加入黄酒拌匀，闷润至酒被吸尽后，置预热后的炒制容器内，文火炒干，出锅，晾凉后筛去碎屑。

每100kg丹参片，用黄酒10kg。

【成品性状】丹参为类圆形厚片，外表皮棕红色或暗棕红色，粗糙，具纵皱纹，切面有裂隙或略平整而致密，有的似角质样，皮部棕红，木部灰黄色或紫褐色，可见散在黄白色筋脉点，呈放射状排列，中心略黄，气微，味微苦涩。酒丹参，表面黄褐色，略具酒香气。

【炮制作用】

1. 丹参　　味苦，性微寒。归心经、肝经。能祛瘀止痛，活血通经，清心除烦。多生用。生丹参，祛瘀止痛清心除烦力强，能通行血脉，善调妇女经脉不匀，因性偏寒凉，故多用于血热瘀滞所致的心烦不眠，疮痛，产后瘀滞腹痛，经闭腹痛，肢体疼痛等。

2. 酒丹参　寒凉之性缓和，活血祛瘀、调经之功增强。多用于月经不调，血滞经闭，恶露不下，心胸疼痛，癥瘕积聚等。

【贮藏】置于干燥处。

川芎*

【处方用名】川芎、酒川芎。

【来源】本品为伞形科植物川芎 *Ligusticum chuanxiong* Hort. 的干燥根茎。夏季当茎上的节盘显著突出，并略带紫色时采挖，除去泥沙，晒后烘干，再撞去须根。

【炮制方法】

1. 川芎　取原药材，除去杂质，分档，洗净。泡润透，切薄片，低温干燥后筛去碎屑。

2. 酒川芎　取川芎片，加入黄酒拌匀，闷润至酒被吸尽后，置预热后的炒制容器内，文火炒至棕黄色时，出锅，晾凉后筛去碎屑。

每100kg川芎片，用黄酒10kg。

【成品性状】川芎为不规则片状，周边粗糙不整齐，外表皮黄褐色，切面光滑，黄白色或灰黄色，可见波状环纹或不规则多角形的纹理，散在黄棕色的小油点，质坚实，具特异香气，味苦辛微甜，稍有麻舌感。酒川芎，色泽加深，偶见焦斑，质坚脆，稍有酒香气。

【炮制作用】

1. 川芎　味辛，性温。归肝经、胆经、心包经。能活血行气，祛风止痛。多生用。生川芎，气厚味薄，辛香走窜力强，善于活血行气，祛风止痛。常用于血瘀气滞的月经不调，痛经，闭经，产后瘀滞腹痛，头风头痛，风湿痹痛等。

2. 酒川芎　能引药上行，活血、行气、止痛作用增强。多用于血瘀头痛，胸胁疼痛，月经不调，风寒湿痹等。

【炮制研究】川芎主要含挥发油、生物碱、酚类、内酯、有机酸等成分。生物碱波洛立林具明显生理活性，在水中不易溶解，易溶于乙醇水溶液中，故川芎酒炙后能增加波洛立林溶出率，增强疗效。

【贮藏】置于阴凉干燥处，防蛀。

白芍*

【处方用名】白芍、炒白芍、酒白芍、醋白芍、土炒白芍。

【来源】本品为毛茛科植物芍药 *Paeonia lactiflora* Pall. 的干燥根。夏、秋二季采挖，洗净，除去头尾及细根，置沸水中煮后除去外皮或去皮后再煮，干燥。

【炮制方法】

1. 白芍　取原药材，除去杂质，大小条分档，洗净，润透，切薄片，干燥后筛去碎屑。

2. 炒白芍　取净白芍片，置预热的炒制器具内，用文火炒至表面微黄色，出锅，晾凉后筛去碎屑。

3. 酒白芍　取净白芍片，加入黄酒拌匀，在密闭的容器中闷润，待酒被吸尽后，置预热的炒制器具内，用文火炒至微黄色，出锅，晾凉后筛去碎屑。

每100kg净白芍片，用黄酒10kg。

4. 醋白芍　取净白芍片，加入米醋拌匀闷润，待醋被吸尽后，置预热的炒制器具内，用文火炒干，出锅，晾凉后筛去碎屑。

每100kg净白芍片，用米醋15kg。

5. 土炒白芍　取细土粉，置炒制器具内，用中火加热，至土粉搅动呈灵活状态时，投入白芍片，炒至表面挂土色，微显焦黄色时，出锅，筛去土粉，晾凉。

每100kg净白芍片，用灶心土粉20kg。

【成品性状】白芍呈类圆形薄片，表面淡棕红色或类白色，平滑，切面类白色或微带棕红色，形成层环明显，可见稍隆起的筋脉纹呈放射状排列，气微，味微苦、酸。炒白芍，表面微黄色或淡棕黄色，有的可见焦斑，气微香。酒白芍，表面微黄色或淡棕黄色，有的可见焦斑，微有酒香气。醋白芍，表面微黄色，微有醋香气。土炒白芍，表面土黄色，微有土香气。

【炮制作用】

1. 白芍　味苦、酸，性微寒。归肝、脾经。能平肝止痛，养血调经，敛阴止汗。生白芍善于养血敛阴，平抑肝阳。多用于血虚萎黄，头痛眩晕，四肢挛急，腹痛，自汗，盗汗等。

2. 炒白芍　药性缓和，以养血敛阴为主。常用于肝旺脾虚的肠鸣腹痛、泄泻等。

3. 酒白芍　酸寒之性减弱，善于和中缓急。多用于胁肋疼痛，腹痛，尤其是产后腹痛。

4. 醋白芍　入肝收敛作用增强，有敛血、止血、疏肝解郁的作用。常用于肝郁乳汁不通，尿血等。

5. 土白芍　借土气入脾，柔肝和脾、止泻作用增强。适用于肝旺脾虚泄泻，腹痛腹泻。

【炮制研究】白芍主含芍药苷、氧化芍药苷、丹皮酚及芍药内酯等。不同炮制品芍药苷、丹皮酚含量为：生白芍>酒白芍>醋白芍>清炒白芍。

酒炒白芍，加酒量在 5%，温度控制在 90℃ ，炒制时间在 10 分钟时，芍药苷含量最高。

白芍切制时软化，水洗闷润法和减压温浸法较传统浸润法芍药苷损失小。

【贮藏】置于通风干燥处，防蛀。

当归*

【处方用名】当归、秦归、全当归、酒当归、土炒当归、当归炭。

【来源】本品为伞形科植物当归 *Angelica sinensis*（Oliv.） Diels 的干燥根。秋末采挖，除去须根及泥沙，待水分稍蒸发后，捆成小把，上棚，用烟火慢慢熏干。

【炮制方法】

1. 当归　取原药材，除去杂质，洗净，润软，切薄片，晒干或低温干燥后筛去碎屑。

2. 酒当归　取净当归片，加入黄酒拌匀，在密闭的容器中闷润至酒被吸尽后，置预热的炒制器具内，文火炒至深黄色或浅黄棕时，出锅，晾凉后筛去碎屑。

每 100kg 净当归片，用黄酒 10kg。

3. 土炒当归　将灶心土细粉置炒制器具内，加热至搅动呈灵活状态时，投入净当归片，炒至当归片表面均匀挂上土粉时，出锅，筛去土粉后晾凉。

每 100kg 净当归片，用灶心土粉 30kg。

4. 当归炭　取净当归片，置炒制器具内，用中火炒至微黑色，出锅，晾凉后筛去碎屑。

【成品性状】当归呈类圆形、椭圆形或不规则薄片，外表皮黄棕色至棕褐色，切面黄白色或淡棕黄色，平坦，有裂隙，中间有浅棕色的形成层环，并有多数棕色的油点，香气浓郁，味甘、辛、微苦。酒当归，表面深黄色或浅棕黄色，略有焦斑，具酒香气。土炒当归，表面土黄色，可见土粉，具土香气。当归炭，表面黑褐色，断面灰棕色，干枯质脆，香气弱，具涩味。

【炮制作用】

1. 当归　味甘、辛，性温。归肝、心、脾经。能补血活血、调经止痛、润肠通便。生当归，长于补血，调经。常用于血虚萎黄，眩晕心悸，月经不调。

2. 酒当归　当归酒炙后，能增强活血通经的作用。多用于经闭痛经，风湿痹痛，跌扑损伤等。

3. 土炒当归　既能补血，又避免滑肠。多用于血虚便溏，腹中时痛。

4. 当归炭　以止血和血为主。多用于崩漏，月经过多及血虚出血等。

【炮制研究】当归含挥发油、有机酸、糖类、腺嘌呤、胆碱及微量元素等。传统认为头、身、尾功用不同。现代研究发现，当归头、身、尾中所含的挥发油、糖、灰分等均无明显差异，而三者的微量元素含量及阿魏酸含量有一定差别，其中当归头中的钙、铜、锌最高，为归身、归尾的 1.5~6.8 倍；归尾中的钾、铁含量高，为归头、归身的 1.5~2.0 倍；阿魏酸含量以归尾最高，归身次之，归头最低。

当归酒炙后铜、镍含量增加，铅降至原含量的 1/5；土炒后铁、镍、铜、锰、锌含量显著增加，铅降至原含量的 1/6；炒炭后钙、镍含量增高，铅降至原含量的 1/4。

【贮藏】置于阴凉干燥处，防霉，防蛀。

牛膝

【处方用名】牛膝、怀牛膝、酒牛膝、盐牛膝。

【来源】本品为苋科植物牛膝 *Achyranthes bidentata* Bl. 的干燥根。冬季茎叶枯萎时采挖，除去须根及泥沙，捆成小把，晒至干皱后，将顶端切齐，干燥。

【炮制方法】

1. 牛膝　取原药材，除去杂质，洗净，润透，除去残留的芦头，切段，干燥，筛去碎屑。

2. 酒牛膝　取净牛膝段，加入黄酒拌匀闷润，待酒被吸尽后，置预热后的炒制器具内，用文火炒干，出锅，晾凉后筛去碎屑。

每 100kg 净牛膝段，用黄酒 10kg。

3. 盐牛膝　取净牛膝段，加入食盐水拌匀，闷润，至盐水被吸尽后，置预热后的炒制器具内，文火炒干，出锅，晾凉后筛去碎屑。

每 100kg 净牛膝段，用食盐 2kg。

【成品性状】牛膝为圆柱形的段，外表皮灰黄色或淡棕色，有微细的纵皱纹及横长皮孔，质硬脆，易折断，受潮变软，切面平坦，淡棕色或棕色，略呈角质样而油润，中心维管束木部较大，黄白色，其外围散有多数黄白色点状维管束，断续排列成 2~4 轮，气微，味微甜而稍苦涩。酒牛膝，表面色稍深，略有焦斑，稍有酒香气。盐牛膝，表面色稍深，略有焦斑。微有咸味。

【炮制作用】

1. 牛膝　味苦、酸，性平。归肝、肾经。能逐瘀通经、补肝肾、强筋骨、利尿通淋、引血下行。生牛膝，长于活血祛瘀、引血下行。常用于瘀血阻滞的月经不调、痛经、闭经、癥瘕，产后瘀阻腹痛等。

2. 酒牛膝　活血祛瘀、通经止痛作用增强。多用于风湿痹痛，肢体活动不利。

3. 盐牛膝　能引药入肾，增强补肝肾、强筋骨、利尿通淋的作用。常用于肾虚腰痛，月水不利，湿热痹痛等。

【贮藏】置于阴凉干燥处，防潮。

川牛膝*

【处方用名】川牛膝、酒川牛膝、盐川牛膝。

【来源】本品为苋科植物川牛膝 *Cyathula officinalis* Kuan 的干燥根。秋、冬二季茎叶枯萎时采挖，除去芦头、须根及泥沙，烘或晒至半干，堆放回润，再干燥。

【炮制方法】

1. 川牛膝　取原药材，除去芦头、杂质，洗净，润透，切薄片，干燥后筛去碎屑。

2. 酒川牛膝　取净川牛膝片，加入黄酒拌匀，闷润，至酒被吸尽后，置预热后的炒制器具内，文火炒干，出锅，晾凉后筛去碎屑。

每100kg净川牛膝，用黄酒10kg。

3. 盐川牛膝　取净川牛膝片，加入食盐水拌匀，闷润，至盐水被吸尽后，置预热后的炒制器具内，文火炒干，出锅，晾凉后筛去碎屑。

每100kg净川牛膝片，用食盐2kg。

【成品性状】川牛膝为圆形或椭圆形薄片，外表皮黄棕色或灰褐色，切面淡黄色或棕黄色，可见数轮同心环状的黄色点状维管束，气微，味甜。酒川牛膝，表面棕黑色，略有焦斑，稍有酒香气。盐川牛膝，表面暗褐色，微有咸味。

【炮制作用】

1. 川牛膝　味甘、微苦，性平。归肝、肾经。能逐瘀通经，利尿通淋。生牛膝，长于逐瘀通经。常用于瘀血阻滞的闭经、癥瘕，跌扑损伤，胞衣不下等。

2. 酒牛膝　活血通络、散寒止痛作用增强。多用于风湿痹痛，足痿筋挛及肾虚腰痛；盐牛膝，能引药下行，增强利尿通淋的作用。常用于血淋，小便不利等。

【贮藏】置于阴凉干燥处，防霉。

续断

【处方用名】续断、川断、酒续断、盐续断。

【来源】本品为川续断科植物川续断 *Dipsacus asper* Wall. ex Henry 的干燥根。秋季采挖，除去根头及须根，用微火烘至半干，堆置"发汗"至内部变绿色时，再烘干。

【炮制方法】

1. 续断　取原药材，除去杂质，洗净，润透，直或斜切成厚片，干燥后筛去碎屑。

2. 酒续断　取净续断片，加入黄酒拌匀闷润，至酒被吸尽后，置预热后的炒制器具内，文火炒至微带黑色时，出锅，晾凉后筛去碎屑。

每100kg净续断片，用黄酒10kg。

3. 盐续断　取净续断片，加入食盐水拌匀闷润，至盐水被吸尽后，置预热后的炒制器具内，用文火炒干，出锅，晾凉后筛去碎屑。

每100kg净续断片，用食盐2kg。

【成品性状】续断为类圆形或椭圆形的厚片，外表皮灰褐色至黄褐色，有纵皱，切面皮部墨绿色或棕褐色，木部灰黄色或黄褐色，可见放射状排列的导管束纹，形成层部位多有深色环，气微，味苦、微甜而涩。酒续断，表面浅黑色或灰褐色，稍有酒香气。盐续断，表面黑褐色，味微咸。

【炮制作用】

1. 续断　味苦、辛，性微温。归肝、肾经。能补肝肾，强筋骨，续折伤，止崩漏。常用于腰膝酸软，风湿痹痛，崩漏，胎漏，跌扑损伤等。

2. 酒续断　通血脉、续筋骨、止崩漏的作用增强。多用于风湿痹痛，虚寒腹痛，跌扑损伤等。

3. 盐续断　能引药下行，补肝肾、强腰膝作用增强。常用于肝肾不足，腰膝酸软等。

【贮藏】置于干燥处，防蛀。

乌梢蛇

【处方用名】乌梢蛇、乌蛇、乌梢蛇肉、制乌梢蛇。

【来源】本品为游蛇科动物乌梢蛇 *Zaocys dhumnades*（Cantor）的干燥体。多于夏、秋二季捕捉，剖开腹部或先剥皮留头尾，除去内脏，盘成圆盘状，干燥。

【炮制方法】

1. 乌梢蛇　取原药材，除去头、鳞片及杂质，切段，筛去碎屑。

2. 乌梢蛇肉　取净乌梢蛇，用黄酒润透，趁湿软除去皮骨，切段，干燥后筛去碎屑。

每100kg净乌梢蛇，用黄酒20kg。

3. 酒乌梢蛇　取净乌梢蛇段，加入黄酒拌匀闷润，至酒被吸尽后，置预热的炒制器具内，文火炒至微黄色，出锅，晾凉后筛去碎屑。

每100kg净乌梢蛇段，用黄酒20kg。

【成品性状】乌梢蛇为段状，表面乌黑色或黑褐色，切面黄白色或灰棕色，质坚硬，气腥，味淡。乌梢蛇肉为无皮骨的肉段，黄白色或灰黑色，质柔韧，气微腥，稍有酒气。酒乌梢蛇，色较生品加深，稍有酒气。

【炮制作用】

1. 乌梢蛇　味甘，性平。归肝经。具有祛风，通络，止痉的作用。生品以祛风止痒、解痉为主。用于瘰疬瘙痒，小儿惊痫，破伤风等。

2. 酒乌梢蛇　祛风通络作用增强，腥臭气减弱，利于服用和贮存。常用于风湿顽痹，麻木拘挛，中风口眼㖞斜，半身不遂，抽搐痉挛，破伤风，麻风等。

【炮制研究】乌梢蛇酒制可提高其脂类成分的溶出率，并提高其抗惊厥作用。同时，可防止乌梢蛇霉烂、变质和虫蛀。

【贮藏】置于干燥处，防霉，防蛀。

蟾酥

【处方用名】蟾酥、酒蟾酥。

【来源】本品为蟾蜍科动物中华大蟾蜍 *Bufo bufo gargarizans* Cantor 或黑眶蟾蜍 *Bufo melanostictus* Schneider 的干燥分泌物。多于夏、秋二季捕捉蟾蜍，洗净，挤取耳后腺及皮肤腺的白色浆液，加工，干燥。

【炮制方法】

1. 蟾酥粉　取蟾酥块，捣碎后加入白酒浸渍，搅动至呈稠膏状，干燥，粉碎。或取蟾酥块，蒸软，切薄片，烤脆研为细粉。

每 10kg 净蟾酥，用白酒 20kg。

2. 乳蟾酥　取蟾酥块，捣碎加入鲜牛奶浸渍，搅动至呈稠膏状，干燥，粉碎。

每 10kg 净蟾酥，用鲜牛奶 20kg。

【成品性状】蟾酥粉为棕褐色粉末，气微腥，具强烈刺激性，嗅之作嚏，味初甜而后有持久的麻辣感。乳蟾酥，为灰棕色粉末，气味及刺激性较蟾酥粉弱。

【炮制作用】

1. 蟾酥粉　味辛，性温；有毒。归心经。具有解毒，止痛，开窍醒神的作用。作用峻烈，多制成丸散剂内服或外用。酒制后能降低毒性，便于粉碎，减少粉尘刺激，增强辛散开窍、消肿止痛作用。多用于痈疽疔疮，咽喉肿痛等。

2. 乳蟾酥　毒性降低，便于粉碎，减少粉尘刺激。

【贮藏】置于干燥处，防潮。按毒剧药品管理。

二、 醋炙技术

醋炙技术是指将净制的中药饮片，加入规定量的醋拌匀，闷润透，用文火炒至规定程度的炮制技术。常用于疏肝解郁、散瘀止痛、攻下逐水药物的加工处理。所用的醋为米醋，以陈年米醋为佳。除另有规定外，每 100kg 待炮炙品用醋 10~20kg。

1. 米醋　是以米、麦、高粱、麦麸或酒糟等酿制而成。一般为淡黄棕色至棕色澄明液体，有特异的醋酸气味。主要成分为醋酸，占 4%~6%。味酸、苦，性温。主入肝经血分，有收敛、解毒、散瘀止痛、矫味的作用。醋是良好的有机溶剂，能与游离的生物碱结合成盐，增大其溶解度而易于煎出有效成分；能与具腥膻气味的三甲胺类成分结合成盐，以除去药物的腥臭气味，醋还有杀菌防腐的作用。

2. 炮制目的

（1）引药入肝，增强药物作用　活血散瘀类药物醋炙后，可增强活血散瘀的作用，如乳香、三棱等；疏肝理气类药物醋炙后可增强疏肝止痛的作用，如柴胡、香附等。

（2）缓和药性，降低毒性　峻下逐水药如芫花、甘遂等，不但作用峻烈，还有毒性，醋炙后能缓和峻下作用，降低毒性。

（3）矫臭矫味　具有特殊气味的药物，如五灵脂、乳香等，经醋炙后能使不良气味减弱，便于服用。

3. 成品质量　药物醋炙后，表面略有焦斑，颜色较生品加深，有醋香气。成品含生片、糊片不得超过2%，含水分不得超过13%，含药屑、杂质不得超过1%。

4. 注意事项

（1）药物醋炙时，应及时均匀翻动，注意火候，炒至近干时即可。

（2）若醋的用量较少，不易与药物拌匀时，宜加适量净水稀释后，再与药物拌润。

（3）采用先炒药后加醋的方法炮制时，树脂类一般炒至药物表面熔化发亮，动物粪便类炒至表面颜色改变，有腥气逸出时，将醋喷洒加入，并边喷边翻炒，注意亮锅底，否则会出现黏结成块，或呈松散碎块，出现炒不透或炒焦现象。

（4）出锅后，要立即摊开晾干，及时收贮。

<h2 style="text-align:center">延胡索*</h2>

【处方用名】延胡索、醋延胡索、酒延胡索。

【来源】本品为罂粟科植物延胡索 *Corydalis yanhusuo* W. T. Wang 的干燥块茎。夏初茎叶枯萎时采挖，除去须根，洗净，置沸水中煮至恰无白心时，取出，晒干。

【炮制方法】

1. 延胡索　取原药材，除去杂质，分档，洗净，润透，切厚片，干燥后筛去碎屑；或洗净，干燥，用时捣碎。

2. 醋延胡索

（1）取净延胡索或延胡索片，加入定量醋拌匀，闷润至醋被吸尽后，置加热后的炒制器具内，文火炒干，出锅，晾凉后筛去碎屑。

（2）取净延胡索，加入定量醋和适量水，置煮制器具内，文火加热，煮至透心、醋液被吸尽时，取出，晾至六成干，切厚片，干燥后筛去碎屑；或干燥后捣碎。

每100kg净延胡索，用米醋20kg。

3. 酒延胡索　取延胡索片，加入黄酒拌匀，闷润至酒被吸尽后，置预热后的炒制器具内，用文火炒干，出锅，晾凉后筛去碎屑。

每100kg净延胡索片，用黄酒15kg。

【成品性状】延胡索为近圆形厚片或呈颗粒状，厚片外表皮黄色或黄褐色，有不规则细皱纹，切面黄色或黄褐色，角质样，具蜡样光泽，气微，味苦。醋延胡索，表面和切面黄褐色，质较硬。稍具醋香气。

【炮制作用】

1. 延胡索　味辛、苦，性温。归肝、脾经。能活血、利气、止痛。生延胡索中所含的止痛成分难于煎出，临床多用醋制品。

2. 醋延胡索　有效成分的煎出率提高，行气止痛作用增强。多用于各种疼痛，如胸胁、脘腹疼痛，经闭痛经，产后瘀阻腹痛，跌扑肿痛等。

3. 酒延胡索　活血、祛瘀、止痛作用增强。常用于心血瘀滞所致的胸痛、胸闷、心悸，跌扑肿痛，瘀血疼痛。

【炮制研究】延胡索镇痛的有效成分为游离生物碱，难溶于水，醋制可使游离生物碱与醋酸结合生成易溶于水的醋酸盐，提高煎出率，增强行气止痛作用。但醋炙能使延胡索中治疗冠心病的去氢延胡索甲素等有效成分含量降低，作用减弱，故使用延胡索治疗冠心病时，以生品为佳。

【贮藏】置于干燥处，防蛀。

香附*

【处方用名】香附、醋香附、制香附、酒香附、香附炭。

【来源】本品为莎草科植物莎草 *Cyperus rotundus* L. 的干燥根茎。秋季采挖，燎去毛须，置沸水中略煮或蒸透后干燥，或燎后直接干燥。

【炮制方法】

1. 香附　取原药材，除去毛须及杂质，润透后切薄片，干燥。或粉碎成颗粒状。

2. 醋香附

（1）取净香附片或颗粒，加入米醋拌匀，闷润至醋被吸尽，置预热后的炒制器具内，文火炒干，出锅，晾凉后筛去碎屑。

（2）取净香附，加入用等量水稀释的米醋，文火煮至醋液被基本吸尽，再放入适宜器具蒸5小时，取出，晾凉，切成薄片，干燥；或取出干燥后，粉碎成颗粒。

每100kg净香附，用米醋20kg。

3. 酒香附　取净香附片或颗粒，加入黄酒拌匀，闷润至酒被吸尽后，置预热的炒制器具内，文火炒干，出锅，晾凉后筛去碎屑。

每100kg净香附片或颗粒，用黄酒20kg。

4. 四制香附　取净香附片或颗粒，与定量的生姜汁、醋、黄酒、食盐水拌匀，闷润至汁液被吸尽后，文火炒干，出锅，晾凉后筛去碎屑。

每100kg净香附片或颗粒，用生姜5kg，米醋、黄酒各10kg，食盐2kg。

5. 香附炭 取净香附，分档，置炒制器具内，用中火炒至表面焦黑色、内部焦褐色，淋水适量，熄灭火星，出锅，晾凉后筛去碎屑。

【成品性状】香附为不规则厚片或颗粒状，厚片外表皮棕褐色或黑褐色，有时可见环节，切面色白或黄棕色，经蒸煮者，切面黄棕色或红棕色，质硬，内皮层环纹明显，气香，味微苦。醋香附，表面黑褐色，切面浅棕色或深棕色，稍有醋香气，味微苦。酒香附，比香附颜色略深，稍有酒气。四制香附，表面深棕褐色，内部黄褐色，具清香气。香附炭，表面焦黑色，内部焦褐色，质脆，易碎，气焦香，味苦涩。

【炮制作用】

1. 香附 味辛、微苦、微甘，性平。归肝、脾、三焦经。能疏肝解郁、理气宽中、调经止痛。生香附善理气解郁。常用于肝郁气滞，胸胁胀痛，疝气疼痛，乳房胀痛，脾胃气滞，脘腹满痛，月经不调，经闭痛经。

2. 醋香附 专入肝经，长于疏肝止痛，消积化滞。常用于寒凝气滞之胃脘疼痛，伤食腹痛等。酒香附，善于通经脉、散结滞。多用于寒疝腹痛和瘰疬流注肿块等。

3. 四制香附 善于行气解郁、调经散结。多用于治疗胁痛，痛经，月经不调等。

4. 香附炭 止血。多用于治妇女崩漏不止等。

【炮制研究】生香附、制香附均能降低大鼠离体子宫张力，缓解子宫痉挛，提高小鼠痛阈，以醋蒸制香附作用最强。

【贮藏】置于阴凉干燥处，防蛀。

青皮

【处方用名】青皮、醋青皮、麸炒青皮。

【来源】本品为芸香科植物橘 *Citrus reticulata* Blanco 及其栽培变种的干燥幼果或未成熟果实的果皮。5~6月收集自落的幼果，晒干，习称"个青皮"；7~8月采收未成熟的果实，果皮纵剖成四瓣至基部，除尽瓤瓣，晒干，习称"四花青皮"。

【炮制方法】

1. 青皮 取原药材，除去杂质，洗净，闷润，切丝或厚片，干燥后筛去碎屑。

2. 醋青皮 取净青皮丝或片，加入米醋拌匀，闷润至醋被吸尽后，置预热后的炒制容器内，文火炒至微黄色时，出锅，晾凉后筛去碎屑。

每100kg净青皮，用米醋15kg。

3. 麸炒青皮 取麸皮撒入预热的炒制容器内，用中火加热，待烟起时，投入净青皮丝或片，迅速炒至黄色，出锅，筛去麸皮，晾凉。

每100kg净青皮，用麸皮10kg。

【成品性状】青皮呈类圆形厚片或丝条状；厚片，外皮灰绿色或黑绿色，有细密凹下的油室，切面黄白色或淡黄色，质硬脆；丝，内表面类白色或黄白色，粗糙，具黄白色或黄棕色的小筋络，质稍硬脆；二者均气清香，味酸苦辛。醋青皮，色泽略深，微有醋香气。麸炒青皮，色泽加深，切面黄色，有焦香气。

【炮制作用】

1. 青皮　味苦、辛，性温。归肝经、胆经、胃经。能疏肝破气，消积化滞。生青皮性烈，辛散力强，善破气消积，多用于饮食积滞，癥积痞块。

2. 醋青皮　辛烈之性缓和，疏肝止痛、消积化滞作用增强。多用于胁肋胀痛，乳房胀痛，疝气疼痛。

3. 麸炒青皮　辛散燥烈之性缓和，有化积和中作用，常用于食积停滞。

【炮制研究】采用气质联用法对个青皮和四花青皮及其炮制品进行成分和含量分析，结果表明，粉碎细度对青皮中挥发油有极显著影响，烘烤温度的影响次之，而烘烤时间对结果影响最小。烘烤温度对橙皮苷的影响大于粉碎细度，烘烤时间对结果的影响最小。

【贮藏】置于阴凉干燥处。

郁金

【处方用名】郁金、醋郁金。

【来源】本品为姜科植物温郁金 *Curcuma wenyujin* Y. H. Chen et C. Ling、姜黄 *Curcuma louga* L. 广西莪术 *Curcuma kwangsiensis* S. G. Lee et C. F. Liang 或蓬莪术 *Curcuma phaeocaulis* Val. 的干燥块根。前两者分别称为"温郁金"和"黄丝郁金"，其余按性状不同称"桂郁金"或"绿丝郁金"。冬季茎叶枯萎后采挖，除去泥沙及细根，蒸或煮至透心后干燥。

【炮制方法】

1. 郁金　取原药材，除去杂质，洗净，润透，切薄片，干燥后筛去碎屑。

2. 醋郁金　取郁金片，加入米醋拌匀，闷润至醋被吸尽后，置预热后的炒制容器内，文火炒干，出锅，晾凉后筛去碎屑。

每100kg净郁金，用米醋10kg。

【成品性状】郁金为椭圆形或长条形薄片，周边灰褐色、灰棕色或灰黄白色，具不规则的纵皱纹，纵纹隆起处色较浅，切面灰棕色或灰白色或灰绿棕色，角质样，内皮层环明显，质坚实，气微；温郁金味微苦；黄丝郁金味辛辣。醋郁金，色泽加深，稍有醋香气。

【炮制作用】

1. 郁金　味辛、苦，性寒。归肝经、心经、肺经。能行气化瘀，清心解郁，利胆退黄。多生用。生郁金长于疏肝行气解郁，活血祛瘀止痛。常用于气血凝滞引起的胸胁、脘腹胀痛，痛经，热病神昏，血热吐衄，黄疸尿赤等。

2. 醋郁金　能引药入血分，疏肝止痛的作用增强。常用于厥心痛，肝郁气滞所致经闭痛经、经前腹痛等。

【贮藏】置于干燥处，防蛀。

芫花

【处方用名】芫花、炙芫花、醋芫花。

【来源】本品为瑞香科植物芫花 *Daphne genkwa* Sieb. et Zucc. 的干燥花蕾。春季花未开放时采收，除去杂质，干燥。

【炮制方法】

1. 芫花　取原药材，除去梗、叶、碎屑。

2. 醋芫花　取净芫花，加入米醋拌匀，闷润至醋被吸尽，置预热后的炒制容器内，文火炒干，出锅，晾凉后筛去碎屑。

每100kg净芫花，用米醋30kg。

【成品性状】芫花呈棒槌状，多弯曲，花被筒表面淡紫色或灰绿色，密被短柔毛，先端裂片淡紫色或黄棕色，质软，味甘、微辛。醋芫花，表面微黄色，稍有醋香气。

【炮制作用】

1. 芫花　味苦、辛，性温，有毒。归肺、脾、肾经。能泻水逐饮、杀虫疗疮。生芫花有毒，善峻泻逐水，较少内服。外治用于疥癣秃疮，痈肿，冻疮。

2. 醋芫花　毒性降低，能缓和泻下作用和腹痛症状。多用于水肿胀满，胸腹积水，痰饮积聚，气逆喘咳，二便不利等。

【炮制研究】芫花中的芫花酯甲和挥发油有较强的毒性，醋炙后降低了芫花酯甲、挥发油含量，从而缓和泻下作用和腹痛症状，降低刺激性。

【贮藏】置于通风干燥处，防霉，防蛀。

甘遂*

【处方用名】甘遂、炙甘遂、醋甘遂。

【来源】本品为大戟科植物甘遂 *Euphorbia kansui* T. N. Liou ex T. P. Wang 的干燥块根。春季开花前或秋末茎叶枯萎后采挖，撞去外皮，晒干。

【炮制方法】

1. 生甘遂　取原药材，除去杂质、洗净，晒干。

2. 醋甘遂　取净甘遂，加入米醋拌匀，闷润至醋被吸尽后，置预热后的炒制器具内，文火炒干，出锅，晾凉后筛净。用时捣碎。

每 100kg 净甘遂，用米醋 30kg。

【成品性状】甘遂呈椭圆形、长圆柱形或连珠形，表面类白色或黄白色，凹陷处有未除去的棕色外皮残留，质脆，易折断，断面粉性，白色，气微，味微甘而辣。醋甘遂，表面黄色至棕黄色，偶有焦斑，稍有醋香气。

【炮制作用】

1. 生甘遂　味苦，性寒；有毒。归肺、肾、大肠经。善泻水逐饮。生甘遂药力峻烈，临床多入丸、散剂用。主要用于痈疽疮毒，胸腹积水，二便不通。

2. 醋甘遂　毒性降低，泻下作用缓和。用于腹水胀满，痰饮积聚，气逆喘咳，风痰癫痫等。

【炮制研究】甘遂毒性主要表现为泻下峻猛及对皮肤黏膜的刺激性。甘遂不同炮制品毒性实验证明，醋炙品毒性明显较生品低。

【贮藏】置于通风干燥处，防蛀。

商陆

【处方用名】生商陆、醋商陆。

【来源】本品为商陆科植物商陆 *Phytolacca acinosa* Roxb. 或垂序商陆 *Phytolacca americana* L. 的干燥根。秋季至次春采挖，除去须根及泥沙，切成块或片，晒干或阴干。

【炮制方法】

1. 生商陆　取原药材，除去杂质、洗净，润透，切厚片或块，干燥后筛去碎屑。

2. 醋商陆　取净商陆片或块，加入定量米醋拌匀，闷润至醋被吸尽，置预热后的炒制容器内，文火炒干，出锅，晾凉后筛去碎屑。

每 100kg 净商陆，用米醋 30kg。

【成品性状】商陆为不规则块或厚片，切面浅黄棕色或黄白色，横切片切面可见木部隆起，形成多个突起的同心环状，纵切片切面可见木部突起呈平行条状，周边灰黄色或灰棕色，边缘皱缩，质硬，味稍甜，久嚼麻舌。醋商陆，表面黄棕色，微有醋香气，味稍甜，久嚼麻舌。

【炮制作用】

1. 商陆　味苦，性寒；有毒。归肺、脾、肾、大肠经。能逐水消肿、通利二便。外用解毒散结。常用于水肿胀满，二便不通。外治痈肿疮毒。生商陆长于解毒消肿，多外用于痈疽肿毒。

2. 醋商陆　毒性降低，峻泻作用缓和，以逐水消肿为主。多用于水肿胀满。

【炮制研究】商陆醋炙后，所含商陆毒素受到破坏，毒性降低，利尿作用更好。

【贮藏】置于干燥处，防霉，防蛀。

柴胡*

【处方用名】 柴胡、醋柴胡、鳖血柴胡。

【来源】 本品为伞形科植物柴胡 *Bupleurum chinense* DC. 或狭叶柴胡 *Bupleurum scorzonerifolium* Willd. 的干燥根。按性状不同，分别习称"北柴胡"及"南柴胡"。春、秋二季采挖，除去茎叶及泥沙，干燥。

【炮制方法】

1. 柴胡 除去杂质和残茎，洗净，润透，切厚片，干燥。筛去碎屑。

2. 醋柴胡 取柴胡片，加入米醋拌匀，闷润至醋被吸尽后，置预热后的炒制容器内，文火炒干，出锅，晾凉后筛去碎屑。

每 100kg 净柴胡片，用米醋 20kg。

3. 鳖血柴胡 取柴胡片，加入新鲜鳖血拌匀，闷润至鳖血被吸尽后，置预热后的炒制容器内，文火炒干，出锅，晾凉后筛去碎屑。

每 100kg 净柴胡片，用鳖血 12.5kg。

【成品性状】 北柴胡为不规则厚片，外表皮黑褐色或浅棕色，具纵皱纹和支根痕，切面淡黄白色，纤维性，质硬，气微香，味微苦。南柴胡为类圆形或不规则片状，外表皮红棕色或黑褐色，有时可见根头处具细密环纹或有细毛状枯叶纤维，切面黄白色，平坦，具败油气。醋柴胡，表面淡棕黄色，微有醋香气，味微苦。鳖血柴胡，色加深，有血腥气。

【炮制作用】

1. 柴胡 味苦，性微寒。归肝、胆经。能疏散退热，疏肝解郁，升举阳气。用于感冒发热，寒热往来，胸胁胀痛，月经不调，子宫脱垂，脱肛。生柴胡升散作用较强，多用于解表退热，气虚下陷。

2. 醋柴胡 升散之性缓和，疏肝止痛作用增强。多用于肝郁气滞的胁肋胀痛、月经不调等。

3. 鳖血柴胡 清退肝热作用增强，用于骨蒸盗汗，午后潮热。

【炮制研究】 柴胡主含柴胡皂苷、甾醇、挥发油等成分。生品挥发油含量高，解表退热作用强；醋制后挥发油含量下降，不具解热作用，但柴胡皂苷含量相对高，疏肝止痛的作用强。传统上解表退热多用生柴胡，疏肝止痛多用醋柴胡。

【贮藏】 置于阴凉干燥处，防蛀。

莪术

【处方用名】 莪术、醋莪术。

【来源】 本品为姜科植物蓬莪术 *Curcuma phaeocaulis* Val.、广西莪术 *Curcuma kwangsiensis* S. G. Lee. et C. F. Liang 或温郁金 *Curcuma wenyujin* Y. H. Chen et C. Ling 的干燥根茎。后者习称"温莪术"。冬季茎叶枯萎后采挖，洗净，蒸或煮至透心，晒干或低温干燥后除去须根及杂质。

【炮制方法】

1. 莪术　取原药材，除去杂质，分档，略泡，洗净，蒸软，切厚片，干燥后筛去碎屑。

2. 醋莪术

（1）取净莪术，置适宜的器具内，加醋及适量水浸没药面，文火煮至内无白心、无醋液残留时，取出，切厚片，干燥后筛去碎屑。

（2）取净莪术片，加入米醋拌匀，闷润至醋被吸尽后，置预热后的炒制器具内，文火炒干，出锅，晾凉后筛去碎屑。

每100kg 净莪术，用米醋 20kg。

【成品性状】 莪术为类圆形或椭圆形的厚片，外表皮灰黄色或灰棕色，有时可见环节或须根痕，切面黄绿色、黄棕色或棕褐色，内皮层环纹明显，散在"筋脉"点，气微香，味微苦而辛。醋莪术，色泽加深，角质样，稍有醋香气。

【炮制作用】

1. 莪术　味辛、苦，性温。归肝、脾经。能行气破血，消积止痛。生莪术行气消积、破血祛瘀力强，为气中血药。多用于食积胀痛，胸痹心痛等。

2. 醋莪术　入肝经血分，增强破血消癥作用。多用于瘀滞经闭，胁下癥块等。

【贮藏】 置于干燥处，防蛀。

三棱

【处方用名】 三棱、炙三棱、醋三棱。

【来源】 本品为黑三棱科植物黑三棱 *Sparganium stoloniferum* Buch. – Ham. 的干燥块茎。冬季至次年春采挖，洗净，削去外皮，晒干。

【炮制方法】

1. 三棱　取原药材，除去杂质，分档浸泡，润透，切薄片，干燥。

2. 醋三棱　取净三棱片，加入米醋拌匀，闷润至醋被吸尽，置预热后的炒制器具内，文火炒干，出锅，晾凉后筛去碎屑。

每100kg 净三棱片，用米醋 15kg。

【成品性状】 三棱为呈类圆形的薄片，外表皮灰棕色，切面灰白色或黄白色，粗糙，有众多细筋脉点，气微，味淡，嚼之微有麻辣感。醋三棱，切面黄色至黄棕色，可见焦斑，稍有醋香气。

【炮制作用】

1. 三棱　味辛、苦，性平。归肝、脾经。能破血行气，消积止痛。生品为血中气药，破血行气、消积作用较强。多用于血瘀经闭，产后瘀滞腹痛，癥瘕结聚，食积痰滞，脘腹胀痛等。

2. 醋三棱　主入血分，破瘀散结、止痛作用增强。用于瘀滞经闭腹痛，癥瘕结聚，心腹疼痛，胁下胀痛等。

【炮制研究】三棱醋炙、醋煮、醋蒸三种炮制方法的成品的提取物相对于生品镇痛作用均明显增强，尤以醋炙三棱镇痛作用强而持久。

【贮藏】置于通风干燥处，防蛀。

乳香*

【处方用名】乳香、炒乳香、炙乳香、醋乳香。

【来源】本品为橄榄科植物卡氏乳香树 *Boswellia carterii* Birdw. 及同属植物 *Boswellia bhaw-dajiana* Birdw. 皮部渗出的干燥油胶树脂。春、夏两季均可采收。采收时将树干的皮部由下向上顺序切伤，使树脂从伤口渗出，数天后凝成块状即可采收。

【炮制方法】

1. 乳香　取原药材，除去杂质，碎成小块。

2. 醋乳香　取净乳香，分档置预热的炒制器具内，文火翻炒至冒烟，表面微熔时，喷淋米醋，边喷边炒至表面油亮时，出锅，摊开晾凉。

每100kg净乳香，用米醋5kg。

3. 炒乳香　取净乳香，分档置预热的炒制器具内，用文火炒至冒烟，表面油亮时，出锅，摊开晾凉。

【成品性状】乳香为不规则乳头状小粒或呈黏结的小团块状，表面黄棕色，半透明或不透明，稍有光泽，常附有白色粉末，质坚脆，易碎，破碎面具玻璃样或蜡样光泽，有特异香气。醋乳香，表面深黄色，显油亮光泽，有带醋味香气。炒乳香，表面油亮，微透明，具特异香气。

【炮制作用】

1. 乳香　味辛、苦，性温。归心、肝、脾经。能活血止痛、消肿生肌。用于胸痹心痛，胃脘疼痛，痛经经闭，产后瘀阻，癥瘕腹痛，风湿痹痛，筋脉拘挛，跌打损伤，痈肿疮疡。生乳香气味辛烈，对胃有较强的刺激性，容易引起呕吐。

2. 醋乳香　不良气味减弱，刺激性缓和，活血止痛，收敛生肌的作用增强。用于心腹疼痛，痈疽肿痛。

3. 炒乳香　偏于活血。用于治疗产后瘀滞不净，攻刺心腹作痛等。

【炮制研究】目前对乳香镇痛作用的主要成分是乳香树脂还是乳香挥发油以及乳香是否炮制后入药，尚无统一认识。但有实验表明，乳香挥发油既是活血止痛的有效成分，又是毒性成分，服用时容易引起恶心、呕吐。以 120℃烘乳香代替炒乳香，既可除去大部分挥发油，又减少了有效成分树脂的损失。

【贮藏】置于阴凉干燥处。

没药*

【处方用名】没药、炒没药、炙没药、醋没药。

【来源】本品为橄榄科植物地丁树 *Commiphora myrrha* Engl. 或哈地丁树 *Commiphora molmol* Engl. 的干燥油胶树脂。11 月至次年 2 月间，将树刺伤，树脂由创口流出，在空气中渐渐变成红棕色硬块，适时采收。

【炮制方法】

1. 没药　取原药材，除去杂质，捣碎。

2. 醋没药　取净没药，分档置预热的炒制器具内，文火炒至冒烟，表面微熔时，喷淋米醋，再炒至表面油亮，出锅，摊开晾凉。

每 100kg 净没药，用米醋 5kg。

3. 炒没药　取净没药，分档置预热的炒制器具内，文火炒至冒烟，表面呈油亮时，出锅，摊开晾凉。

【成品性状】没药呈颗粒状或不规则碎块状，红棕色或黄棕色，附有黄色粉末，质坚脆，破碎面粗糙，气特异，味苦而微辛。醋没药，为棕褐色或黑褐色不规则小块状或类圆形颗粒状，略有光泽，具带醋味的特异香气。炒没药，表面黑褐色或棕黑色，有光泽，气微香。

【炮制作用】

1. 没药　味苦，性平。归心、肝、脾经。能散瘀定痛，消肿生肌。用于胸痹心痛，胃脘疼痛，痛经经闭，产后瘀阻，癥瘕腹痛，风湿痹痛，跌打损伤，痈肿疮疡。生没药气味辛烈，对胃有较强的刺激性，容易引起呕吐。

2. 醋没药　不良气味减弱，刺激性缓和，活血止痛、收敛生肌的作用增强。用于经闭，痛经，脘腹疼痛，跌打伤痛，痈疽肿痛。

3. 炒没药　不良气味减弱，刺激性缓和，便于粉碎。

【炮制研究】没药含有的挥发油、树脂均为有效成分，同时挥发油又为刺激性成分，醋制或炒制后可降低挥发油的含量，减少刺激性，易于粉碎。

【贮藏】置于阴凉干燥处。

五灵脂

【处方用名】五灵脂、醋五灵脂、酒五灵脂。

【来源】本品为鼯鼠科动物复齿鼯鼠 *Trogopterus xanthipes* Milne-Edwards 的干燥粪便。全年均可采收，除去杂质，干燥。

【炮制方法】

1. 五灵脂　取原药材，除去杂质，大块者，捣碎。

2. 醋五灵脂　将净五灵脂分档置预热的炒制器具内，文火炒至有腥臭气逸出时，于翻炒中均匀喷淋米醋，继续炒至微干，有光泽时，出锅，摊开晾凉。

每100kg净五灵脂，用米醋10kg。

3. 酒五灵脂　将净五灵脂分档置预热的炒制器具内，文火炒至颜色加深有腥臭气逸出时，于翻炒中均匀喷淋黄酒，炒至近干。或趁热均匀喷淋定量黄酒，出锅，摊开晾凉。

每100kg净五灵脂，用黄酒15kg。

【成品性状】五灵脂为长椭圆形颗粒或不规则块状，大小不一，表面黑棕色、红棕色或灰棕色，微有油润性光泽。断面黄棕色或棕褐色，显纤维性。质疏松或有黏性，气腥臭。醋五灵脂表面黑褐色，质干硬，略有焦斑，稍带醋香气。酒五灵脂表面黄黑色，稍有酒香气。

【炮制作用】

1. 五灵脂　味咸、甘，性温。归肝经。能活血止痛，化瘀止血。生五灵脂因具有腥臭味，不利于内服。多外用于虫蛇咬伤。

2. 醋五灵脂　能引药入肝，散瘀止痛作用增强，腥臭气减弱，便于内服。用于胃脘疼痛，产后恶露不快，吐血，妇女月经过多。

3. 酒五灵脂　活血止痛作用增强，腥臭气减弱。用于经闭腹痛和产后瘀阻腹痛。

【贮藏】置于通风干燥处。

三、　盐炙技术

盐炙技术是指将净制后需炙制的中药饮片，加入规定量的盐水拌匀，闷润透，用文火炒至规定程度的炮制技术。常用于补肾固精、疗疝、利尿和泻相火药物的加工处理。除另有规定外，每100kg待炮炙品，用食盐2kg。

1. 食盐　味咸，性寒。有强筋健骨、清热凉血、软坚散结和润燥等作用。溶化食盐用水量一般以食盐的4~5倍量为宜。

2. 炮制目的

（1）引药下行，增强疗效　盐能引药入肾，导药下行，补肝肾药，如杜仲、巴戟天；

固精缩尿药，如益智仁；温肾散寒止痛药，如小茴香、荔枝核等；滋阴降火药，如知母、黄柏等。盐炙后作用都得到增强。

（2）缓和药物辛燥之性　辛温补肾药易化燥伤阴，盐炙后可缓和辛燥之性，并能增强补肾固精的功效。如补骨脂、益智仁等。

3. **成品质量**　药物盐炙后，颜色较生品加深，稍有咸味。成品含生片、糊片不得超过2%，含水分不得超过13%，含药屑、杂质不得超过1%。

4. **注意事项**

（1）盐水要根据药材性质确定加水量，过多，则盐水不能被药吸尽，不易炒干；过少，不利于与药物拌匀。

（2）炒制含黏液质多的药物，如车前子、知母等，应采用先炒药后加盐水的方法。先将药物炒热除去部分水分，同时使药物质地变疏松，利于盐水渗入。否则，药物遇水表面发黏，不利于盐水渗入，且易黏锅。

（3）后加盐水法炒制时，火力宜小，否则，加入盐水后，水分蒸发迅速，食盐黏附在锅上，起不到盐炙的作用。

黄柏*

【处方用名】黄柏、川黄柏、盐黄柏、酒黄柏、黄柏炭。

【来源】本品为芸香科植物黄皮树 *Phellodendron chinense* Schneid. 的干燥树皮。习称"川黄柏"。剥取树皮后，除去粗皮，干燥。

【炮制方法】

1. **黄柏**　取原药材，除去残留粗皮、杂质，抢水洗，润透，切丝，干燥，筛去碎屑。

2. **盐黄柏**　取净黄柏丝，用盐水拌匀，闷润至盐水被吸尽后，置预热的炒制器具内，文火炒干，出锅，晾凉后筛去碎屑。

每100kg净黄柏丝，用食盐2kg。

3. **黄柏炭**　取净黄柏丝，置炒制器具内，武火加热，炒至表面焦黑色、内部深褐色时，喷淋适量净水，熄灭火星，略炒至水汽将尽，出锅，晾凉后筛去碎屑。

4. **酒黄柏**　取净黄柏丝，加入黄酒拌匀，闷润至酒被吸尽后，置预热后的炒制器具内，文火炒干，出锅，晾凉后筛去碎屑。

每100kg净黄柏丝，用黄酒10kg。

【成品性状】黄柏呈丝条状，外表面黄褐色或黄棕色，内表面暗黄色或淡棕色，具纵棱纹，切面纤维性，呈裂片状分层，深黄色，味极苦。盐黄柏，表面深黄色，可见焦斑，味极苦，微咸。黄柏炭，表面焦黑色，内部深褐色或棕黑色，体轻，质脆，易折断，味苦涩。酒黄柏，颜色较生黄柏略深，略具酒气，味苦。

【炮制作用】

1. 黄柏 味苦，性寒。归肾、膀胱经。能清热燥湿，泻火除蒸，解毒疗疮。生黄柏性寒苦燥而沉，长于清热，燥湿，解毒。多用于湿热泻痢，黄疸尿赤，带下阴痒，热淋涩痛，骨蒸劳热，盗汗，疮疡肿毒，湿疹湿疮。

2. 盐黄柏 盐炙可引药入肾，苦燥之性缓和，有滋阴降火的作用。用于阴虚火旺，盗汗骨蒸。

3. 黄柏炭 清湿热之中兼具涩性，长于止血。多用于便血，崩漏下血，尿血。

4. 酒黄柏 苦寒之性缓和，免伤脾阳，清湿热利关节作用增强，并能借酒升腾之力，引药上行，清上焦之热。用于热壅上焦诸证及足痿。

【炮制研究】黄柏含生物碱，以小檗碱含量较高。此外还含挥发油、黄酮类化合物等成分。研究表明，黄柏经浸润切丝和炮制后，小檗碱含量高低顺序是黄柏＞黄柏丝＞盐黄柏＞酒黄柏＞黄柏炭，提示小檗碱的损失与水处理时间、炮制温度和加热时间有关。

【贮藏】置于通风干燥处，防潮。

杜仲*

【处方用名】杜仲、川杜仲、炒杜仲、盐杜仲。

【来源】本品为杜仲科植物杜仲 *Eucommia ulmoides* Oliv. 的干燥树皮。4～6月剥取，刮去粗皮，堆置"发汗"至内皮呈紫褐色，干燥。

【炮制方法】

1. 杜仲 取原药材，去除残留粗皮，洗净，切丝或块，干燥后筛去碎屑。

2. 盐杜仲 取杜仲丝或块，用盐水拌匀，闷润至盐水被吸尽，置预热后的炒制器具内，中火炒至断丝、表面焦黑色时，出锅，晾凉后筛去碎屑。

每100kg净杜仲块或丝，用食盐2kg。

【成品性状】杜仲呈小方块或丝状，外表面淡棕色或灰褐色，有明显的皱纹，内表面暗紫色，光滑，断面有细密、银白色、富弹性的胶丝相连，气微，味稍苦。盐杜仲，表面黑褐色，内表面褐色，折断牵拉时胶丝易断，味微咸。

【炮制作用】

1. 杜仲 味甘，性温。归肝、肾经。能补肝肾，强筋骨，安胎。生杜仲性温偏燥，应用很少，临床多用制品。

2. 盐杜仲 能直达下焦，专入肾经，温而不燥，补肝肾作用增强。常用于肾虚腰痛，阳痿滑精，胎元不固等。

【炮制研究】杜仲所含的杜仲胶能阻碍有效成分的溶出，有实验证实，杜仲切制规格总成分的煎出率高低为：横丝＞纵丝＞丁＞块＞带粗皮块。说明按橡胶丝生长方向垂直切断，最有利于总成分的溶出，故应切制成0.5cm的横丝为好。还有实验证实，杜仲不同炮制品水溶性浸出物含量高低为：盐炙杜仲>砂烫盐杜仲>生杜仲。说明盐制能破坏杜仲胶，有利于成分的煎出。

【贮藏】置于通风干燥处。

泽泻*

【处方用名】泽泻、炒泽泻、麸炒泽泻、盐泽泻。

【来源】本品为泽泻科植物泽泻 *Alisma orientale*（Sam.）Juzep. 的干燥块茎。冬季茎叶开始枯萎时采挖，洗净，干燥，除去须根及粗皮。

【炮制方法】

1. 泽泻　取原药材，除去杂质，分档，洗净，润透，切厚片，干燥后筛去碎屑。

2. 盐泽泻　取净泽泻片，用盐水拌匀，闷润至盐水被吸尽，置预热后的炒制器具内，文火炒至微黄色，出锅，晾凉后筛去碎屑。

每100kg净泽泻片，用食盐2kg。

3. 麸炒泽泻　用中火将炒制器具预热，温度适宜时，均匀撒入麸皮，待起浓烟时迅速投入净泽泻片，翻炒至黄色时，出锅，筛去麸皮，晾凉。

每100kg净泽泻片，用麸皮10kg。

【成品性状】泽泻呈圆形或椭圆形厚片，外表皮黄白色或淡黄棕色，可见细小突起的须根痕，切面黄白色，粉性，有多数细孔，气微，味微苦。盐泽泻，表面淡黄棕色或黄褐色，可见焦斑，味微咸。麸炒泽泻，表面黄色，偶有焦斑，稍有焦香气。

【炮制作用】

1. 泽泻　味甘，性寒。归肾、膀胱经。能利水渗湿，泄热，化浊降脂。生泽泻以利水渗湿为主。多用于小便不利，水肿，淋浊，湿热黄疸，湿热带下等。

2. 盐泽泻　能引药下行，滋阴、泄热、利尿作用增强，利尿而不伤阴。用于小便淋漓，腰部重痛等。

3. 麸炒泽泻　寒性缓和，以渗湿和脾、降浊升清为主。用于脾虚泄泻，痰湿眩晕等。

【炮制研究】泽泻含多种四环三萜酮醇衍生物等成分，经炮制后，其水溶性煎出物增加，盐炙品增加最多。

【贮藏】置于干燥处，防蛀。

补骨脂

【处方用名】补骨脂、破故纸、盐补骨脂、盐骨脂。

【来源】本品为豆科植物补骨脂 *Psoralea corylifolia* L. 的干燥成熟果实。秋季果实成熟时采收果序，晒干，搓出果实，除去杂质。

【炮制方法】

1. 补骨脂　取原药材，净选。

2. 盐补骨脂　取净补骨脂，盐水拌匀，闷润至盐水被吸尽，置预热后的炒制器具内，文火炒至微鼓起、有爆裂声和香气逸出时，出锅，晾凉后筛去碎屑。

每 100kg 净补骨脂，用食盐 2kg。

【成品性状】补骨脂似肾形，稍扁，表面黑色、黑褐色或灰褐色，有细微网状皱纹，顶端圆钝，有一小突起，凹侧有果梗痕，质硬，果皮薄且与种子结合紧密，种子1枚，子叶2，黄白色，有油性，气香，味辛、微苦。盐补骨脂，表面黑色或黑褐色，微鼓起，气微香，味微咸。

【炮制作用】

1. 补骨脂　味辛、苦，性温。归肾、脾经。能温肾助阳、纳气平喘、温脾止泻。生补骨脂辛热而燥，温肾助阳力强，长于温补脾肾、止泻痢。多用于脾肾阳虚，五更泄泻。外用治白癜风，银屑病。

2. 盐补骨脂　辛燥之性缓和，避免伤阴，引药入肾，补肾纳气作用更强。多用于肾虚腰痛，虚喘，阳痿，滑精，遗尿等。

【炮制研究】补骨脂盐炙后部分挥发油损失，辛燥之性缓和，避免服药后出现口干、舌燥、咽痛等现象，并且煎出率明显高于生品。同时，Cu、Zn、Mn 等微量元素的溶出增多。

【贮藏】置于干燥处。

砂仁

【处方用名】砂仁、缩砂仁、阳春砂、盐砂仁。

【来源】本品为姜科植物阳春砂 *Amomum villosum* Lour.、绿壳砂 *Amomum villosum* Lour. var. *xanthioides* T. L. Wu et Senjen 或海南砂 *Amomum longiligulare* T. L. Wu 的干燥成熟果实。夏、秋间果实成熟时采收，干燥。

【炮制方法】

1. 砂仁　取原药材，净选。

2. 盐砂仁　取净砂仁，盐水拌匀，闷润至盐水被吸尽后，置预热后的炒制器具内，文火炒干，出锅，晾凉后筛去碎屑。

每 100kg 净砂仁，用食盐 2kg。

【成品性状】阳春砂、绿壳砂为椭圆形或卵圆形，有三条不明显的钝棱，表面棕褐色，密生刺状突起，果皮薄而软，种子集结成团，具三钝棱，中有白色隔膜，种子为不规则的多面体，表面棕红色或暗褐色，有细皱纹，气芳香浓烈，味辛凉、微苦。海南砂为长椭圆形或卵圆形，有明显的三棱，表面被片状、分枝的软刺，果皮厚而硬，气味稍淡。盐砂仁，颜色较生品稍深，辛香气略减，味微咸。

【炮制作用】

1. 砂仁　味辛，性温。归脾、胃、肾经。能化湿开胃，温脾止泻，理气安胎。生砂仁辛香，长于化湿行气，醒脾和胃。多用于湿浊阻滞中焦，脘腹胀痛，脾胃虚寒，呕吐泄泻。

2. 盐砂仁　辛燥之性略减，能引药下行，温肾缩尿。常用于胎动不安，妊娠恶阻，小便频数，遗尿等。

【贮藏】置于阴凉干燥处。

车前子*

【处方用名】车前子、车前仁、炒车前子、盐车前子。

【来源】本品为车前科植物车前 *Plantago asiatica* L. 或平车前 *Plantago depressa* Willd. 的干燥成熟种子。夏、秋二季种子成熟时采收果穗，晒干，搓出种子，除去杂质。

【炮制方法】

1. 车前子　取原药材，净选后备用。

2. 炒车前子　取净车前子，置预热的炒制器具内，文火炒至略有爆裂声，并有香气逸出时，出锅，晾凉后簸去碎屑。

3. 盐车前子　取净车前子，置预热的炒制器具内，文火炒至略有爆裂声时，均匀喷淋盐水，炒干，出锅，晾凉后簸去碎屑。

每100kg净车前子，用食盐2kg。

【成品性状】车前子呈椭圆形、不规则长圆形或三角状长圆形，略扁。表面黄棕色至黑褐色，有细皱纹，一面有灰白色凹点状种脐，质硬，气微，味淡。炒车前子，表面黑褐色或黄棕色，略有香气。盐车前子，表面黑褐色，气微香，味微咸。

【炮制作用】

1. 车前子　味甘，性微寒。归肝、肾、肺、小肠经。能清热利尿通淋，渗湿止泻，明目，祛痰。生车前子长于利水通淋，清肺化痰，清肝明目。常用于水肿，淋证，暑湿泄泻，痰热咳嗽。

2. 炒车前子　寒性稍减，煎出率提高，长于渗湿止泻。多用于湿浊泄泻，小便短少。

3. 盐车前子　泻热作用较强，利尿而不伤阴，能益肝明目。常用于目暗昏花，视力减退等。

【炮制研究】车前子炮制品黄酮类成分含量：炒车前子>盐车前子>生车前子。

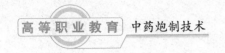

【贮藏】置于通风干燥处，防潮。

韭菜子

【处方用名】韭菜子、韭子、盐韭子、盐韭菜子。

【来源】本品为百合科植物韭菜 *Allium tuberosum* Rottl. ex Spreng. 的干燥成熟种子。秋季果实成熟时采收果序，晒干，搓出种子，除去杂质。

【炮制方法】

1. 韭菜子　取原药材，除去杂质，筛去灰屑。用时捣碎。

2. 盐韭菜子　取净韭菜子，用盐水拌匀，闷润至盐水被吸尽后，置预热后的炒制容器内，文火炒干，出锅，晾凉后筛去碎屑。用时捣碎。

每 100kg 韭菜子，用食盐 2kg。

【成品性状】韭菜子呈半圆形或半卵圆形，略扁，表面黑色，一面凸起，粗糙，有细密的网状皱纹，另一面微凹，皱纹不甚明显，顶端钝，基部稍尖，有点状突起的种脐，质硬，气特异，味微辛。盐韭菜子，色泽加深，有香气，味咸微辛。

【炮制作用】

1. 韭菜子　味辛、甘，性温。归肝经、肾经。能温补肝肾，壮阳固精。生韭菜子，辛、温，性偏燥，散寒作用强。多用于肾虚而兼寒湿的腰膝酸软冷痛。

2. 盐韭菜子　辛味减弱，引药入肾，补肾固精作用增强，多用于阳痿，遗精，尿频，遗尿。

【贮藏】置于干燥处。

胡芦巴

【处方用名】胡芦巴、炒胡芦巴、盐胡芦巴。

【来源】本品为豆科植物胡芦巴 *Trigonella foenum-graecum* L. 的干燥成熟种子。夏季果实成熟时采割植株，晒干，打下种子，除去杂质。

【炮制方法】

1. 胡芦巴　取原药材，除去杂质，洗净，干燥。用时捣碎。

2. 炒胡芦巴　取净胡芦巴，置预热后的炒制容器内，文火炒至有爆裂声，色泽加深，逸出香气时，出锅，晾凉后筛去碎屑。用时捣碎。

3. 盐胡芦巴　取净胡芦巴，用盐水拌匀，闷润至盐水被吸尽，置预热后的炒制容器内，文火炒至鼓起，逸出香气时，出锅，晾凉后筛去碎屑。用时捣碎。

每 100kg 胡芦巴，用食盐 2kg。

【成品性状】胡芦巴略呈斜方形或矩形，表面黄绿色或黄棕色，平滑，两侧各具一条深斜沟，相交处有点状种脐，质坚硬，不易破碎，气香，味微苦。炒胡芦巴，微鼓起，有裂纹，色泽加深，有香气。盐胡芦巴，微鼓起，表面黄棕色至棕色，气香，味微咸。

【炮制作用】

1. 胡芦巴　味苦，性温。归肾经。能温肾阳，逐寒止痛。生葫芦巴，长于散寒逐湿，多用于寒湿脚气。

2. 炒胡芦巴　苦燥之性稍缓，兼具温肾逐湿作用，温补肾阳作用略胜于生品，逐寒湿作用稍逊于生品。常用于肾虚冷胀，寒邪凝滞的痛经。

3. 盐胡芦巴　可引药入肾，长于温补肾阳。用于寒疝疼痛，阳痿，肾虚腰痛。

【贮藏】置于干燥处。

知母

【处方用名】知母、知母肉、炒知肉、盐知母。

【来源】本品为百合科植物知母 *Anemarrhena asphodeloides* Bge. 的干燥根茎。春、秋二季采挖，除去须根及泥沙，干燥，习称"毛知母"；或除去外皮，干燥。

【炮制方法】

1. 知母　取原药材，除净外皮及杂质，洗净，润透，切厚片，干燥。

2. 盐知母　取净知母片，置预热的炒制器具内，文火炒至变色时，翻炒中均匀喷淋入盐水，炒至近干，出锅，晾凉后筛去碎屑。

每100kg净知母片，用食盐2kg。

【成品性状】知母呈不规则类圆形的厚片，外表皮黄棕色或棕色，可见少量残存的黄棕色叶基纤维和凹陷或突起的点状根痕，切面黄白色至黄色，易折断，气微，味微甜、略苦，嚼之带黏性。盐知母，色黄或微带焦斑。味微咸。

【炮制作用】

1. 知母　味苦、甘，性寒。归肺、胃、肾经。能清热泻火，滋阴润燥。生知母苦寒滑利，善于清热泻火、生津润燥。用于高热烦渴，肺热燥咳，内热消渴，肠燥便秘等。

2. 盐知母　引药入肾，滋阴降火作用增强，善清虚热。常用于肝肾阴亏，虚火上炎，骨蒸潮热，盗汗遗精等。

【炮制研究】知母加热炮制后，可杀酶保苷，利于贮藏。不同炮制品中所含菝葜皂苷元的量依次为：盐炙品>麸炒品>清炒品>酒炙品>生品。

【贮藏】置于通风干燥处，防潮。

荔枝核

【处方用名】荔枝核、盐荔枝核。

【来源】 本品为无患子科植物荔枝 *Litchi chinensis* Sonn. 的干燥成熟种子。夏季采摘成熟果实，除去果皮及肉质假种皮，洗净，晒干。

【炮制方法】

1. 荔枝核　取原药材，除去杂质，洗净，干燥。用时捣碎。

2. 盐荔枝核　取净荔枝核，捣碎，加盐水拌匀，闷润至盐水被吸尽，置预热后的炒制容器内，文火炒干，出锅，晾凉后筛去碎屑。

每 100kg 荔枝核，用食盐 2kg。

【成品性状】 荔枝核呈长圆形或卵圆形，略扁，表面棕红色或紫棕色，平滑，有光泽，略有凹陷及细波纹。一端有类圆形黄棕色的种脐，质硬，气微，味微甘而苦涩。盐荔枝核呈碎块状，断面棕褐色，偶见焦斑，味苦涩而微咸。

【炮制作用】

1. 荔枝核　味甘、微苦，性温。归肝经、肾经。能理气散结，祛寒止痛。生荔枝核，善于疏肝、理气、止痛，偏于治肝气郁滞，胃脘疼痛，妇女少腹刺痛。

2. 盐荔枝核　偏入肝经血分，行血中之气，长于疗疝止痛。用于睾丸冷痛或小肠寒疝。

【贮藏】 置于干燥处，防蛀。

益智

【处方用名】 益智、益智仁、炒益智仁、盐益智仁。

【来源】 本品为姜科植物益智 *Alpinia oxyphylla* Miq. 的干燥成熟果实。夏、秋间果实由绿变红时采收，晒干或低温干燥。

【炮制方法】

1. 益智　取原药材投入热砂中，用武火加热，炒至外壳鼓起并焦黄时取出，筛去砂，趁热碾破外壳，筛取种子。用时捣碎。

2. 盐益智　取净益智，加盐水拌匀，闷润至盐水被吸尽后，置预热后的炒制容器内，文火炒干，至颜色加深时，出锅，晾凉后筛去碎屑。用时捣碎。

每 100kg 益智，用食盐 2kg。

【成品性状】 益智呈椭圆形的种子团，中有隔膜分为 3 瓣，多数散成不规则的碎块或单粒种子，种子呈不规则的扁圆形，略有钝棱，表面灰褐色或灰黄色，质硬，破开面呈乳白色，有特异香气，味辛、微苦。盐益智，表面褐色或棕褊色，略有咸味。

【炮制作用】

1. 益智　味辛，性温。归脾经、肾经。能温脾止泻，收摄涎唾，暖肾固精，缩尿的功能。生益智，辛温而燥，善于温脾止泻，收摄涎唾，多用于腹寒泄泻，涎液自流。

2. 盐益智　辛燥之性缓和，专行下焦，长于固精，缩尿。多用于肾虚遗精、遗尿、尿频，白浊。

【贮藏】置于阴凉干燥处。

四、蜜炙技术

蜜炙技术是指将净制后需炙制的中药饮片，加入规定量的炼蜜拌匀，闷润透，用文火炒至规定程度的炮制技术。常用于止咳平喘、补脾益气等药物的加工处理，如甘草、黄芪、麻黄等。炮制须用炼蜜，炼蜜的用量，除另有规定外，每 100kg 净药物，用炼蜜 25kg。

1. **蜂蜜** 蜂蜜为半透明、有光泽、浓稠的液体，色淡黄、气芳香、味极甜。性平、味甘。生蜜，性偏凉，能清热、滑肠；炼蜜，性偏温，有甘缓益脾、润肺止咳、矫味等作用。

炮制中药须用炼制的嫩蜜。炼蜜，即将生蜜加适量水煮沸，滤过，去沫及杂质，浓缩而成。

2. **蜜炙目的**

（1）增强药物作用 止咳类中药蜜炙后，能增强润肺止咳的作用，如桑白皮、款冬花、枇杷叶等；补气类中药蜜炙后，能增强其补中益气的作用，如黄芪等。

（2）改变药性 生甘草偏凉，多用于泻火解毒，化痰止咳。蜜炙后性温，补脾和胃，益气复脉，缓急止痛作用增强；生金樱子酸涩，固涩止脱力强，多用于遗精遗尿。蜜炙后甘涩，能补中涩肠，避免腹痛的副作用，用于脾虚久泻。

（3）缓和药性 麻黄发汗作用较猛，蜜炙后能缓解其发汗作用。

（4）矫味和消除副作用 生马兜铃、生百部对胃有刺激性，易致恶心呕吐，蜜炙能矫味，以免引起呕吐，还能增强其止咳作用。

3. **成品质量** 药物蜜炙后色泽呈黄色至深黄色，或较原色加深，有光泽，偶见焦斑。稍有黏性但不粘手。有蜜香气，微带焦香。味甜。成品生片、糊片不得超过 2%，含水量不得超过 15%。

4. **注意事项**

（1）蜜炙药物所用的蜜是炼蜜，炼蜜时，火力不宜过大，以免溢出锅外或焦化。一般炼成嫩蜜，不宜过老，否则黏性太强，不易与药物拌匀。

（2）蜜炙时，所用炼蜜应稀释。稀释炼蜜所用开水量，以蜜汁能与药物拌匀而又无剩余的蜜液为宜。若加水量过多，则不易炒干，成品容易发霉。

（3）蜜炙时，火力要小，以免糊锅，若糊锅，须用净湿布擦除焦糊的蜜，以免影响成品质量。炙制的时间可稍长，要尽量将水分除去，避免发霉。

（4）蜜炙药物晾凉后应及时密闭贮藏，以免吸潮发黏或发酵变质；贮藏的环境应阴凉通风干燥。

（5）质地致密的药物（如百合）蜜炙时，宜采用先炒药后加蜜的方法，先除去部分水分，使其质地略变酥脆，以便蜜被吸收。

甘草*

【处方用名】甘草、炙甘草、蜜甘草。

【来源】本品为豆科植物甘草 *Glycyrrhiza uralensis* Fisch.、胀果甘草 *Glycyrrhiza inflata* Bat. 或光果甘草 *Glycyrrhiza glabra* L. 的干燥根及根茎。春、秋二季采挖，除去须根，干燥。

【炮制方法】

1. 甘草　取原药材，除去杂质，分档，洗净，润透，切厚片，干燥后筛去碎屑。

2. 炙甘草　取净甘草片，将定量炼蜜加适量开水稀释，淋入甘草片中拌匀，闷润至蜜汁被吸尽，置预热后的炒制器具内，文火炒至黄色至深黄色、不粘手时，出锅晾凉。

每100kg净甘草片，用炼蜜25kg。

【成品性状】甘草呈类圆形或椭圆形的厚片，外表皮红棕色或灰棕色，具纵皱纹，切面略显纤维性，中心黄白色，可见棕色形成层环及明显放射状纹理，质坚实，显粉性，气微，有特殊甜味。炙甘草，外表皮红棕色或灰棕色，切面黄色至深黄色，形成层环明显，射线放射状，微有光泽，略有黏性，具焦香气，味甜。

【炮制作用】

1. 甘草　味甘，性平。归心、肺、脾、胃经。能补脾益气、清热解毒、祛痰止咳、缓急止痛、调和诸药。生甘草偏凉，长于清热解毒、祛痰止咳。多用于咽喉肿痛，肺热咳嗽，痈肿疮毒，药物中毒、食物中毒等。

2. 炙甘草　偏温，长于补脾和胃、益气复脉。用于脾胃虚弱，倦怠乏力，心动悸，脉结代。

【炮制研究】对烘法与炒法炮制的蜜炙甘草进行研究比较，结果显示在同等剂量下，两者有相同的促肾上腺皮质激素样作用和拮抗地塞米松对下丘脑-垂体-肾上腺皮质轴的抑制作用，但烘制蜜甘草的急性毒性低于炒制蜜甘草的毒性。用烘法代替炒法蜜炙甘草是较好选择。

【贮藏】置于通风干燥处，防蛀。

麻黄*

【处方用名】麻黄、麻黄绒、炙麻黄、蜜麻黄、炙麻黄绒、蜜麻黄绒。

【来源】本品为麻黄科植物草麻黄 *Ephedra sinica* Stapf、中麻黄 *Ephedra intermedia* Schrenk et C. A. Mey. 或木贼麻黄 *Ephedra equisetina* Bge. 的干燥草质茎。秋季采割绿色的

草质茎，干燥。

【炮制方法】

1. 麻黄　取原药材，净制后切段；或净制后稍润，切段，干燥。

2. 炙麻黄　取净麻黄段，将炼蜜加适量开水稀释，淋入麻黄段中拌匀，闷润至蜜汁被吸尽，置预热后的炒制器具内，文火炒至不粘手时，出锅，晾凉。

每100kg净麻黄，用炼蜜20kg。

3. 麻黄绒　取麻黄段，碾压成绒状，筛去粉末。

4. 炙麻黄绒　取炼蜜，加适量开水稀释后，淋入麻黄绒内拌匀，闷润至蜜汁被吸尽，置预热后的炒制器具内，文火炒至深黄色、不粘手时，出锅，晾凉。

每100kg净麻黄绒，用炼蜜25kg。

【成品性状】麻黄呈圆柱形的段，表面淡黄绿色至黄绿色，粗糙，有细纵脊线，节上有细小鳞叶，切面中心显红黄色。气微香，味涩、微苦。蜜麻黄，表面深黄色，微有光泽，稍有黏性，有蜜香气。麻黄绒呈松散的绒团状，黄绿色，体轻。蜜麻黄绒为黏结的绒团状，深黄色，稍有黏性，味微甜。

【炮制作用】

1. 麻黄　味辛、微苦，性温。归肺、膀胱经。能发汗散寒，宣肺平喘，利水消肿。生麻黄长于发汗解表，多用于风寒表实证。

2. 炙麻黄　性温偏润，辛散发汗作用缓和，长于宣肺平喘。多用于表证已解，而肺气壅闭，咳嗽气喘较重者。

3. 麻黄绒　发汗作用缓和，适于风寒感冒的老人、幼儿及体虚者。

4. 炙麻黄绒　作用更缓，适于表证已解而喘咳未愈的老人、幼儿及体弱者。

【炮制研究】麻黄蜜炙后，其发汗成分挥发油含量下降，使辛散发汗作用变缓和，而对止咳平喘的主要成分麻黄碱的含量影响不大，在蜜的协同作用下，宣肺平喘止咳作用增强。

【贮藏】置于通风干燥处，防潮。

黄芪*

【处方用名】黄芪、绵芪、炙黄芪、蜜黄芪。

【来源】本品为豆科植物蒙古黄芪 *Astragalus membranaceus*（Fisch.）Bge. var. *mongholicus*（Bge.）Hsiao 或膜荚黄芪 *Astragalus membranaceus*（Fisch.）Bge. 的干燥根。春、秋二季采挖，除去须根及根头，干燥。

【炮制方法】

1. 黄芪　取原药材，除去杂质，分档，洗净，润透，切厚片，干燥后筛去碎屑。

2. 炙黄芪　取净黄芪片，将稀释的炼蜜淋入拌匀，闷润至蜜汁被吸尽，置预热后的炒制器具内，文火炒至深黄色、不粘手时，出锅，晾凉。

每 100 kg 净黄芪片，用炼蜜 25kg。

【成品性状】黄芪呈类圆形或椭圆形的厚片，外表皮黄白色至淡棕褐色，可见纵皱纹或纵沟，切面皮部黄白色，木部淡黄色，有放射状纹理及裂隙，偶见中心枯朽状，呈黑褐色或空洞，气微，味微甜，嚼之有豆腥味，稍有黏性。炙黄芪，外表皮淡棕黄色或淡棕褐色，可见纵皱纹或纵沟，切面皮部黄白色，木部淡黄色，有放射状纹理和裂隙，稍有光泽，具蜜香气，味甜，略带黏性。

【炮制作用】

1. 黄芪　味甘，性温。归肺、脾经。能补气升阳，固表止汗，利水消肿，托毒生肌。生黄芪长于固表止汗，利水消肿，托毒生肌。多用于气虚乏力，食少便溏，中气下陷，久泻脱肛，便血崩漏，表虚自汗，气虚水肿，痈疽难溃，久溃不敛。

2. 炙黄芪　温性增强。长于益气补中。多用于气虚乏力，食少便溏。

【炮制研究】黄芪蜜炙过程中，一部分黄芪皂苷发生了糖苷键的断裂和乙酰基的脱落，初步阐明蜜炙黄芪补气作用的增强，可能是由于皂苷成分的脱乙酰化和糖苷的水解所致。炙黄芪在对人体受损伤的红细胞变形能力的保护作用、补气效用、提高机体免疫能力等方面均优于生品。

【贮藏】置于通风干燥处，防潮，防蛀。

百部

【处方用名】百部、蜜百部、炙百部

【来源】本品为百部科植物直立百部 *Stemona sessilifolia*（Miq.）Miq.、蔓生百部 *Stemona japonica*（Bl.）Miq. 或对叶百部 *Stemona tuberosa* Lour. 的干燥块根。春、秋二季采挖，除去须根，洗净，置沸水中略烫或蒸至无白心，取出，干燥。

【炮制方法】

1. 百部　取原药材，除去杂质，洗净，润透，切厚片，干燥后筛去碎屑。

2. 蜜百部　取净百部片，将稀释的炼蜜淋入拌匀，闷润至蜜汁被吸尽，置预热后的炒制器具内，文火炒至不粘手时，出锅，晾凉。

每 100kg 净百部片，用炼蜜 12.5kg。

【成品性状】百部呈不规则厚片，或不规则条形斜片，表面灰白色、棕黄色，有深纵皱纹，切面灰白色、淡黄棕色或黄白色，角质样，皮部较厚，中柱扁缩，质软，气微、味甘、苦。蜜百部，表面棕黄色或褐棕色，偶有焦斑，略带黏性。味甜。

【炮制作用】

1. 百部　味甘、苦，性微温。归肺经。能润肺下气止咳，杀虫灭虱。生百部善止咳化痰，灭虱杀虫。常用于新久咳嗽。外用于疥癣，阴痒，头虱，体虱，蛲虫病。生品有小毒，对胃有一定刺激性，内服用量不宜过大。

2. 蜜百部　对胃的刺激性缓和，润肺止咳作用增强。多用于阴虚劳嗽。

【贮藏】置于通风干燥处，防潮。

款冬花

【处方用名】款冬花、冬花、炙冬花、蜜冬花。

【来源】本品为菊科植物款冬 *Tussilago farfara* L. 的干燥花蕾。12月或地冻前当花尚未出土时采挖，除去花梗及泥沙，阴干。

【炮制方法】

1. 款冬花　取原药材，除去杂质及残梗，筛去灰屑。

2. 炙款冬花　取净款冬花，将稀释后的炼蜜淋入拌匀，闷润至蜜汁被吸尽，置预热后的炒制器具内，文火炒至微黄色、不粘手时，出锅，晾凉。

每100kg净款冬花，用炼蜜25 kg。

【成品性状】款冬花呈长圆棒状，单生或2~3个基部连生，上端较粗，下端渐细，外被多数鱼鳞状苞片，苞片外表面紫红色或淡红色，内表面密被白色絮状茸毛，体轻，气香，味微苦而辛。蜜款冬花，表面棕黄色或棕褐色，稍带黏性，具蜜香气，味微甜。

【炮制作用】

1. 款冬花　味辛、微苦，性温。归肺经。具有润肺下气、止咳化痰的作用。生款冬花长于散寒止咳。多用于风寒咳嗽，痰饮咳嗽。

2. 蜜款冬花　性温润，润肺止咳作用增强。多用于肺虚久咳或阴虚燥咳。

【贮藏】置于通风干燥处，防潮，防蛀。

旋覆花

【处方用名】旋覆花、炙旋覆花、蜜旋覆花。

【来源】本品为菊科植物旋覆花 *Inula japonica* Thunb. 或欧亚旋覆花 *Inula britannica* L. 的干燥头状花序。夏、秋二季花开放时采收，除去杂质，干燥。

【炮制方法】

1. 旋覆花　取原药材，除去梗、叶及杂质。

2. 蜜旋覆花　取炼蜜，加水稀释，淋入净旋覆花内拌匀，闷润至蜜汁被吸尽，置预热后的炒制容器内，文火炒至不粘手时，出锅，晾凉。

每100kg净旋覆花，用炼蜜25kg。

【成品性状】旋覆花呈扁球形或类球形，黄色或黄棕色，花蒂浅绿色，体轻，易散碎，气微，味微苦。蜜旋覆花深黄色，多破碎，略带黏性。有蜜香气，味微甜。

【炮制作用】

1. 旋覆花　味苦、辛、咸，性微温。归肺经、脾经、胃大肠经。能降气消痰、行水、止呕。生旋覆花苦辛之味较强，善于降气化痰止呕，止咳作用较弱，多用于痰饮内停的胸膈满闷及胃气上逆的呕吐、喘息。

2. 蜜旋覆花　苦辛降逆止呕作用弱于生品，性偏润，长于润肺止咳，降气平喘，多用于咳嗽痰喘而兼呕恶者。

【贮藏】置于干燥处，防潮。

白前

【处方用名】白前、炙白前、蜜白前。

【来源】本品为萝摩科植物柳叶白前 *Cynanchum stauntonii*（Decne.）Schltr. ex Levl. 或芫花叶白前 *Cynanchum glaucescens*（Decne.）Hand. –Mazz. 的干燥根茎及根。秋季采挖，除去地上茎，洗净，干燥。

【炮制方法】

1. 白前　取原药材，除去杂质，洗净，润透，切段，干燥。

2. 蜜白前　取炼蜜，加水稀释，淋于净白前段内拌匀，闷润至蜜汁被吸尽，置预热后的炒制容器内，文火炒至不粘手，表面深黄色时，出锅，晾凉。

每100kg净白前段，用炼蜜25kg。

【成品性状】柳叶白前为细圆形小段，表面黄棕色或淡黄色，切面灰黄色或灰白色，中空，质脆易断，气微，味微甘。芫花叶白前，为细圆形小段，表面灰绿色或淡黄色，质较硬，气微弱，味微甜。蜜白前，表面深黄色，微有光泽，稍具黏性，味甜。

【炮制作用】

1. 白前　味辛，苦，性微温。归肺经。能降气、消痰、止咳。生白前对胃有一定刺激性，性微温而不燥热，长于解表理肺，降气化痰。多用于风寒咳嗽，痰湿咳喘，亦可用于肺热咳嗽。

2. 蜜白前　对胃的刺激性减弱，润肺降气、化痰止咳作用增强。多用于肺虚咳嗽，肺燥咳嗽，咳嗽痰多等。

【贮藏】置于通风干燥处。

枇杷叶*

【处方用名】枇杷叶、炙枇杷叶、蜜枇杷叶。

【来源】本品为蔷薇科植物枇杷 *Eriobotrya japonica*（Thunb.）Lindl. 的干燥叶。全年均可采收，晒至七八成干时，扎成小把，再晒干。

【炮制方法】

1. 枇杷叶　取原药材，刷净绒毛，喷水润软，切丝，干燥。

2. 蜜枇杷叶　取净枇杷叶丝，将稀释后的炼蜜淋入拌匀，闷润至蜜汁被吸尽，置预热后的炒制器具内，文火炒至不粘手，出锅，晾凉。

每100kg净枇杷叶丝，用炼蜜20kg。

【成品性状】枇杷叶呈丝状，上表面灰绿色、黄棕色或红棕色，较光滑；下表面密被黄色绒毛，主脉显著突起，侧脉羽状，革质而脆，易断，气微，味微苦。蜜枇杷叶，表面黄棕色或红棕色，微显光泽，略带黏性，有蜜香气，味微甜。

【炮制作用】

1. 枇杷叶　味苦，性微寒。归肺、胃经。能清肺止咳、降逆止呕。生枇杷叶长于清肺止咳，降逆止呕。多用于肺热咳嗽，气逆喘急，胃热呕逆等。

2. 蜜枇杷叶　润肺止咳作用增强，多用于肺燥咳嗽。

【贮藏】置于干燥处。

前胡

【处方用名】前胡、蜜前胡、炙前胡。

【来源】本品为伞形科植物白花前胡 *Peucedanum praeruptorum* Dunn 或紫花前胡 *Peucedanum decursivum* Maxim 的干燥根。冬季至次春茎叶枯萎或未抽花茎时采挖，除去须根，洗净，晒干或低温干燥。

【炮制方法】

1. 前胡　取原药材，除去杂质及残茎，洗净，润透，切薄片，干燥后筛去碎屑。

2. 蜜前胡　取炼蜜，用水稀释后，淋入前胡片内拌匀，润透至蜜汁被吸尽后，置预热后的炒制容器内，文火炒至不粘手时，出锅，晾凉。

每100kg净前胡片，用炼蜜25kg。

【成品性状】前胡为不规则或类圆形薄片，周边黑褐色或灰黄色，偶见残留的纤维状叶鞘残基，切面淡黄白色或类白色，可见一棕色环纹及放射状纹理，皮部散在多数棕黄色油点，气芳香，味微苦辛。蜜前胡，表面深黄色，略有光泽，味微甜。

【炮制作用】

1. 前胡　味苦、辛，性微寒。归肺经。能散风清热，降气化痰。生前胡，以降气化痰，散风清热为主。多用于肺气不降，喘咳，痰稠，胸痞满闷，风热郁肺咳嗽等。

2. 蜜前胡　以润肺止咳为主。常用于肺燥咳嗽，咳嗽痰黄，咽喉干燥，胸闷气促，胸膈不利，呕吐不食等。

【贮藏】置于阴凉干燥处，防霉，防蛀。

桑白皮

【处方用名】桑白皮、炙桑白皮、蜜桑白皮。

【来源】桑白皮为桑科植物桑 *Morus alba* L. 的干燥根皮。秋末叶落时至次春发芽前采挖根部，刮去黄棕色粗皮，纵向剖开，剥取根皮，干燥。

【炮制方法】

1. 桑白皮　取原药材，除去杂质，洗净，润透，切丝，干燥。

2. 蜜桑白皮　取炼蜜，用水稀释后，加入净桑白皮丝中拌匀，闷润至蜜汁被吸尽，文火炒至表面深黄色，不粘手时，出锅，晾凉。

每 100kg 净桑白皮，用炼蜜 25kg。

【成品性状】桑白皮呈长短不一卷曲的丝条状，外表面类白色或淡黄白色，较平坦，内表面黄白色或灰黄色，有细纵纹，切面纤维性，体轻，质韧，气微，味微甜。蜜桑白皮，表面深黄色，稍有光泽，味甜。

【炮制作用】

1. 桑白皮　味甘，性寒。归肺经。能泻肺平喘，利水消肿。本品多生用。生桑白皮性寒，泻肺行水力强，多用于水肿，尿少，面目肌肤浮肿。

2. 蜜桑白皮　寒泻之性缓和，偏润，善润肺止咳，多用于肺虚咳喘。

【贮藏】置于通风干燥处，防潮，防蛀。

百合*

【处方用名】百合、炙百合、蜜百合。

【来源】本品为百合科植物卷丹 *Lilium lancifolium* Thunb.、百合 *Lilium brownii* F. E. Brown var. *viridulum* Baker 或细叶百合 *Lilium pumilum* DC. 的干燥肉质鳞叶。秋季采挖，洗净，剥取鳞叶，置沸水中略烫，干燥。

【炮制方法】

1. 百合　取原药材，除去杂质，筛净灰屑。

2. 蜜百合　取净百合，置预热后的炒制器具内，文火炒至颜色加深时，将稀释后的炼蜜淋入，迅速均匀翻炒至微黄色、不粘手时，出锅，晾凉。

每100kg 净百合，用炼蜜5kg。

【成品性状】百合为长椭圆形鳞片，表面类白色、淡棕黄色或微带紫色，有数条纵直平行的白色维管束，顶端稍尖，基部较宽，边缘薄，微波状，向内弯曲，质硬而脆，断面较平坦，角质样，气微，味微苦。蜜百合，表面黄色，偶见焦斑，稍带黏性，味甜。

【炮制作用】

1. 百合　味甘，性寒。归心、肺经。具有养阴润肺、清心安神的作用。生品以清心安神力胜。用于热病后余热未清，虚烦惊悸，失眠多梦，精神恍惚等。

2. 蜜百合　润肺止咳作增强用。多用于肺虚久咳，肺痨咯血，肺阴亏损，虚火上炎等。

【贮藏】置于通风干燥处。

五、 姜炙技术

姜炙技术是指将净制后待炙制中药饮片，加规定量姜汁拌匀，闷润透，用文火炒至规定程度的炮制技术。常用于祛痰止咳、降逆止呕等药物的炮制。如姜竹茹、姜厚朴等。

1. 生姜　味辛，性温，有发汗解表、温中散寒、降逆止呕和化痰止咳等作用。姜汁是由生姜经捣碎取汁，或由生姜或干姜加适量水煎煮去渣而得的黄白色液体。主要含有挥发油、姜辣素，此外尚有氨基酸、淀粉等成分。

姜汁的制备：将适量净生姜切碎，置适宜器具内捣烂，加适量水，压榨取汁，残渣再加适量水压榨一次，合并2次汁液即为"姜汁"。除另有规定外，每100kg待炮炙品用生姜10kg，制备姜汁10kg，即姜汁与生姜的比例为1∶1。

2. 炮制目的

（1）缓和寒性，增强和胃止呕作用　姜炙后的药物寒性减弱，可免伤脾阳，如黄连。姜炙还可增强降逆止呕的作用，如竹茹。

（2）缓和副作用　对咽喉有一定的刺激性药物，姜炙后可缓和其刺激性，如厚朴。

3. 成品质量　药物姜炙后色泽加深，偶见焦斑。有姜的辛辣味。成品生片、糊片或姜煮品未煮透者不得超过2%，杂质不得超过1%，含水量不得超过13%。

4. 注意事项

（1）制备姜汁时，所得姜汁与生姜的比例以1∶1为宜。

（2）药物与姜汁要充分拌匀，闷润至姜汁完全被吸尽后，再用文火炒干。

厚朴*

【处方用名】厚朴、川厚朴、姜厚朴。

【来源】本品为木兰科植物厚朴 *Magnolia officinalis* Rehd. et Wils. 或凹叶厚朴 *Magnolia officinalis Rehd.* et Wils. var. *biloba* Rehd. et Wils. 的干燥干皮、根皮及枝皮。4～6 月剥取根皮及枝皮直接阴干，干皮置沸水中微煮后，堆置阴湿处，"发汗"至内表面变紫褐色或棕褐色时，蒸软，取出，卷成筒状，干燥。

【炮制方法】

1. 厚朴　取原药材，刮去粗皮，洗净，润透，切丝，干燥后筛去碎屑。

2. 姜厚朴

（1）姜炙　取厚朴丝，加姜汁拌匀，闷润至姜汁被吸尽，置预热后的炒制容器内，文火炒干，出锅，晾凉后筛去碎屑。

（2）姜煮　取生姜切片，加水煮汤，另取刮净粗皮的厚朴，扎成捆，置姜汤中，文火加热，煮至姜液被吸尽，取出，切丝，干燥后筛去碎屑。

每 100kg 净厚朴，用生姜 10kg。

【成品性状】厚朴呈单、双卷筒丝条状，外表面灰褐色，粗糙，内表面紫棕色或深紫褐色，较平滑，具细密纵纹，划之显油痕，切面颗粒性，有油性，有的可见小亮星，气香，味辛辣、微苦。姜厚朴，表面灰褐色，偶见焦斑，略有姜辣气。

【炮制作用】

1. 厚朴　味苦、辛，性温。归脾、胃、肺、大肠经。具有燥湿消痰、下气除满的作用。常用于湿滞伤中，脘痞吐泻，食积气胀，腹胀便秘，痰饮喘咳。生厚朴辛辣峻烈，对咽喉有刺激性，一般内服不用生品。

2. 姜厚朴　无对咽喉的刺激性，宽中和胃的作用增强。

【炮制研究】同株厚朴的树皮，经产地煮、"发汗"和蒸制加工后，有效成分厚朴酚及和厚朴酚含量比未经产地加工品稍高。

【贮藏】置于通风干燥处。

竹茹*

【处方用名】竹茹、淡竹茹、姜竹茹。

【来源】　本品为禾本科植物青秆竹 *Bambusa tuldoides* Munro、大头典竹 *Sinocalamus beecheyanus*（Munro）McClure var. *pubescens* P. F. Li 或淡竹 *Phyllostachys nigra*（Lodd.）Munro var. *henonis*（Mitf.）Stapf ex Rendle 的茎秆的干燥中间层。全年均可采制，取新鲜茎，除去外皮，将稍带绿色的中间层刮成的丝条，或削成薄片，捆扎成束，阴干。前者称"散竹茹"，后者称"齐竹茹"。

【炮制方法】

1. 竹茹　取原药材，除去杂质和硬皮，切段或揉成松紧适度的小团。

2. 姜竹茹　取竹茹段或团，加姜汁拌匀，润至姜汁被吸尽后，置预热后的炒制容器内，文火加热，如烙饼法将两面烙至微黄色，出锅，晾凉后筛去碎屑。每100kg净竹茹，用生姜10kg。

【成品性状】竹茹为卷曲成团的不规则的丝条状小段或小团，浅绿色或黄绿色，体轻，质柔韧，有弹性，气微，味淡。姜竹茹，表面黄色，偶有焦斑，微有姜香气。

【炮制作用】

1. 竹茹　味甘，性微寒。归肺、胃经。能清热化痰、除烦、止呕。生竹茹长于清热化痰、除烦。多用于痰热咳嗽，痰火内扰，心烦不安。

2. 姜竹茹　降逆止呕作用增强，多用于恶心呕吐。

【贮藏】置于干燥处，防霉，防蛀。

六、 油炙技术

油炙技术是指将净制后需炙制的中药饮片，与一定量的食用油脂拌匀，用文火炒至规定程度的炮制技术，又称酥炙技术。依其操作方法不同，可分为油炒技术、油炸技术和油脂涂酥烘烤技术。

1. 油脂　炮制药物所用油脂一般为麻油、羊脂油。麻油，为脂麻科植物脂麻的干燥成熟种子榨得的油脂，主要含有亚油酸甘油酯、芝麻素等成分，味甘，性微寒，有清热、润燥、生肌的作用。麻油因沸点较高，常用以炮制质地坚硬或有毒的药物，使之酥脆，降低毒性。羊脂油，由羊脂炼制而成，含饱和脂肪酸甘油酯，味甘，性温，能温散寒邪、补肾壮阳。

2. 炮制目的

（1）增强疗效　补肾助阳药物，羊脂油炙后能增强其疗效，如淫羊藿。

（2）降低毒性　油炸能降低某些药物毒性，如马钱子。

（3）利于粉碎，便于制剂和服用　质地坚硬或坚韧的药物，经油炸和油脂涂酥烘烤后，能使其质地酥脆，如三七、蛤蚧。

3. 注意事项

（1）油炸操作时要控制好温度和时间，以防将药物炸焦。油炒时，应控制好火力和炮制时间，以免药物炒焦。

（2）油脂涂酥时，翻动应勤，均匀烘烤，达到酥脆程度时，要防止烤焦。

淫羊藿*

【处方用名】淫羊藿、仙灵脾、炙淫羊藿。

【来源】本品为小檗科植物淫羊藿 Epimedium brevicornu Maxim.、箭叶淫羊藿 Epimedium sagittatum（Sieb. et Zucc.）Maxim.、柔毛淫羊藿 Epimedium pubescens Maxim. 或

朝鲜淫羊藿 *Epimedium koreanum* Nakai 的干燥叶。夏、秋季茎叶茂盛时采收，干燥。

【炮制方法】

1. 淫羊藿　取原药材，除去杂质，喷淋清水，稍润，切丝，干燥。

2. 炙淫羊藿　取羊脂油置锅内加热熔化，加入淫羊藿丝，文火炒至油脂被吸尽，均匀润泽，表面微黄色时，出锅，晾凉。

每100kg净淫羊藿丝，用炼羊脂油20kg。

【成品性状】淫羊藿呈丝片状，上表面绿色、黄绿色或浅黄色，下表面灰绿色，网脉明显，中脉及细脉凸出，边缘具黄色刺毛状细锯齿，近革质，气微，味微苦。炙淫羊藿，表面浅黄色显油亮光泽。

【炮制作用】

1. 淫羊藿　味辛、甘，性温。归肝、肾经。能补肾阳，强筋骨，祛风湿。生淫羊藿长于祛风湿，强筋骨。多用于麻木拘挛，筋骨痿软，风湿痹痛，中风偏瘫，小儿麻痹。

2. 炙淫羊藿　温肾助阳作用增强。多用于肾阳不足之阳痿，不孕，早泄等。

【贮藏】置于通风干燥处。

蛤蚧*

【处方用名】蛤蚧、酒蛤蚧、酥蛤蚧。

【来源】本品为壁虎科动物蛤蚧 *Gekko gecko* Linnaeus 的干燥体。全年均可捕捉，除去内脏，拭净，用竹片撑开，使全体扁平顺直，低温干燥。

【炮制方法】

1. 蛤蚧　取原药材，去除竹片，洗净，除去鳞片及头足，切成小块，干燥。

2. 酒蛤蚧　取蛤蚧块，用黄酒拌匀，闷润至酒被吸尽，置预热后的炒制容器内，文火炒干，或烘干。每100kg净蛤蚧，用黄酒10kg。

3. 酥蛤蚧　取蛤蚧，涂以麻油，于无烟火上烤至稍黄质脆，除去头足及鳞片，切成小块。

【成品性状】蛤蚧呈不规则的片状小块，外表面灰黑色或银灰色，有棕黄色的斑点及鳞甲脱落的痕迹，内表面黄白色或灰黄色，脊椎骨和肋骨突起，气腥，味微咸。酒蛤蚧，稍有酒香气。酥蛤蚧，色稍黄，质较脆，有香酥气。

【炮制作用】

1. 蛤蚧　味咸，性平。归肺、肾经。能补肺益肾、纳气定喘、助阳益精。多用于肺肾不足，虚喘气促，劳嗽咯血，阳痿，遗精。

2. 酥蛤蚧　善于补肺益精、纳气定喘。常用于肺虚咳嗽，肾虚作喘等。酥制后腥气减弱，且易粉碎。

3. 酒蛤蚧　腥气减弱，质酥易碎，补肾壮阳作用增强。常用于肾阳不足，精血亏损的阳痿。

【炮制研究】蛤蚧含有丰富的 Zn、Fe、Mg、Ca 等微量元素，均与中医"肾"关系密切，测定结果表明，蛤蚧体尾 Zn、Fe 含量最高，蛤蚧身 Mg 含量高，头部 Ca 含量高。历代用蛤蚧都要去除头足，对蛤蚧眼和头足作猴急性和亚急性实验，结果均未见不良反应。如能将蛤蚧头、足作为药用部位用于临床，可以缓解药源的不足。

【贮藏】用木箱严密封装，常用于花椒拌存，置于阴凉干燥处，防蛀。

三七*

【处方用名】三七、田七、三七粉、熟三七。

【来源】本品为五加科植物三七 *Panax notoginseng*（Burk.）F. H. Chen 的干燥根及根茎。秋季花开前采挖，洗净，分开主根、支根及根茎，干燥。支根习称"筋条"，根茎习称"剪口"。

【炮制方法】

1. 三七　取原药材，洗净，干燥，用时捣碎。

2. 三七粉　取三七，洗净，干燥，制成细粉。

3. 熟三七　取净三七，打碎，分档，用麻油炸至表面棕黄色，取出，沥去油，晾凉，制成细粉。或取三七，洗净，蒸透，取出，及时切片，干燥。

【成品性状】三七呈类圆锥形或圆柱形，表面灰褐色或灰黄色，有断续的纵皱纹及支根痕，顶端有茎痕，周围有瘤状突起，体重，质坚实，断面灰绿色、黄绿色或灰白色，木部微呈放射状排列，味苦回甜。三七粉，为灰白色或灰黄色粉末，味微苦回甜。熟三七粉为浅黄色细粉，略有油气，味微苦。熟三七为类圆形薄片，表面棕黄色，角质样，有光泽，质坚硬，易折断，味苦回甜。

【炮制作用】

1. 三七　味甘、微苦，性温。归肝、胃经。能散瘀止血、消肿定痛。有止血而不留瘀，化瘀而不伤正的特点。用于咯血，吐血，衄血，便血，崩漏，外伤出血，胸腹刺痛，跌扑肿痛等。

2. 三七粉　利于吞服或外敷用于创伤出血。

3. 熟三七　止血化瘀作用减弱，偏于滋补。多用于身体虚弱，气血不足的患者。

【贮藏】置于阴凉干燥处，防蛀。

项目二　炙制技术操作规程与工艺流程

一、传统操作技术

1. 设备与物料

（1）器具　煤气灶、炒锅、铲子、刷子、盛药器具、天平、量筒、喷壶。

（2）辅料　黄酒、米醋、盐水、炼蜜、姜汁、羊脂油。

2. 操作规程一（先拌辅料后炒药）

（1）准备　工作服、帽穿戴整齐；器具洁净齐全、摆放合理。

（2）净选　净制操作规范，饮片净度符合《中国药典》（2015年版）及《中药饮片质量标准通则（试行）》之规定。

（3）称量　药材称取规范、称量准确。

（4）拌润　将药材与规定量的辅料拌匀（根据药材的体积决定是否稀释），闷润（酒炙技术需要加盖），至辅料被吸尽。

（5）炒锅预热　将炒锅按30°~45°角放置在煤气灶上，用文火加热至规定程度。

（6）翻炒　用正确的方法投入闷润后的药材，正确的方法翻炒药材至规定程度。

（7）出锅　迅速出锅，药材摊开放凉，筛除药屑，按规定收贮。

（8）清场　按规程清洁器具，清理现场；饮片和器具归类放置。

3. 操作规程二（先炒药后加辅料）

（1）准备　工作服、帽穿戴整齐；器具洁净齐全、摆放合理。

（2）净选　净制操作规范，饮片净度符合《中国药典》（2015年版）及《中药饮片质量标准通则（试行）》之规定。

（3）称量　药材称取规范、称量准确。

（4）炒锅预热　将炒锅按30°~45°角放置在煤气灶上，用文火加热至规定程度。

（5）翻炒　用正确的方法投入药材，正确的方法翻炒药材至一定程度，均匀喷洒定量辅料，再用文火炒至规定程度。

（6）出锅　迅速出锅，药材摊开放凉，筛除药屑，按规定收贮。

（7）清场　按规程清洁器具，清理现场；饮片和器具归类放置。

表7-1　操作规程关键点

序号	操作关键环节	提示内容
1	炒药工具是否洁净	炒锅、器具和其他工具洁净后才可以进行炒制
2	炒锅是否预热	用手靠近锅底感受锅的温度或用辅料试锅温

序号	操作关键环节	提示内容
3	火力把握	根据炙制技术要求，火力一般使用文火，蜜炙火力偏小
4	辅料闷润和药材	辅料拌润药均匀，药材的投放操作规范，翻炒动作娴熟和操作规范，且"亮锅底"，
5	药物翻炒	但不能有药物翻出锅外
6	成品判断	准确把握药材的炮制程度标准
7	出锅	出锅要及时，药屑及辅料处理规范；炮制品存放得当
8	清场	按规程清洁器具，清理现场；饮片和器具归类放置

二、 现代操作技术与规程

1. **炒药设备** 见模块五项目二中"现代操作技术"所列筒式炒药机。
2. **设备操作规程** 见模块五项目二中"现代操作技术"所列筒式炒药机操作规程。
3. **设备使用注意** 见模块五项目二中"现代操作技术"所列筒式炒药机使用注意。
4. **操作实例**

（1）**药材** 本品为蔷薇科植物枇杷 *Eriobotrya japonica* (Thunb.) Lindl. 的干燥叶。

（2）**生产工艺流程** 见图7-2。

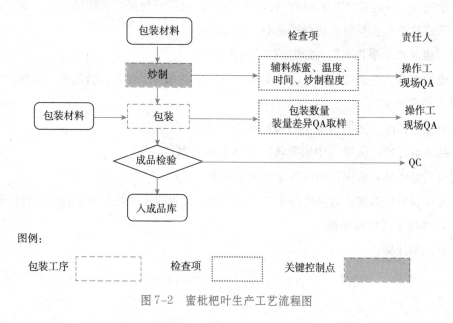

图7-2 蜜枇杷叶生产工艺流程图

（3）**炮制工艺的操作要求和技术参数**

①净选：操作人员依据生产指令、领料单，领取原药材进行称重，核对后领入净选岗位。打开包装袋，将白术放在操作台上按"药材净选岗位标准操作规程"进行挑选，除去杂质。由QA进行检查合格后，做好交接。

对操作现场、设备、设施及容器具进行清洁，待 QA 检查合格后发给清场合格证，挂上"清洁卡""已清洁"状态标识。

填写生产记录，计算收得率，本工序收得率应不得低于 90.0%。

计算物料平衡率，物料平衡率 97%～101%。

②蜜炙操作：取炼蜜，加适量沸水稀释，淋入枇杷叶丝拌匀（枇杷叶 100kg，用炼蜜 25kg），闷润 2～4 小时。按"滚筒式炒药机标准操作规程"进行操作，置热锅内（每锅约 8kg），转速调至快速档，文火 110℃±5℃炒制约 15 分钟至不粘手，取出晾凉，用三号筛（孔径 3mm）对饮片进行过筛，筛去灰屑。

由 QA 检查合格后，装洁净容器，封口。挂物料标签做好交接。

对操作现场、设施及容器具进行清洁，待 QA 检查合格后发给清场合格证，挂上"清洁卡""已清洁"状态标识。

填写生产记录，收得率应不低于 95.0%。

③包装：按照"外包装岗位标准操作规程"执行，领料进入外包装岗位。

编织袋包装：装入袋中，每袋 30kg，袋装差异±0.1kg，封口挂物料标签，按规定程序入净料库。

纸箱包装：1kg／袋×10 袋/箱，袋装差异±5g，封箱打包按规定程序入成品库。

计算饮片及包装材料的物料平衡率，填写包装记录。

凭"成品检验报告书"，按规定程序入库。

④成品储藏：在温度≤30℃，湿度 45%～75% 的条件下保存，置通风干燥处。

（4）质量标准

原料质量标准：依据《中国药典》2015 年版一部。

成品质量标准：依据《中国药典》2015 年版一部。

辅料质量标准：依据公司内的辅料质量标准。

包装材料质量标准：直接接触中药饮片的包装材料应至少符合食品包装材料标准。

（5）收得率及物料平衡

①收得率计算：

$$收得率 = \frac{实际产出量}{投料量} \times 100\%$$

表7-2　各工序收得率范围

工序	净选	蜜炙
范围	不得低于 85.0%	不得低于 95.0%

②物料平衡：

物料平衡率＝（实际产量+损耗量）/理论产量×100%

式中，理论产量是按照所用的原料（包装材料）量，在生产中无任何损失或差错的情况下得出的最大重量；实际产量为生产过程中实际产出量；损耗量指生产中出现的杂质、非药用部位的重量。

表7-3 饮片炒制批生产记录

品名		批号			规格	kg/袋×	袋/箱	重量	kg	操作间号	
开始时间	年	月	日	时	分	结束时间		年	月	日	时 分

工艺过程	操作标准及工艺要求	操作人	复核人
开工前检查	①生产环境符合生产工艺要求，清场合格证是否在有效期内 ②设备、使用工具完好，计量器具校验在规定期限内 ③使用工具、盛装容器清洁　④设备运行是否正常		
结果记录	①在效期内□　超过效期□ ②完好、在规定期限内□ 不完好、未在规定期限内□　　上批饮片品名：_____ 　　上批饮片批号：_____ ③符合□　不符合□　④正常□　不正常□		
执行文件	①____生产工艺规程 执行□ 未执行□　②"炒制操作SOP"执行□ 未执行□		
物料检查	①核对药材品名、批号、数量　　　　　　符合□ 不符合□ ②按生产指令要求领取辅料并核对辅料品名、重量　符合□ 不符合□		
炒制过程	①根据产品工艺规程，选用炒制方法：文火、中火、武火 蜜炙：取炼蜜，加适量沸水稀释，加入净药材，拌匀，闷至规定时间，置热锅内，用文火炒至规定程度，不粘手时，取出，晾凉 酒炙：取净药材，加入黄酒拌匀，闷至规定时间，黄酒被吸尽时，置热锅内，用文火炒至规定程度时，取出，晾凉 醋炙：取净药材，加米醋拌匀，闷至规定时间，至米醋被吸尽时，置热锅内，用文火炒至规定程度时，取出，晾凉 盐炙：取净药材，置热锅内，用文火炒至规定程度时，喷淋盐水，继续炒至盐水微干，取出，晾凉；或取净药材，加盐水拌匀。闷至规定时间，盐水被吸尽时，置热锅内，用文火炒至规定程度时，取出，晾凉 姜汁炙：取净药材，置热锅内，用文火炒，将姜汁喷淋均匀，炒至规定程度时，取出，晾凉 羊脂油炙：取羊脂油，置热锅内熔成油，加入净药材，用文火炒至羊脂油被吸尽，取出，晾凉 ②按照"炒制操作SOP"执行，炒制温度控制在_____℃，炒制过程中每3分钟检查一次锅内药材情况及炒制温度变化		
	①选用炒制方法：____炒制温度____℃　②是否按"炒制操作SOP"进行操作 是□　否□ ③是否需要加入辅料 是□ 否□；　加入辅料量是否符合要求 是□ 否□		
辅料闷润记录	箱号__　药材重量__ kg　加辅料量____kg　闷润开始时间 __:__　闷润结束时间__:__ 箱号__　药材重量__ kg　加辅料量____kg　闷润开始时间 __:__　闷润结束时间__:__		
炒制检查	锅 次		
	药材量/辅料量		
	检查情况		

筛选	过筛，筛去辅料和灰屑		执行□ 未执行□ 筛眼孔径_____mm		
收得率	收得率$=\dfrac{\text{炒制后药材重量}}{\text{炒制前药材重量}}\times100\%$ =_____% ≥_____%			QA：___	
物料递交	将炒制后的药材递交下道工序递交人：__ 接收人：__ 重量__kg 件数___件				
炒制清场工作	开始时间： 时 分 结束时间： 时 分				
清场记录	①清除操作间内的废弃物料		清除□ 未清除□	操作人	复核人
	②按"清场管理规程"对操作间进行清场清洁。		清洁□ 未清洁□		
	③按"一般生产区容器、生产工具清洁SOP"对设备、台秤、操作台、工具、容器进行清洁，做好各项记录		清洁□ 未清洁□		
	④将生产现场的有关文件收集，存放到指定处，生产用器具应清洗按规定位置存放		是□ 否□		
	⑤检查岗位生产记录和各项原始记录是否完整		完整□ 不完整□		
	⑥替换状态标志		替换□ 未替换□	QA：	
偏差说明					

填写说明：①工艺参数由生产组长填写；②结果记录由操作人填写；③合格打"√"，不合格"×"。

项目三 炙制技术实训

一、 实训物料

1. 酒炙 白芍、大黄。

2. 醋炙 三棱、芫花、乳香。

3. 盐水炙 补骨脂、杜仲、知母、车前子。

4. 蜜炙 甘草、枇杷叶、百合。

5. 姜汁炙 厚朴、竹茹。

6. 油炙 淫羊藿。

二、 器具与设备

煤气灶、炒锅、铲子、刷子、盛药器具、天平、量筒、喷壶。

三、 辅料的用量与制备

1. 辅料用量 酒炙每100kg待炮炙品，用黄酒10～20kg；醋炙每100kg净药材，用米醋20～30kg；盐炙每100kg待炮炙品，用食盐2kg；蜜炙每100kg待炮炙品，用炼蜜25kg；姜炙每100kg待炮炙品，用姜汁10kg。

2. 部分辅料的制备

（1）盐水 将食盐加适量饮用水溶解，即食盐：水 =（1：4）～（1：5）。除另有规定外，每100kg待炮炙品，用食盐2kg。

（2）姜汁 将适量净生姜切碎，置适宜器具内捣烂，加适量水，压榨取汁，残渣再加水压榨取汁，合并姜汁即可。

除另有规定外，每100kg待炮炙品，用生姜10kg，制备姜汁10kg，即姜汁与生姜的比例为1：1。

（3）炼蜜 先将蜂蜜置适宜锅内，加入适量清水，煮沸，捞去浮沫，用筛子滤去死蜂、杂质及泡沫后，继续加热至116～118℃，并不断搅拌，捞去浮沫，至锅内出现沸腾均匀有光泽的鱼眼泡，手捻有黏性，但两手指分开无长白丝出现时即成炼蜜，快速出锅。所得炼蜜为嫩蜜，含水量14%～16%，相对密度1.37。

（4）羊脂油 将羊脂切碎，置不锈钢锅内加热，炼油去渣即得。

四、 实训操作

1. 酒炙 按项目二中传统操作规程一（先加辅料后炒药）完成白芍、大黄的酒炙。分别取10kg黄酒闷润好的药材，文火炒干，色泽加深，偶有焦斑，出锅，放凉。

2. 醋炙 按项目二中传统操作规程一（先加辅料后炒药）完成三棱、芫花的醋炙。取规定量的米醋闷润药材，润好的药材文火翻炒，炒至三棱色泽加深，有少许焦斑，手捏有坚韧感时出锅；炒至芫花色泽加深，有少许焦斑，手捏即碎时出锅。按项目二中传统操作规程二（先炒药后加辅料）完成乳香的醋炙。净乳香文火炒至冒烟，表面熔化，有油亮光泽时，喷洒规定量的醋，再炒至乳香表面显油亮光泽，出锅。

3. 盐水炙 按项目二中传统操作规程一（先加辅料后炒药）完成补骨脂、杜仲的盐水炙。将润好的补骨脂文火炒至补骨脂的爆裂声由急变得稀疏时出锅；将润好的杜仲文火炒至色泽加深，丝易断（两手横拉杜仲时，丝易断），弹性减小时出锅。

按项目二中传统操作规程二（先炒药后加辅料）完成知母、车前子的醋炙。将净车前子、净知母分别投入到已预热好的炒制容器文火加热翻炒，炒至车前子的爆裂声由急变得稀疏时，喷洒适量的盐水，再炒至车前子由团状散开时出锅；炒至知母表面色泽加深、略有焦斑、手可以任意折断时，喷洒适量的盐水，再炒至近干时出锅。

4. 蜜炙 按项目二中传统操作规程一（先加辅料后炒药）完成甘草、枇杷叶的蜜炙。将润好的甘草文火炒制，炒至甘草色泽加深，稍有粘手感时出锅；将润好的枇杷叶文火炒制，炒至由团块散开，稍有粘手感时出锅。

按项目二中传统操作规程二（先炒药后加辅料）完成百合的蜜炙。百合文火炒至表面色泽加深，略有焦斑，手可以任意折叠百合片时，喷洒适量的炼蜜，再炒至百合由团状散开，稍有粘手感时出锅。

5. **姜炙** 按项目二中传统操作规程一（先加辅料后炒药）完成厚朴、竹茹的姜汁炙。将润好的厚朴文火翻炒，炒至厚朴一折即断时出锅；将润好的竹茹置炒制容器内文火加热，如烙饼法将两面烙至微黄色时出锅。

6. **油炙** 将羊脂油放入已预热好的锅内，待油熔化后投入淫羊藿，用文火加热翻炒，炒至淫羊藿表面为黄绿色，有油亮光泽时出锅。

五、 成品性状

1. **酒白芍** 表面微黄色或淡棕黄色，有的可见焦斑，微有酒香气。酒白芍中的水分不得过 14.0%，总灰分不得过 4.0%。

2. **酒大黄** 表面深棕色或棕褐色，略有焦斑。断面呈浅棕色，质坚实，略有酒气。

3. **醋三棱** 形如三棱片，切面黄色至黄棕色，偶见焦黄斑，微有醋香气。醋三棱的水分不得过 13.0%，总灰分不得过 5.0%。

4. **醋芫花** 表面微黄色，微有醋香气。

5. **醋乳香** 表面深黄色，显油亮光泽，略有醋气。

6. **盐补骨脂** 表面黑色或黑褐色，微鼓起，气微香，味微咸。盐补骨脂的水分不得过 7.5%，总灰分不得过 8.5%。

7. **盐杜仲** 形如杜仲块或丝，表面黑褐色，内表面褐色，折断时胶丝弹性较差，味微咸。盐杜仲的水分不得过 12.0%，总灰分不得过 8.0%。

8. **盐知母** 形如知母片，色黄或微带焦斑，味微咸。盐知母的水分不得过 12.0%；总灰分不得过 9.0%。

9. **盐车前子** 形如车前子，表面黑褐色，气微香，味微咸。盐车前子水分不得过 10.0%，总灰分不得过 9.0%，膨胀度应不低于 3.0。

10. **蜜甘草** 外表皮红棕色或灰棕色，微有光泽；切面黄色至深黄色，形成层环明显，射线放射状；略有黏性；具焦香气，味甜。蜜甘草含水量不得过 10.0%，总灰分不得过 5.0%。

11. **蜜枇杷叶** 表面黄棕色或红棕色，微显光泽，略带黏性，具蜜香气，味微甜。蜜枇杷叶的水分不得过 10.0%；总灰分不得过 7.0%。

12. **蜜百合** 表面黄色，有焦斑，稍带黏性，味甜。

13. **姜厚朴** 表面灰褐色，偶见焦斑，略有姜辣气。姜厚朴的水分不得过 10.0%，总灰分不得过 5.0%。

14. **姜竹茹** 形如竹茹，表面黄色，微有姜香气。

15. **油炙淫羊藿** 表面浅黄色显油亮光泽。炙淫羊藿的水分不得过 8.0%。

复习思考

1. 大黄不同炮制品作用有何不同？为什么？

2. 炙制技术与加辅料炒制技术在炮制方法、加热火力、辅料作用方面的区别？

3. 麻黄蜜炙后，为什么发汗解表的作用减弱，而润肺止咳平喘的作用增强？

4. "先炒药后加液体辅料法"适用于哪些药物？

5. 油炙技术的含义，操作方法有哪些？

扫一扫，知答案

扫一扫，看课件

模 块 八

煅制技术

【学习目标】

1. 知识目标

（1）掌握煅制技术的定义、操作方法、成品质量、注意事项；重点药物的炮制方法、成品性状、炮制作用。

（2）熟悉一般药物的炮制技术、炮制作用；熟悉煅药机的原理和操作方法。

（3）了解煅制技术的含义及明煅和扣锅煅的区别。

2. 技能目标

（1）具备按标准操作规程进行煅制技术操作的能力。

（2）具备运用不同炮制技术完成煅制药物的操作和判断成品质量的能力。

项目一　煅制技术基础知识

煅制技术是将净药物直接置于无烟炉火上或适宜的耐火容器内，在有氧或缺氧的条件下煅烧至所需程度的炮制技术。

煅制技术多适用于矿物类、动物贝壳类、化石类和较难炒制成炭的药物。依据操作方法和要求的不同，煅制技术分为明煅技术、煅淬技术和扣锅煅（煅炭）技术。

一、明煅技术

明煅技术是取净制的药材，砸成小块，置于无烟炉火中或适宜的耐火容器内，不隔绝空气煅至酥脆红透时，取出，放凉，碾碎。如为含有结晶水的盐类药材，不要求煅红，但需使结晶水蒸发至尽，或全部形成蜂窝状的块状固体。

明煅技术多用于煅制矿物类、质地坚硬的贝壳类及化石类药物。根据煅制时所用的设备不同分为敞锅煅、平炉煅和反射炉煅。

1. **明煅技术操作流程** 见图8-1。

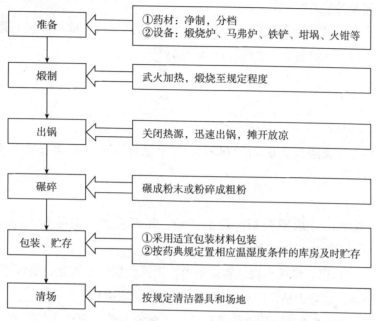

准备 ← ①药材：净制，分档
②设备：煅烧炉、马弗炉、铁铲、坩埚、火钳等

煅制 ← 武火加热，煅烧至规定程度

出锅 ← 关闭热源，迅速出锅，摊开放凉

碾碎 ← 碾成粉末或粉碎成粗粉

包装、贮存 ← ①采用适宜包装材料包装
②按药典规定置相应温湿度条件的库房及时贮存

清场 ← 按规定清洁器具和场地

图8-1 明煅技术操作流程图

2. **成品质量** 矿物类药质地酥松，失去部分光泽；动物贝壳、化石类药物呈灰白色或青灰色，质地酥脆，失去光泽；含结晶水的矿物药物，完全失去结晶水，呈白色或绛红色、质地酥松块状固体或粉末。成品含药屑、杂质不得超过2%，未煅透者不得超过3%。

3. **注意事项**

（1）药物应大小分档，以免煅制品生熟不匀。

（2）药物宜一次煅透，中途不得停火，以免出现夹生现象。

（3）煅制温度和时间应根据药物的性质而定。一般主含云母类（金精石、云母、礞石）、石棉类、石英类（紫石英等）的矿物药，煅制温度宜高，时间应长，煅烧时即使煅至"红透"，短时间内其理化性质也很难改变。而对主含硫化物类和硫酸盐类矿物药，煅时温度不一定太高，后者煅制时间宜长，以使结晶水完全除去。

（4）煅制时要注意使药物受热均匀，严格掌握煅至"存性"的质量要求。

（5）煅制时如遇易爆溅的药物，应加盖（不密闭）以确保安全。

4. **炮制目的**

（1）使药物质地酥脆，利于煎出有效成分 如牡蛎、石决明等质地坚硬的药物煅后，质地变得酥脆，利于调剂、煎煮、粉碎和制剂。在煅制过程中还能除去药粒间的吸附水和部分硫、砷等易挥发性物质，使一些成分发生氧化、分解等反应，减少或消除副作用。

（2）增强药物收敛作用　如白矾、石膏、硼砂等含结晶水的矿物药在煅制过程中除去结晶水，增强药物的收敛作用。

（3）改变药性，产生新的作用　如石膏，生品清热泻火，除烦止渴，煅后增加了涩味，寒性减弱，具有收湿敛疮、生肌、止血作用。

白矾*

【处方用名】白矾、明矾、枯矾、煅白矾。

【来源】本品为硫酸盐类矿物明矾石经加工提炼制成，主含含水硫酸铝钾 [$KAl(SO_4)_2 \cdot 12H_2O$]。

【炮制方法】

1. 白矾（明矾）　取原药材，除去杂质，用时捣碎。本品含水硫酸铝钾 [$KAl(SO_4)_2 \cdot 12H_2O$] 不得少于99.0%。

2. 枯矾　取净白矾，砸成小块，置煅锅内，用武火加热至熔化，继续煅至质地松脆，呈白色蜂窝状固体，完全干枯，停火，晾凉后取出，研成细粉。

【成品性状】白矾呈不规则的块状或粒状，无色或淡黄白色，含结晶水，透明或半透明，表面略平滑或凹凸不平，具细密纵棱，有玻璃样光泽。枯矾为白色不透明的蜂窝状或海绵状固体块状物或细粉，手捻易碎。

【炮制作用】

1. 白矾　味酸、涩，性寒。归肺、脾、肝、大肠经。外用解毒杀虫、燥湿止痒；内服止血止泻、祛除风痰。外治用于湿疹，疥癣，脱肛，痔疮，聤耳流脓；内服用于久泻不止，便血，崩漏，癫痫发狂。

2. 枯矾　酸寒之性降低，涌吐作用减弱。收湿敛疮，止血化腐。用于湿疹湿疮，脱肛，痔疮，聤耳流脓，阴痒带下，鼻衄齿衄，鼻息肉。

【注意事项】煅制白矾时应一次性煅透，中途不得停火，不得搅拌。否则不易煅透或生熟不匀，形成凉后的"僵块"。

【炮制研究】研究认为，远红外线炮制枯矾，质量较好，节时省力，费用低廉，为明煅法的1/2。远红外线220℃±2℃、2小时炮制者最佳，各项均符合《中国药典》及传统指标规定。

抑菌作用研究表明，180~260℃之间煅制的枯矾对金黄色葡萄球菌、痢疾杆菌、变形杆菌等的抑制作用与生品间没有差异，300℃煅制品与生品间有差异，500~900℃的煅制品与生品有显著差异，较生品抑菌作用明显降低。故煅制温度应控制在180~260℃之间。

【贮藏】置于干燥处。

知识链接

煅制容器应选择耐火瓷器，不宜用铁锅。若选用铁锅煅制，白矾高温加热时与铁发生化学反应，使得接触铁锅的枯矾附有红褐色锅垢，也使枯矾中铁盐含量超出检查限度。

硼砂

【处方用名】硼砂、煅硼砂

【来源】本品为单斜晶系矿物硼砂 Borax 经精制而成的结晶。主含含水四硼酸钠（$Na_2B_4O_7 \cdot 10H_2O$）。

【炮制方法】

1. 硼砂 取原药材，除去杂质，捣碎或研成细粉。

2. 煅硼砂 取净硼砂适当粉碎，置耐火容器内，用武火加热煅至鼓起小泡成雪白酥松块状，取出，放凉。碾碎。

【成品性状】硼砂呈不规则块状，无色透明或白色半透明，有玻璃样光泽，味甜略带咸，久置失水成白色粉状。煅硼砂白色粉末，无光泽不透明，味咸。

【炮制作用】

1. 硼砂 味甘、咸，性凉。归肺、胃经。具有清热解毒，消痰防腐的作用。硼砂多生用、外用。入清热剂中宜用生品，外用性凉可清热消肿防腐，可治口舌生疮；内服能清热化痰，可治咽喉肿痛、目赤翳障、咳嗽痰稠。

2. 煅硼砂 味微咸，性平，具有解毒消肿，燥湿收敛的作用。常作为辅助之品用于吸湿剂中，治溃疡创面有渗出者，可吸收局部渗出物，减少刺激性，还用于喉科散药。

【炮制研究】硼砂煅制时，当温度达80℃时即失去8个结晶水，200℃时失去9个结晶水，340℃时失去全部结晶水，878℃时熔融。研究认为，煅制温度以350℃为宜，可以用温控电炉煅制，产品质量以 $Na_2B_4O_7>80\%$ 为限。

【贮藏】密闭防风化，置于干燥处，防尘，防潮。

石膏*

【处方用名】石膏、生石膏、煅石膏。

【来源】本品为硫酸盐类矿物硬石膏族石膏，主含含水硫酸钙 $CaSO_4 \cdot 2H_2O$。采挖后，除去杂石及泥沙。

【炮制方法】

1. 生石膏 取原药材，打碎，除去杂石，粉碎成粗粉。本品含硫酸（$CaSO_4 \cdot 2H_2O$）不得少于 95.0%。

2. 煅石膏 取净石膏块，置无烟炉火上或耐火容器内，用武火加热，煅至红透，取出，凉后碾碎。煅石膏含重金属不得过 10mg/kg；含硫酸钙（$CaSO_4$）不得少于 92.0%。

【成品性状】生石膏为白色，灰白色或淡黄色，有的半透明，体重，纵断面具绢丝样光泽。煅石膏为白色粉末或酥松块状物，表面透出微红色的光泽，不透明，体较轻，质软，捏之成粉。

【炮制作用】

1. 生石膏 味甘、辛，性大寒。归肺、胃经。具有清热泻火，除烦止渴的作用。用于外感热病，高热烦渴，肺热喘咳，胃火亢盛，头痛，牙痛等。

2. 煅石膏 味甘、辛、涩，性寒。归肺、胃经。具有收湿、生肌、敛疮、止血的作用。外治溃疡不敛，湿疹瘙痒，水火烫伤，外伤出血。

【炮制研究】采用 EDTA-2Na 标准溶液测定 5 种石膏炮制品水煎液中 Ca^{2+} 的含量，结果表明，炮制品 Ca^{2+} 煎出率均高于生品，其中醋制品 Ca^{2+} 煎出率约为生品的 1.39 倍。经研究，石膏的最优煅制工艺是：粒度 100 目，直径 0.5cm，煅制温度为 650℃，煅制时间为 1.5 小时。

【贮藏】置于干燥处。

知识链接

　　古代认为，石膏炮制作用主要是缓和药性而不是改变药性，现代认为石膏生熟异治，生用内服专于清热泻火、除烦止渴，煅后外用则专于收敛生肌，其目的在于改变药性，产生新的治疗作用。石膏在煅制过程中不仅失去结晶水，而且其晶格结构完全改变，这种结构变化是煅石膏发挥收敛生肌作用的根本。

寒水石

【处方用名】寒水石、煅寒水石。

【来源】本品为硫酸盐类矿物红石膏或碳酸盐类矿物方解石的矿石。前者多用于北方，后者多用于南方。全年均可采挖，采得后，除去泥沙杂质。

【炮制方法】

1. 寒水石　取原药材，除去杂质，洗净，打碎成小块或研成细粉。

2. 煅寒水石　取净寒水石块或粗粉，置耐火容器内，用武火加热煅至红透，取出，晾凉。研碎或研成细粉。

【成品性状】红石膏表面灰白色或粉红色，半透明，纵断面呈纤维状纹理，光泽明显。煅红石膏纹理破坏，光泽消失，黄白色，不透明，质地酥脆，手捻易碎。方解石有玻璃样光泽，无色或白色或黄白色，透明或半透明。煅方解石白色或黄白色，不透明，体轻质松，易成粉。

【炮制作用】

1. 寒水石　味辛、咸，性寒。归心、胃、肾经。具有清热降火，利窍消肿的作用。生寒水石入心经可清热降火，入胃经可清泻胃火除烦止渴，多用于温热证，热入气分，积热烦渴。

2. 煅寒水石　降低了大寒之性，消除了伐脾阳的副作用，缓和了清热泻火的功效，增加了收敛固涩作用。煅后并能使质地疏松，易于粉碎及煎出有效成分。

【注意事项】若直接将药物置无烟煤中煅制时，取出放凉后，应先刷去灰屑，方可再打碎。若药物为方解石时，不得直接置无烟煤炉中煅烧，否则崩裂成为碎片，无法收集。

【炮制研究】红石膏入汤剂，水溶出率与石膏相同，其主要溶出成分不论在水中或在酸、碱中，均依黏土矿物含量改变而有量比的变化。方解石的主要成分为碳酸钙，在加热条件下分解，生成氧化钙。因此，煅方解石的主要成分为氧化钙。煅制可使二者的质地变疏松，利于粉碎和 Ca^{2+} 煎出，从而能更好地发挥抑制胃酸的作用。

【贮藏】置于干燥处。

赤石脂

【处方用名】赤石脂、煅赤石脂、醋赤石脂。

【来源】本品为硅酸盐类矿物多水高岭石族多水高岭石，主含四水硅酸铝〔$Al_4(Si_4O_{10})(OH)_8 \cdot 4H_2O$〕。采挖后，除去杂石。

【炮制方法】

1. 赤石脂　除去杂质，打碎或研细粉。

2. 煅赤石脂　取净赤石脂，置于无烟炉火上，用武火煅至红透，取出，放凉，用时捣碎。

3. 醋赤石脂　取赤石脂细粉，用醋调匀，搓条，切段，干燥，置耐火容器内，用武火加热煅至红透，取出，晾凉，用时捣碎。

每100kg赤石脂，用醋30kg。

【成品性状】赤石脂为粉红色、红色至紫红色，或有红白相间的花纹，质软，断面有的具蜡样光泽，吸水性强。煅赤石脂为土红色细颗粒或细粉，质酥脆。醋赤石脂为深红色或红褐色细粉，微有醋气。

【炮制作用】

1. 赤石脂　味甘、酸、涩，性温。归大肠、胃经。涩肠，止血，生肌敛疮。用于久泻久痢，大便出血，崩漏带下；外治疮疡久溃不敛，湿疮脓水浸淫。

2. 煅赤石脂与醋赤石脂　作用相似，能增强固涩收敛作用。

【炮制研究】赤石脂主含四水硅酸铝，有吸附作用。能吸附消化道内的有毒物质、细菌毒素及食物异常发酵的产物，并保护消化道黏膜，止胃肠道出血。

【贮藏】置于干燥处，防潮。

石决明*

【处方用名】石决明、煅石决明。

【来源】本品为鲍科动物杂色鲍 *Haliotis diversicolor* Reeve、皱纹盘鲍 *Haliotis discus hannai* Ino、羊鲍 *Haliotis ovina* Gmelin、澳洲鲍 *Haliotis ruber* （Leach）、耳鲍 *Haliotis asinina* Linnaeus 或白鲍 *Haliotis laevigata* （Donovan） 的贝壳。夏、秋二季捕捞，去肉，洗净，干燥。

【炮制方法】

1. 石决明　取原药材，除去杂质，洗净，干燥，碾碎。本品含碳酸钙（$CaCO_3$）不得少于93.0%。

2. 煅石决明　取净石决明，置无烟炉火上或耐火容器内，用武火加热，煅至灰白色或青灰色、易碎时，取出晾凉，碾碎。本品含碳酸钙（$CaCO_3$）不得少于95.0%。

【成品性状】石决明呈不规则的碎块，有珍珠样彩色光泽，质坚硬。煅石决明为不规则的碎块或粗粉，无光泽，质酥脆，断面呈层状。

【炮制作用】

1. 石决明　味咸，性寒。归肝经。具有平肝潜阳、清肝明目的作用。生品偏于平肝潜阳。用于头痛眩晕，惊痫抽搐。

2. 煅石决明　咸寒之性降低，平肝潜阳作用缓和，增强了固涩收敛、明目作用，且煅后质地疏松，利于粉碎和煎出有效成分。常用于目赤翳障，视物昏花，青盲雀目。

【炮制研究】以石决明成品收率、粉碎率、外观性状、水煎出得率等为指标，对其煅制方法进行工艺优化，最佳工艺为：石决明于900℃煅制1.5小时，取出以1.2倍的醋淬。

【贮藏】置于干燥处。

牡蛎*

【处方用名】牡蛎、生牡蛎、煅牡蛎。

【来源】本品为牡蛎科动物长牡蛎 *Ostrea gigas* Thunberg、大连湾牡蛎 *Ostrea talienwhanensis* Crosse 或近江牡蛎 *Ostrea rivularis* Gould 的贝壳。全年均可捕捞，去肉，洗净，晒干。

【炮制方法】

1. 牡蛎　取原药材，洗净，干燥，碾碎。本品含碳酸钙（$CaCO_3$）不得少于 94.0%。

2. 煅牡蛎　取净牡蛎，置无烟炉火上或置适宜耐火容器内用武火加热，煅至酥脆，取出晾凉，碾碎。本品含碳酸钙（$CaCO_3$）不得少于 94.0%。

【成品性状】牡蛎为不规则的碎块，质硬，断面层状，气微，味微咸。煅牡蛎为不规则的碎块或粗粉，灰白色，质酥脆，断面层状。

【炮制作用】

1. 牡蛎　味咸，性微寒。归肝、胆、肾经。具有重镇安神，潜阳补阴，软坚散结的作用。用于惊悸失眠，眩晕耳鸣，瘰疬痰核，癥瘕痞块。

2. 煅牡蛎　质地酥脆，便于粉碎和煎出有效成分。同时增强了收敛固涩，制酸止痛的作用。用于自汗盗汗，遗精滑精，崩漏带下，胃痛吞酸。

【炮制研究】实验表明，牡蛎煅制后，钙盐受热分解，变成钙的氧化物，从而增强了收敛制酸作用，有利于有效成分煎出。铁、锰、锌元素的煎出量较生品显著增加，尤其是锌元素煎出量为生品的 7.6 倍。

【贮藏】置于干燥处。

瓦楞子

【处方用名】瓦楞子、煅瓦楞子。

【来源】本品为蚶科动物毛蚶 *Arca subcrenata* Lischke、泥蚶 *Arca granosa* Linnaeus 或魁蚶 *Arca inflata* Reeve 的贝壳。秋、冬至次年春捕捞，洗净，置沸水中略煮，去肉，干燥。

【炮制方法】

1. 瓦楞子　取原药材，洗净，干燥，碾碎。

2. 煅瓦楞子　取净瓦楞子，置耐火容器内，武火加热，煅至酥脆，取出，晾凉，碾碎或研粉。

【成品性状】瓦楞子呈不规则碎片或粒状，较大碎块仍显瓦楞线，具光泽，质坚硬，研粉后呈白色粉末。煅瓦楞子瓦楞线不明显，光泽消失，质地酥脆，研粉后为深灰色粉末。

【炮制作用】

1. 瓦楞子　味咸，性平。归肺、胃、肝经。具有消痰化瘀，软坚散结，制酸止痛的作用。生瓦楞子长于消痰化瘀，软坚散结。用于顽痰胶结，黏稠难咯，瘿瘤，瘰疬，癥瘕痞块。

2. 煅瓦楞子　质地酥脆，便于粉碎，长于制酸止痛。多用于胃痛泛酸。

【炮制研究】瓦楞子生品以碳酸钙为主，兼有其他成分，临床显示其具有抑制血小板聚积、抗炎等作用。瓦楞子煅后，其水煎液中钙盐含量是生品的 4.6 倍，其中氧化钙是其制酸止痛的物质基础。由于瓦楞子药材本身会受海域环境影响，其含不同程度的砷，而煅后砷含量降低，故多用明煅法，以降低或消除砷毒性。

【贮藏】置于干燥处。

珍珠母

【处方用名】珍珠母、煅珍珠母。

【来源】本品为蚌科动物三角帆蚌 *Hyriopsis cumingii*（Lea）、褶纹冠蚌 *Cristaria plicata*（Leach）或珍珠贝科动物马氏珍珠贝 *Pteria martensii*（Dunker）的贝壳。去肉，洗净，干燥。

【炮制方法】

1. 珍珠母　取原药材，除去杂质，打碎。

2. 煅珍珠母　取净珍珠母，置耐火容器内，用武火加热煅至酥脆，取出，晾凉，打碎或研粉。

【成品性状】珍珠母呈不规则碎块，白色或灰白色，有珍珠光泽，质硬而重。煅珍珠母呈不规则细块或粉状，青灰色微显珍珠光泽，质酥脆易碎。

【炮制作用】

1. 珍珠母　味咸，性寒。归肝、心经。具有平肝潜阳，安神定惊，明目退翳的作用。生珍珠母偏于平肝潜阳，定惊安神。用于头痛眩晕，惊悸失眠，目赤翳障，视物昏花。

2. 煅珍珠母　质地酥脆，易于粉碎，偏于收涩制酸，可治胃酸过多、湿疮、出血等症。

【贮藏】置于干燥处，防尘。

二、煅淬技术

将净制药材按明煅法煅烧至红透后，立即投入定量的液体辅料中使药物骤然冷却，使其质地酥脆（如一次不能酥脆，则反复操作至酥脆）的技术，称为煅淬技术。所用的液体辅料称为淬液。常用的淬液有醋、酒、药汁等。

煅淬技术适用于质地坚硬、经高温煅烧仍不能酥脆易碎的矿物类药物，以及临床上因

194

特殊需要而煅淬的药材。

1. 煅淬技术操作流程　见图 8-2。

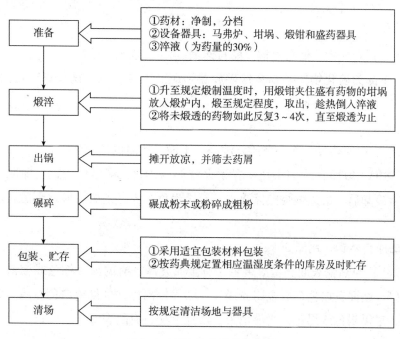

图 8-2　煅淬技术操作流程图

2. 炮制目的

（1）使药物质地酥脆，易于粉碎，利于煎出有效成分　如磁石、自然铜、赭石等药物经高温煅烧至红透，立即投入淬液中骤然冷却，可使药物中所含的各类成分因胀缩比例不同而产生裂隙，从而使质地变得酥脆易碎。

（2）改变药物的理化性质，减少副作用，增强疗效　一些矿物药在煅淬后，其矿物组分和化学成分会发生多方面的变化，既有单一的晶体结构变化，也有晶体结构、化学成分都发生改变的，最常见的是局部矿物药中的成分发生氧化和醋淬过程中的醋酸化等。如赭石煅淬后有利于赭石中亚铁离子的煎出，由于亚铁离子与肠道内硫化氢的结合，减少了高价铁离子对肠道的刺激，降低了副作用。

（3）除去杂质，洁净药物　如炉甘石，煅淬后还能除去所夹杂的杂质以及有害物质砷、铅等毒性成分，提高药物质量。

3. 成品质量　成品质地酥脆，无光泽或微有光泽，有醋气。未煅透及灰化者不得超过 3.0%（《中药饮片质量标准通则》）。

4. 注意事项

（1）药物应砸成小块，大小分档。

（2）煅淬应反复进行数次，以吸尽液体辅料，药物全部酥脆为度。

（3）煅淬时所用淬液的种类及用量应视药物的性质和煅淬目的要求而定。

自然铜*

【处方用名】自然铜、煅自然铜、醋自然铜。

【来源】本品为硫化物类矿物黄铁矿族黄铁矿。主含二硫化铁（FeS_2）。采挖后，除去杂石。

【炮制方法】

1. 自然铜 取原药材，除去杂质，洗净，干燥，用时砸碎。

2. 煅自然铜 取净自然铜小块，置耐火容器内，武火煅至红透，立即取出，投入醋液中淬制，待冷却后，继续煅烧醋淬数次，至黑褐色，光泽消失，质地酥脆，取出，干燥后碾碎。

每100kg净自然铜，用醋30kg。

【成品性状】自然铜表面亮呈淡黄色，有金属光泽，有的呈黄棕色或棕褐色，无金属光泽，易砸碎，断面黄白色，有金属光泽，或断面棕褐色，可见银白色亮星。煅自然铜为不规则碎粒，呈黑褐色或黑色，光泽消失，质地酥脆，有醋香气。

【炮制作用】

1. 自然铜 味辛，性平。归肝经。具有散瘀止痛，续接筋骨的作用。生自然铜多外用，用于头风疼痛，项下气瘿。

2. 煅自然铜 质地酥脆，便于粉碎和煎出有效成分，并增强散瘀止痛的作用。用于跌扑肿痛，筋骨折伤。

【炮制研究】自然铜研碎，过40目筛，用马弗炉煅烧并测定其中铁离子含量，结果表明，以400℃，煅烧4小时为好。有实验证实，自然铜煅后砷含量较生品降低约10倍，因此煅自然铜能降低其毒性。

【贮藏】置于干燥处。

知 识 链 接

自然铜主含二硫化铁，煅制后二硫化铁分解生成硫化亚铁（FeS），经醋淬后表面部分生成醋酸亚铁，且药物质地酥脆易碎，提高了铁离子的溶出率，有利于机体吸收。且自然铜中锌、铁、锰较生品为高，锌、铁能加速创伤组织愈合，增强机体抗感染力，锰能影响骨骼的正常生长和发育，说明自然铜煅淬后入药具有一定的科学性。

磁石

【处方用名】磁石、灵磁石、煅磁石。

【来源】本品为氧化物类矿物尖晶石族磁铁矿，主含四氧化三铁（Fe_3O_4）。采挖后，除去杂石。

【炮制方法】

1. 磁石　取原药材，除去杂质，砸碎。本品含铁（Fe）不得少于50.0%。

2. 煅磁石　取净磁石块，置耐火容器内，武火煅至红透，立即取出投入醋中淬制，冷却后取出，反复煅淬至酥脆，取出干燥。碾成粗粉。本品含铁（Fe）不得少于45.0%。

每100kg净磁石，用醋30kg。

【成品性状】磁石为灰黑色或褐色，具金属光泽，具磁性。煅磁石为不规则的碎块或颗粒，表面黑色，质硬而酥，无磁性，有醋香气。

【炮制作用】

1. 磁石　味咸，性寒。归肝、心、肾经。具有镇惊安神，平肝潜阳，聪耳明目，纳气平喘的作用。生磁石长于平肝潜阳，镇惊安神。多用于头晕目眩，惊悸，失眠等。

2. 煅磁石　长于聪耳明目，纳气平喘力强，并且质地酥脆，易于粉碎和煎出有效成分。多用于耳鸣耳聋，视物昏花，白内障、肾虚气喘、遗精等。

【炮制研究】以铁含量、铁离子的溶出量、有害元素砷、铅的含量及砷为指标优选出的最佳工艺为：6～10目磁石在煅药炉内由室温经45分钟升至600℃后恒温煅制30分钟至红透后迅速取出放入食醋淬制。

【贮藏】置于干燥处。

赭石

【处方用名】赭石、代赭石、生赭石、煅赭石、醋赭石。

【来源】本品为氧化物类矿物刚玉族赤铁矿，主含三氧化二铁（Fe_2O_3）。采挖后，除去杂石。

【炮制方法】

1. 赭石　取原药材，除去杂质，砸碎。

2. 煅赭石　取净赭石，砸成碎块，置耐火容器内，武火煅至红透，立即取出投入醋液中淬制，如此反复煅淬至质地酥脆，淬液用尽为度，取出，放凉，干燥，碾成粗粉。

每100kg净赭石，用醋30kg。

【成品性状】赭石暗棕红色或灰黑色，质硬，砸碎后断面显层叠状。煅赭石为粗粉，呈暗褐色或紫褐色，光泽消失，质地酥脆，略有醋气。

【炮制作用】

1. 赭石 味苦，性寒。归肝、心、肺、胃经。具有平肝潜阳，重镇降逆，凉血止血的作用。生赭石偏于平肝潜阳，降逆止呕，凉血止血。用于眩晕耳鸣，呃逆，呕吐，噫气及血热所致的吐血、衄血。

2. 煅赭石 质地酥脆，易于粉碎和煎出有效成分，同时降低了苦寒之性，具有养血益肝，收敛止血的作用。用于吐血，衄血，崩漏下血，泄泻。

【炮制研究】煅赭石比生赭石 Mn、Fe、Al、Ca、Mg、Si 等成分的溶出量都有较大的增加，表明煅后药物质地酥脆，使有效成分易于溶出，尤其 Ca 的溶出量增加 26 倍。赭石的抗炎作用优于煅赭石，煅赭石的镇静、抗惊厥、缩短凝血时间作用优于赭石。生品与炮制品药理作用的差异与其所含微量元素的变化有一定相关性。

【贮藏】置于干燥处。

紫石英

【处方用名】紫石英、煅紫石英、醋紫石英。

【来源】本品为氟化物类矿物萤石族萤石，主含氟化钙（CaF_2）。采挖后，除去杂石。

【炮制方法】

1. 紫石英 取原药材，除去杂质，洗净，干燥，砸碎。本品含氟化钙（CaF_2）不得少于 85.0%。

2. 煅紫石英 取净紫石英块，置耐火容器内，武火煅至红透，立即取出投入醋液中淬制，如此反复煅淬至质地酥脆，取出，放凉，干燥，碾成粗粉。本品含氟化钙（CaF_2）不得少于 80.0%。

每 100kg 净紫石英，用醋 30kg。

【成品性状】紫石英紫色或绿色，有玻璃样光泽，手触有油滑感。煅紫石英无光泽，质酥脆，有醋香气，味淡。

【炮制作用】

1. 紫石英 味甘，性温。归肾、心、肺经。具有温肾暖宫，镇心安神，温肺平喘的作用。生紫石英擅于镇心安神。用于心悸易惊，癫痫抽搐等。

2. 煅紫石英 质地酥脆易碎，易于煎出有效成分，增强温肺降逆，散寒暖宫的作用。用于肺虚寒咳，宫冷不孕等。

【注意事项】淬制时药物冷后应迅速取出，不宜长期浸泡，否则时间过长药物颜色转白，影响质量。

【炮制研究】对紫石英的不同炮制品包括生品、煅紫石英、煅醋淬紫石英、水飞紫石英进行比较，煅醋淬品中氟含量较低，钙和铁含量最高，与生品、煅品、水飞品有明显差异。炮制过程中一方面由于高温下，如砷、汞等有害元素易挥发；另一方面醋的加入能使部分有害元素迅速溶解，从而降低毒性。

【贮藏】置于干燥处。

禹余粮

【处方用名】禹余粮、禹粮石、余粮石、煅禹余粮。

【来源】本品为氢氧化物类矿物褐铁矿，主含碱式氧化铁 [FeO（OH）]。采挖后，除去杂石。

【炮制方法】

1. 禹余粮 取原药材，除去杂石，洗净泥土，干燥，即得。

2. 煅禹余粮 取净禹余粮，砸成碎块，置耐火容器内，武火煅至红透，立即取出投入醋液中淬制，如此反复煅淬至质地酥脆，取出，放凉，干燥。研粉。

每 100kg 净禹余粮，用醋 30kg。

【成品性状】禹余粮表面红棕色、灰棕色或浅棕色，多凹凸不平或附有黄色粉末，断面多显深棕色与淡棕色或浅黄色相间的层纹，各层硬度不同，质松部分指甲可划动。煅禹余粮呈细粉状，黄褐色或褐色，具醋气。

【炮制作用】

1. 禹余粮 味甘、涩，性微寒。归胃、大肠经。具有涩肠止泻，收敛止血的作用。用于久泻久痢，大便出血，崩漏带下。

2. 煅禹余粮 煅制品与生品作用基本相同。煅淬后质地疏松，便于粉碎入药，易于煎出有效成分，并能增强收敛作用。

【炮制研究】采用煎出率为指标，对禹余粮炮制工艺进行研究的结果表明，采用粒径 0.5cm 样品、煅制温度 550℃、时间 25 分钟、淬制 3 次为较好的炮制工艺，且该炮制工艺水煎液中微量元素 Fe、Cu、Zn 的含量明显高于生品。

【贮藏】置于干燥处。

三、 扣锅煅技术

药物在高温缺氧条件下煅烧成炭的技术，称为扣锅煅技术，又称煅炭技术、密闭煅技术、暗煅技术、闷煅技术。

该技术适用于质地疏松、炒炭易灰化的药物，以及某些中成药在制备过程中需要综合制炭的药物。

1. 扣锅煅制技术操作流程 见图8-3。

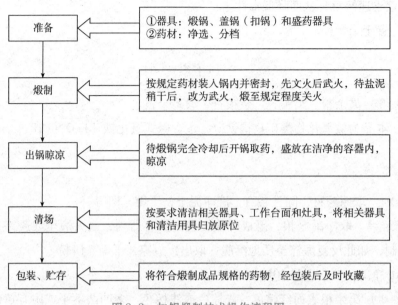

准备	①器具：煅锅、盖锅（扣锅）和盛药器具 ②药材：净选、分档
煅制	按规定药材装入锅内并密封，先文火后武火，待盐泥稍干后，改为武火，煅至规定程度关火
出锅晾凉	待煅锅完全冷却后开锅取药，盛放在洁净的容器内，晾凉
清场	按要求清洁相关器具、工作台面和灶具，将相关器具和清洁用具归放原位
包装、贮存	将符合煅制成品规格的药物，经包装后及时收藏

图8-3 扣锅煅制技术操作流程图

2. 炮制目的

（1）增强或产生止血作用 如头发不入药，煅制成血余炭后能产生止血作用；荷叶煅炭后能增强止血作用。

（2）降低毒性或刺激性 如干漆等有毒性和刺激性的药物，煅炭后毒性降低或消除。

3. 成品质量 扣锅煅品应符合"全黑存性"的炭药标准。成品表面黑色。未煅透及灰化者不得超过3.0%（《中药饮片质量标准通则》）。

4. 注意事项

（1）煅锅内药料不宜放置过多，以锅容积2/3为宜；松紧适度，以免出现煅不透现象，影响煅炭质量。

（2）在盖锅上压一重物，防止锅内气体膨胀而冲开盖锅。

（3）在煅烧过程中，由于药物受热炭化，产生大量气体，浓烟从锅缝中喷出，为防止空气进入锅内致使药物灰化，应随时用湿泥封堵。

（4）药物煅透后应放置冷却方能启锅取炭，以免药物遇空气后燃烧灰化。

5. 火候判断 判断药物是否煅透，除观察米和纸的色泽变化外，还可采用"滴水成珠法"来判断，即将水滴于锅盖顶端或盖锅底部，水立即沸腾并成珠落下，煅锅内药物即煅至要求。

血余炭*

【处方用名】血余炭。

【来源】本品为人头发制成的炭化物。

【炮制方法】取人头发，除去杂质，用碱水洗去油垢，清水漂净，晒干，装入锅内，上盖一个口径较小的锅，两锅结合处用盐泥封固，上压重物，盖锅底部贴一白纸或放数粒大米，武火加热煅至白纸或大米呈焦黄色为度，离火，待锅冷却后取出。剁成小块。本品含酸不溶性成分不得超过 10.0%。

【成品性状】本品为不规则块状，大小不一，乌黑光亮，有多数细孔，体轻，质脆，研之有清脆声，用火烧之有焦发气，味苦。

【炮制作用】人发不入药，入药必须煅制成血余炭。血余炭味苦，性平。归肝、胃经。具有收敛止血，化瘀，利尿的作用。用于吐血、咯血、衄血、血淋、尿血、便血、崩漏、外伤出血，小便不利等。

【炮制研究】头发主要含纤维蛋白，还含有脂肪及黑色素和铁、铜、锌、镁、钙等。据研究，血余炭确有加速血凝作用，并使黏膜毛细管收缩，其止血作用与其含有钙、铁离子有关，且血余炭乌黑发亮呈蜂窝状，有吸附作用，故能止血。

炮制温度直接影响血余炭的质量，研究表明，血余炭的最佳炮制工艺为 300℃ 扣锅煅 20 分钟，该炮制品的浸出物，钙元素含量高，并具有明显的止血作用。

【贮藏】置于干燥处。

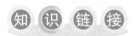

血余炭的质量与人发的来源、炮制工艺的控制有关。实验表明，以缩短凝血时间为指标，结果以青、中年人的头发最佳，男性老年者最差。

棕榈

【处方用名】棕榈、棕榈炭、陈棕炭、棕板炭。

【来源】本品为棕榈科植物棕榈 *Trachycarpus fortunei*（Hook. f.）H. Wendl. 的干燥叶柄。采棕时割取旧叶柄下延部分及鞘片，除去纤维状的棕毛，晒干。

【炮制方法】

1. 棕榈　取原药材，除去杂质，洗净，干燥。

2. 棕榈炭

（1）煅炭　取净棕榈段，置锅内，上扣一较小锅，两锅结合处用盐泥封固，盖锅上压一重物，并贴一白纸条或放数粒大米，武火煅至白纸或大米呈焦黄色时，离火，待锅冷却后取出。

（2）炒炭　取净棕榈，切成小块，置热锅内，用武火炒至表面黑褐色，内部焦褐色时，喷淋清水少许，灭尽火星，取出，及时摊晾，凉透。

【成品性状】棕榈表面红棕色，粗糙，有纵直皱纹；一面有明显的凸出纤维，纤维的两侧着生多数棕色茸毛。棕榈炭表面黑褐色至黑色，有光泽，有纵直条纹；触之有黑色炭粉，内部焦黄色，纤维性，略具焦香气。

【炮制作用】生棕榈不入药。棕榈炭味苦、涩，性平。归肺、肝、大肠经。具有收涩止血的作用。用于吐血、衄血、尿血、便血、崩漏。

【炮制研究】以棕榈炭止血作用为指标，选择不同温度条件下进行扣锅煅制，结果表明温度直接影响棕榈炭的质量，以320℃煅制20分钟的棕榈炭止血效果最好，并且煅制后一系列微量元素和钙元素均有不同程度升高。

在炒炭、焖煅炭和砂烫炭的3种工艺研究中，进行了原儿茶酸、原儿茶醛、对羟基苯甲酸的定性比较和 HPLC 分析，药理作用及临床疗效观察，优选出最佳砂烫棕榈炭的工艺为：棕榈∶砂（20目均匀砂粒）= 1∶15，砂温250℃烫8分钟左右，烫至棕榈表面深褐色，内部棕褐色，收得率在70%，鞣质含量在0.4%，对羟基苯甲酸含量在0.2%以上，存性适中，质量均匀。

【贮藏】置于干燥处。

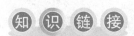

棕榈经煅炭后所含化学成分的组成和含量发生了复杂的变化。虽然总鞣质的含量有所下降，但是一些大分子鞣质在高温加热过程中裂解为小分子鞣质单体。如 d-儿茶素在生棕榈中未检出，但煅炭之后则可检出；没食子酸等成分含量也随煅炭后升高。这些鞣质单体是棕榈炭的主要止血有效成分之一。因此，棕榈煅炭之后具有收敛止血的作用。

灯心草

【处方用名】灯心、灯心草、朱砂拌灯心、青黛拌灯心、灯芯草、灯心炭。

【来源】本品为灯心草科植物灯心草 *Juncus effusus* L. 的干燥茎髓。夏末至秋季割取茎，晒干，取出茎髓，理直，扎成小把。

【炮制方法】

1. 灯心草　取原药材，除去杂质，剪段。

2. 灯心炭　取净灯心草段置煅锅内，上扣一口径较小的锅，接合处用盐泥封固，在盖锅上压一重物，并贴白纸或放数粒大米，武火煅至纸条或大米呈深黄色时，离火，待锅冷却后取出。

3. 朱砂拌灯心草　取净灯心草段，置盆内，喷淋少许清水，微润，加朱砂细粉，撒布均匀，并随时翻动，至表面挂匀朱砂为度，取出晾干。

每 100kg 净灯心草，用朱砂 6.25kg。

4. 青黛拌灯心草　采用朱砂拌灯心的方法进行操作。

每 100kg 净灯心草，用青黛 15kg。

【成品性状】灯心草表面白色或淡黄白色，有细纵纹，略有弹性，易拉断，断面白色。灯心炭表面黑色，体轻，质松脆，易碎。朱砂拌灯心全体披朱砂细粉。青黛拌细粉全体披青黛细粉。

【炮制作用】

1. 灯心草　味甘、淡，性微寒。归心、肺、小肠经。具有清心火，利小便的作用。灯心草长于利水通淋。多用于热淋，水肿，心烦失眠，口舌生疮。

2. 灯心炭　长于凉血止血、清热敛疮。多作外用，治喉痹、乳蛾、阴疳。

3. 朱砂拌灯心草　长于降火安神。多用于心烦失眠，小儿夜啼。

4. 青黛拌灯心草　偏于清热凉血。多用于尿血。

【炮制研究】现代还可以采用烤箱烤制的方法，具体操作如下：将中药烤制箱预热，待箱内温度达到 260℃并恒定时，将铺好灯心草的烤盘放入，烤制 20 分钟，取出。

【贮藏】置于干燥处。

荷叶

【处方用名】荷叶、荷叶炭。

【来源】本品为睡莲科植物莲 *Nelumbo nucifera* Gaertn. 的干燥叶。夏、秋二季采收，晒至七八成干时，除去叶柄，折成半圆形或折扇形，干燥。

【炮制方法】

1. 荷叶　喷水，稍润，切丝，干燥。

2. 荷叶炭　取净荷叶段置煅锅内，上扣一口径较小的锅，接合处用盐泥封固，在盖锅上压一重物，并贴白纸或放数粒大米，武火煅至纸条或大米呈深黄色时，离火，待锅冷却后取出。

【成品性状】荷叶呈不规则的丝状。上表面深绿色或黄绿色,较粗糙;下表面淡灰棕色,较光滑,叶脉明显突起。荷叶炭呈不规则的片状,表面棕褐色或黑褐色,气焦香,味涩。

【炮制作用】

1. 荷叶 味苦,性平。归肝、脾、胃经。具有清暑化湿,升发清阳,凉血止血的作用。用于暑热烦渴,暑湿泄泻,脾虚泄泻,血热吐衄,便血崩漏。荷叶生用长于清暑化湿,升发清阳。

2. 荷叶炭 长于收涩化瘀止血。用于出血症和产后血晕。

【炮制研究】荷叶从唐代开始使用炒制、炙制等法炮制,宋代有烧灰、焙、熬制等,明清时代以炒、煅法为主。动物实验表明,荷叶生品有较好的止血作用,煅炭后止血效果增强。

【贮藏】置于干燥处。

莲房

【处方用名】莲房、莲房炭。

【来源】本品为睡莲科植物莲 *Nelumbo nucifera* Gaertn. 的干燥花托。秋季果实成熟时采收,除去果实,晒干。

【炮制方法】

1. 莲房 取原药材,除去杂质,切成碎块。

2. 莲房炭 取净莲房,切碎,置煅锅内,上扣一口径较小的锅,接合处用盐泥封固,在盖锅上压一重物,并贴白纸或放数粒大米,武火煅至纸条或大米呈深黄色时,离火,待锅冷却后取出。

【成品性状】莲房表面灰棕色至紫棕色,具细纵纹和皱纹,顶面有多数圆形孔穴,基部有花梗残基。莲房炭形如莲房,表面显炭黑色。

【炮制作用】

1. 莲房 味苦、涩,性温。归肝经。具有化瘀止血的作用。生品少用,偏于化瘀,止血力弱。可用于胞衣不下,痔疮等。

2. 莲房炭 收涩止血力强,化瘀力弱。用于血崩,血淋,皮肤湿疮等。

【炮制研究】现代还可以采用烤箱烤制的方法,具体操作如下:将中药烤制箱预热,待箱内温度达到250℃并恒定时,将铺薄层莲房的烤盘放入烤箱,烤制30分钟,取出。

【贮藏】置于干燥处。

干漆

【处方用名】 干漆、煅干漆、干漆炭。

【来源】 本品为漆树科植物漆树 *Toxicodendron vernicifluum* (Stokes) F. A. Barkl. 的树脂经加工后的干燥品。一般收集盛漆器具底留下的漆渣,干燥。

【炮制方法】

1. 炒干漆　取干漆,置火上烧枯;或砸成小块,置锅中炒至焦枯黑烟尽,喷淋清水少许,灭尽火星,取出,放凉。

2. 干漆炭　取净干漆块置煅锅内,上扣一口径较小的锅,接合处用盐泥封固,在盖锅上压一重物,并贴白纸或放数粒大米,武火煅至纸条或大米呈深黄色时,离火,待锅冷却后取出。

【成品性状】 生干漆呈不规则块状,黑褐色或棕褐色,表面粗糙,有蜂窝状细小孔洞或呈颗粒状,质坚硬,不易折断,断面不平坦,具特殊臭气。煅干漆呈黑色或棕褐色,为大小不一的块状或粒状,有光泽,质松脆,断面多孔隙,气微,味淡,嚼之有砂粒感。炒干漆呈大小不一的颗粒状,焦黑色,质坚硬,具孔隙,无臭,味淡。

【炮制作用】

1. 干漆　味辛,性温;有毒。归肝、脾经。具有破瘀通经,消积杀虫的作用。用于瘀血经闭,癥瘕积聚,虫积腹痛。生干漆有毒,伤营血,损伤脾胃,不宜生用。

2. 干漆炭　煅后降低其毒性和刺激性,用于妇女经闭,瘀血,虫积。

【贮藏】 置于干燥处。

知识链接

有报道干漆中含漆酚 50% ~ 60%,最高可达 80%,可导致过敏性皮炎。近年研究发现生干漆中尚含一种漆敏内酯,可使人未接触生漆而过敏,产生过敏性皮炎。漆酚与漆敏内酯均为干漆中具有刺激性的毒性物质,经煅制后,可免除刺激性。

蜂房

【处方用名】 蜂房、露蜂房。

【来源】 本品为胡蜂科昆虫果马蜂 *Polistes olivaceous* (DeGeer)、日本长脚胡蜂 *Polistes japonicus* Saussure 或异腹胡蜂 *Parapolybia varia* Fabricius 的巢。秋、冬二季采收,晒干,或

略蒸，除去死蜂死蛹，晒干。

【炮制方法】

1. 蜂房　取蜂房，刷净泥灰，除去杂质，切块，筛去灰屑。

2. 煅蜂房　取净蜂房块置耐火容器内，上扣一口径较小的锅，接合处用盐泥封固，中火煅烧至透。冷却后取出，用时掰碎或研细入药。

【成品性状】蜂房呈圆盘状或不规则的扁块状，有的似莲房状，大小不一，表面灰白色或灰褐色。煅蜂房为不规则的块状，大小不一，黑褐色。

【炮制作用】

1. 蜂房　味甘，性平。归胃经。具有攻毒杀虫，祛风止痛的作用。用于疮疡肿毒，乳痈，瘰疬，皮肤顽癣，鹅掌风，牙痛，风湿痹痛。蜂房生品一般做外用，内服多用炮制品。

2. 煅蜂房　毒性降低，疗效增强，利于粉碎和制剂。用于痈疽，瘰疬，牙痛，癣疮，风湿痹痛，瘾疹瘙痒等。

【炮制研究】蜂房主含蜂蜡及树脂，又含有毒的露蜂房油。炮制后，能使部分有毒的成分散失，降低毒性。实验表明，蜂房的醇、醚及丙酮浸出物，皆有促进血液凝固的作用，能增强心脏运动，使血压一时性下降，并有利尿作用。

【贮藏】置于干燥处，防潮。

项目二　煅制技术操作规程与工艺流程

一、传统操作技术

1. 设备与物料　煅药锅、炉子、马福炉（或无烟煤炉）、蒸发皿、坩埚、烧杯、量筒、火钳、搪瓷盘、电子秤、盐泥、大米、纸条、米醋。

2. 操作规程

（1）准备　工作服、帽穿戴整齐；器具洁净齐全、摆放合理。

（2）净选　净制操作规范，饮片净度符合《中国药典》（2015 年版）及《中药饮片质量标准通则（试行）》之规定。

（3）称量　药材称取规范、称量准确。

（4）煅制

①明煅：取净药材，砸成小块，置无烟炉火上或适宜容器内，煅制酥脆或红透时，取出，放凉。

含结晶水的盐类药物，不要求煅红，但须使结晶水蒸发尽，或全部形成蜂窝状的块状固体。

②煅淬：将净药材按照明煅方法煅至红透时，立即投入规定的液体辅料中，淬酥（如不酥，可反复多次煅淬至酥），取出，干燥。

③扣锅煅：将药物置煅锅内，高度不超过锅高度的 2/3，松紧适度。在锅上加盖，或放一较小的无耳盖锅，将锅与盖间或两锅接合处用盐泥封严。在锅盖顶部或盖锅底部贴一白纸或几粒大米，在盖锅上压一重物。将煅锅置炉火上加热，先文火后武火，待盐泥稍干后，改为武火，煅至大米或纸呈焦黄色，关火。待煅锅冷却后启锅取药，盛放在洁净的容器内，晾凉。

（5）清场　按规程清洁器具，清理现场；器具归类放置；炮制好的药物另器保存，密封后贮藏。

表 8-1　操作规程关键点

序号	操作关键环节	提示内容
1	煅药工具是否洁净	煅锅、器具及和其他工具洁净后才可以进行煅制
2	大小分档	待煅制的药物大小一致，以免煅制时生熟不均
3	煅制温度和时间	根据煅制要求，掌握煅制温度和时间，但须根据药材性质进行选择
4	操作过程	含结晶水的矿物药煅制时应一次性煅透，中途不得停火，不要搅拌，以免出现夹生现象，对于在煅烧时产生爆溅的药物，可在容器上加盖（不密封），防止事故发生扣锅煅烧过程中，当有气体及浓烟从锅缝中喷出时，应随时用盐泥堵封，以防空气进入，使中药炭化
5	火候把握	准确把握煅制的火候标准，使药物煅透
6	药物出锅	扣锅煅煅透后要赶紧熄火，并放置冷却后再开锅，以免药物过早接触空气造成灰化

二、现代操作技术

1. 煅药设备　见图 8-4。

2. 设备操作规程

（1）检查设备是否有"设备完好"卡，"清洁卡"是否在有效期内，如超过有效期，重新清洁至检查合格。

（2）操作前，检查设备的电源线有无破损，各部位是否正常，部件是否紧固。如检查无误后，开机空载运转 3 ~ 5 分钟。如有异常，关机切断电源，待机器完全停稳后，查明原因，填写"报修单"报修。

（3）依据"批生产指令"和"生产工艺规程"规定的工艺参数开启电源，启动设备开关，进行操作，开始投料，待达到规定煅药温度，进行煅制。

（4）当温度达到设定值时，煅药机进入自动恒温、控温状态，当煅制时间达到设定值时，电蜂鸣器自动报警，并自动切断燃烧器电源，提醒操作人员出料。

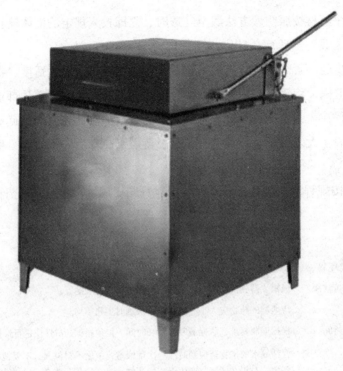

图 8-4　煅药机

（5）煅制完毕，打开煅药机盖，将煅制好的饮片取出，装于洁净容器内或投入液体辅料中。

（6）关机：先关加热开关，再关掉总电源。

（7）操作结束，按"煅药机清洁标准操作规程"进行清洁。

（8）填写"设备使用日志"。

3. 设备使用注意

（1）操作时严禁打开煅药机盖，以免烫伤。

（2）每次开机时，接通总电源开关，调整温度，再打开加热开关。

（3）保持设备通风干燥，确保清洁卫生。

（4）使用中经常检查紧固件以防松动。

4. 操作实例（煅石膏）

（1）药材　本品为硫酸盐类矿物硬石膏族石膏，主含含水硫酸钙 $CaSO_4 \cdot 2H_2O$。采挖后，除去杂石及泥沙。

（2）生产工艺流程　见图 8-5。

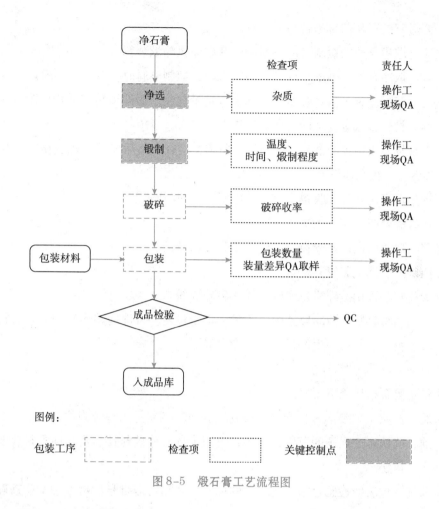

图8-5 煅石膏工艺流程图

（3）炮制工艺的操作要求和技术参数

①净选：操作人员依据生产指令、领料单，领取原药材进行称重，核对后领入净选岗位。打开包装袋，将石膏放在操作台上按"药材净选岗位标准操作规程"进行挑选，拣净杂质，打碎，除去夹石、筛去灰屑并根据药材的大小进行分档。拣选后的药材盛装于周转容器，称量记录，定量包装，每件周转容器均应附有标志，注明药材名称、批号、数量、生产日期、操作者等。

对操作现场、设备、设施及容器具进行清洁，待QA检查合格后发给清场合格证，挂上"清洁卡""已清洁"状态标识。

填写生产记录，计算收得率，本工序收得率应≥95.0%。

计算物料平衡率，本工序物料平衡率为97%~101%。

由QA进行检查合格后，交下一道工序。

②煅制：生产前，确认生产现场的卫生，清场，设备、容器用具、计量器具等及其标志符合要求，并确认无上次遗留物。

检查需煅制的石膏药材是否为净药材。

根据药材选用合适的煅制方法,煅制前开启通风除烟装置。

煅石膏:取净石膏,砸成小块,置煅药机内,煅制酥脆时,取出,放凉。

煅制后的药材盛装于洁净容器中,称量,定量包装。每件周转容器均应附有标志,注明药材名称、批号、数量、生产日期、操作者等。

对操作现场、设施及容器具进行清洁,待 QA 检查合格后发给清场合格证,挂上"清洁卡""已清洁"状态标识。

填写批生产记录,计算收得率,煅制应不低于 80.0%。

经质量检验合格后交下工序或入中间站。

③碰碎:碰碎前确认碰碎设备、使用工具等已清洁。

碰碎前须开启捕尘装置。

按其操作规程使用破碎机将煅好的饮片破碎成粉末。

碰碎后的药材盛装于洁净容器中,称量,定量包装。每件周转容器均应附有标志,注明药材名称、批号、数量、生产日期、操作者等。

碰碎收率:≥95.0%。

经质量检验合格后交下工序。

④包装:按照"包装岗位标准操作规程"执行,领料进入包装岗位。

生产前,确认生产现场的卫生,清场,使用工具、计量器具等及其标志符合要求,并确认无上次遗留物。

包装前确认包装物检验合格,包装用的标签、装箱打印批号后应经 QA 检查确认方可进行包装。

内包装:按包装规格逐袋称取,装入塑料袋中,扎口。要求称量准确,扎口紧密。

外包装:把内包好的一袋饮片称量复核后装入外包装袋中,放一张装箱单(合格证),封箱打包按规定程序入成品库。

包装结束对产量进行统计,分别统计合格品数量、不合格品数量、尾料量以及不合格的包装物数量。计算饮片及包装材料的物料平衡率,填写包装记录。

凭"成品检验报告书",按规定程序入库。

⑤成品储藏:在温度≤20℃、湿度 45%~65% 的条件下保存,置阴凉干燥处,防蛀。

(4)质量标准

原料质量标准:依据《中国药典》2015 年版一部。

成品质量标准:煅石膏依据《中国药典》2015 版一部。

包装材料质量标准:直接接触中药饮片的包装材料应至少符合食品包装材料标准。

(5)收得率及物料平衡

①收得率计算：

$$收得率 = \frac{实际产出量}{投料量} \times 100\%$$

表8-2 各工序收得率范围表

工序	净选	煅制	碰碎	包装
范围	≥95.0%	≥80.0%	≥95.0%	≥95.0%

②物料平衡：

物料平衡率 =（实际产量+损耗量）/理论产量×100%

式中，理论产量是按照所用的原料（包装材料）量，在生产中无任何损失或差错的情况下得出的最大重量；实际产量为生产过程中实际产出量；损耗量指生产中出现的杂质、非药用部位的重量。

表8-3 中药饮片煅制岗位生产记录

品名		批号		规格	kg/袋×	袋/箱	重量	kg	操作间号	
开始时间	年 月 日 时 分				结束时间		年	月 日	时	分
工艺过程	操作标准及工艺要求								操作人	复核人
开工前检查	①生产环境符合生产工艺要求，清场合格证是否在有效期内 ②设备、使用工具完好，计量器具校验在规定期限内 ③使用工具、盛装容器清洁 ④设备运行是否正常									
结果记录	①在效期内□ 超过效期□ ②完好、在规定期限内□ 不完好、未在规定期限内□ ③符合□ 不符合□ ④正常□ 不正常□				上批饮片品名：_____ 上批饮片批号：_____					
执行文件	①____生产工艺规程 执行□ 未执行□ ② "煅制操作SOP" 执行□ 未执行□									
物料检查	①核对药材品名、批号、数量 ②按生产指令要求领取辅料并核对辅料品名、重量				符合□ 不符合□ 符合□ 不符合□					
煅制过程	①根据各产品工艺规程，选用煅制方法： 明煅：将需煅制的净药材置煅锅内，按工艺规程对各品种的要求用武火煅至红透、酥脆或结晶水完全蒸发，取出 煅淬：将需煅淬的净药材置煅锅内，用武火加热煅至红透，趁热投入食醋或其他规定的液体辅料中，骤然冷却使之酥脆，如一次不能酥脆，可反复煅淬至酥，取出放凉 ②按 "煅制操作SOP" 执行，采用适当的煅制温度_____℃，加入规定量的辅料 ③煅制过程中随时检查煅制情况，达到要求后即取出，放入晾药池中晾凉，称重								QA:____	
	① 采用煅制方法：明煅□ 煅淬□ ②煅制温度_____℃ ③执行□ 未执行□									

续表

收得率	收得率=$\frac{煅制后药材重量}{煅制前药材重量}$×100% = ___ ≥ ___ %	锅次	药材（kg）	辅料（kg）	煅制时间	检查情况
物料递交	将煅制后的药材递交下道工序。 煅制后重量：___ kg 件数 __ 件 递交人：___ 接收人：_____	1				
		2				
		3				

煅制清场工作	开始时间： 时 分				结束时间： 时 分	
清场记录	①清除操作间内的废弃物料		清除□ 未清除□		操作人	复核人
	②按"清场管理规程"对操作间进行清场清洁		清洁□ 未清洁□			
	③按"一般生产区容器、生产工具清洁SOP"对设备、台秤、操作台、工具、容器进行清洁，做好各项记录		清洁□ 未清洁□			
	④将生产现场的有关文件收集，存放到指定处，生产用器具应清洗按规定位置存放		是□ 否□			
	⑤检查岗位生产记录和各项原始记录是否完整		完整□ 不完整□		QA：___	
	⑥替换状态标志		替换□ 未替换□			
偏差说明						

项目三 煅制技术实训

一、 实训物料

1. 明煅技术   白矾、石膏。

2. 煅淬技术   炉甘石、自然铜。

3. 扣锅煅（闷煅）技术   棕榈、血余、大米、白纸。

二、 器具与设备

马弗炉、煅药炉、煅药锅、坩埚、坩埚钳、烧杯、量筒、乳钵、大小瓷蒸发皿、搪瓷盘、台秤等。

三、 实训操作

1. 明煅   按项目二中明煅传统操作规程进行操作，白矾和石膏均用武火加热，并且一次煅透中途不得停火，但加热过程和火候不同。白矾加热过程中不能搅拌避免形成"僵块"，白矾煅至膨胀松泡呈白色蜂窝状固体，完全干枯，取出。石膏煅至红透，质地酥松，取出。

2. 煅淬　按项目二中煅淬传统操作规程进行操作，自然铜和炉甘石均用武火加热，多次煅淬直至酥脆。自然铜醋淬，炉甘石水淬，且炉甘石残渣煅淬之后进行水飞法操作。

3. 扣锅煅（闷煅）　　按项目二中扣锅煅传统操作规程进行操作，棕榈煅炭采用文武火加热，煅至白纸或大米呈深黄色时，停火，待锅凉后，取出。

四、 成品性状

1. 明煅技术

（1）枯矾　本品为粉末状。白色，不透明，蜂窝状。体轻质松。味酸涩。

（2）煅石膏　本品为白色的粉末或酥松块状物，表面透出微红色的光泽，不透明。体较轻，质软，易碎，捏之成粉。气微，味淡。

2. 煅淬技术

（1）煅炉甘石　本品呈白色或粉红色的粉末；体轻，质松软而细腻光滑。气微，味微涩。

（2）煅自然铜　本品为粉末状。黑褐色或黑色，无金属光泽。质地酥脆。有醋气。

3. 扣锅煅（闷煅）技术

（1）煅棕榈炭　本品为黑褐色或黑色的块状。质地脆。味苦涩。

（2）血余炭　本品为不规则的块状，乌黑光亮，有多数细孔。体轻，质脆。用火烧之有焦发气，味苦。

复习思考

1. 解释：煅制技术。

2. 煅制技术可分为哪几种？

3. 明煅技术、煅淬技术、扣锅煅技术的炮制目的是什么？各适合于哪些药物？

4. 扣锅煅时如何判断药物已经煅透？

5. 明煅技术、煅淬技术、扣锅煅技术操作时需要注意什么？

扫一扫，知答案

扫一扫，看课件

蒸煮燀技术

【学习目标】

1. 知识目标

(1) 掌握蒸制技术、煮制技术、燀制技术的操作方法、注意事项，能完成蒸煮燀法的操作，能正确判定药物炮制后的成品质量；重点药物的炮制作用、成品性状、炮制作用。

(2) 熟悉蒸制技术、煮制技术、燀制技术的炮制目的。

(3) 了解蒸煮燀技术的含义，某些药物的现代研究。

2. 技能目标

(1) 具备按标准操作规程进行的手工操作能力和使用不锈钢夹层锅炮制药物的能力。

(2) 具备判断蒸制技术、煮制技术、燀制技术的火候和药材成品质量的能力。

项目一　蒸煮燀技术基础知识

蒸、煮、燀技术是一类既需用火加热，又需用水传热，有时还需要加入某些液体辅料或固体辅料的炮制加工技术，属于"水火共制"法。

根据不同的用药要求，辅料一般选择酒、醋、药汁、豆腐等。

一、蒸制技术

将净选或切制后的药物，加入规定的辅料（酒、醋、药汁等）或不加辅料，放入蒸制容器内，隔水加热至规定程度的炮制技术，称为蒸制技术。蒸制技术根据药物在蒸制前是否加入辅料，分为清蒸技术和加辅料蒸技术；依据蒸制操作不同分为直接蒸技术和间接蒸技术。直接利用流通蒸汽蒸制者称为"直接蒸技术"；置密闭容器内，隔水蒸制者，称为"间接蒸技术"，又称为炖制技术。

1. 蒸制技术的炮制目的

（1）改变药物性能，扩大用药范围　如地黄生品性寒，具有清热凉血的作用，用于血热证；蒸制后药性由寒转温，作用由清变补，用于阴虚、血热证。

（2）减少副作用　如大黄生品气味重浊，泻下作用峻猛，易伤胃气，酒蒸后泻下作用减弱，能减轻腹痛等副作用；黄精生品具有麻味，刺激咽喉，蒸后可除去麻味，减弱对咽喉的刺激性，消除副作用。

（3）保存药效，利于贮存　如黄芩蒸后能破坏与苷共存的水解酶，利于保存苷类有效成分；桑螵蛸蒸后杀死虫卵，便于贮存。

（4）便于软化切片　如木瓜、天麻质地坚硬，冷水软化水分难以渗入，久泡其有效成分又容易流失，并易出现腐烂现象。采用蒸法能使水蒸气直接穿透药材使其软化，提高药材软化效果，易于切片和干燥。

2. 蒸制技术操作流程　见图9-1。

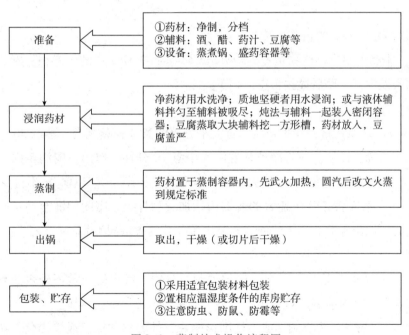

图9-1　蒸制技术操作流程图

3. 注意事项

（1）蒸前需将药物大小分档。

（2）用液体辅料拌蒸的药物应待辅料被药材吸尽后再蒸。

（3）蒸制时间一般视药物的性质及炮制目的而定，时间过短达不到蒸制目的，过久则影响药效。蒸时应从"圆汽"开始计时，炖时应以水沸时开始计时。

（4）蒸时一般先用武火，待"圆汽"或水沸后改为文火，保持锅内有足够的蒸汽。但在非密闭容器中酒蒸时，要先用文火，防止酒很快挥发，达不到酒蒸的目的。

（5）需长时间蒸者需不断添加开水，以免将水蒸干，导致蒸汽中断，影响药物质量。

（6）加辅料蒸制完毕后，若容器内有剩余的液体辅料，应将药物晾至4~6成干，再拌入剩余的辅料，使之吸尽后再进行干燥，以免药物的有效成分损失而药效降低。

4. **成品质量**　加液体辅料蒸制的药物色泽黑润，内无生心。如熟地黄、女贞子、山茱萸等。清蒸药材蒸透或变软，便于切制或贮存，如黄芩、桑螵蛸等。豆腐蒸制药材呈黄褐色，表面粗糙，断面显蜡样光泽，如藤黄。成品未蒸透者不得超过3%，含水分不得超过13%。

（一）清蒸技术

清蒸技术是将药物不加辅料装入蒸制容器内，用水蒸气蒸制的炮制技术。多适用于难以软化、贮存的药物。

黄芩*

【处方用名】黄芩、酒黄芩、黄芩炭。

【来源】本品为唇形科植物黄芩 *Scutellaria baicalensis* Georgi 的干燥根。春、秋二季采挖，除去须根及泥沙，晒后撞去粗皮，晒干。

【炮制方法】

1. **黄芩片**　取原药材，除去杂质。将大小分档的黄芩置蒸笼内，蒸制30分钟，趁热切薄片，干燥，筛去碎屑。或将净黄芩置沸水中煮10分钟，取出，闷润至内外湿度一致时，切薄片，干燥（避免暴晒）。筛去碎屑。本品含黄芩苷（$C_{21}H_{18}O_{11}$）不得少于8.0%。

2. **酒黄芩**　取净黄芩片于适宜的容器内，加黄酒拌匀，密闭闷润至酒被吸尽，文火炒至深黄色时，取出晾凉。筛去碎屑。本品中黄芩苷的含量同生品。

每100kg净黄芩片，用黄酒10kg。

3. **黄芩炭**　取净黄芩片，置预热好的炒制器具内，武火炒至黄芩外表黑褐色，里面深黄色。有火星时及时喷洒适量饮用水，熄灭火星，取出。筛去碎屑。

【成品性状】黄芩片为类圆形或不规则形薄片，外表皮黄棕色或棕褐色，切面黄棕色或黄绿色，具放射状纹理。酒黄芩形如黄芩片，略带焦斑，微有酒香气。黄芩炭表面黑褐色，体轻，质松，易断，有焦炭气味。

【炮制作用】

1. **黄芩**　味苦，性寒。归肺、胆、脾、大肠、小肠经。具有清热燥湿，泻火解毒，止血，安胎的作用。生品清热泻火作用强。多用于热病，湿温，黄疸，泻痢等。

2. 酒黄芩　能缓和黄芩的苦寒之性，以免伤害脾阳，导致腹泻，并可引药入血分，借黄酒向上升腾之力，以清上焦肺热及四肢肌表之湿热。用于目赤肿痛，瘀血壅盛，上部积血失血，上焦肺热咳嗽等。

3. 黄芩炭　具清热止血作用。用于崩漏下血，吐血，衄血等。

【贮藏】　置通风干燥处，防潮。

知识链接

　　黄芩含有多种黄酮类衍生物，黄芩苷和汉黄芩苷是其主要的活性成分。黄芩苷和汉黄芩苷极易水解生成相应的苷元（黄芩素和汉黄芩素），且性质不稳定，容易被氧化成绿色的醌类衍生物。有药理实验表明，水解后形成的醌类化合物无抗菌作用。因此黄芩饮片变绿，使其疗效降低。蒸制或沸水煮后，可杀灭酶的活性，既可保存有效成分，又可使药材软化，便于切片，保证了饮片的质量和原有的色泽。

　　实验表明，黄芩蒸后切片，所含的黄芩苷和汉黄芩苷为14.12%，而煮后切片仅为12.51%。且蒸法加工的黄芩片，外观整齐，颜色鲜艳，较煮法加工的黄芩片为好，建议黄芩采用蒸法软化后切片。

桑螵蛸

【处方用名】　桑螵蛸、盐桑螵蛸。

【来源】　本品为螳螂科昆虫大刀螂 *Tenodera sinensis* Saussure、小刀螂 *Statilia maculata* (Thunberg) 或巨斧螳螂 *Hierodula patellifera* (Serville) 的干燥卵鞘。以上三种分别习称"团螵蛸""长螵蛸""黑螵蛸"。深秋至次春采收，除去杂质，蒸至虫卵死后，干燥。

【炮制方法】

1. 桑螵蛸　取原药材，除去杂质，用饮用水洗去泥屑，置蒸制容器内，蒸透，取出，干燥。用时剪碎。

2. 盐桑螵蛸　取净桑螵蛸加入盐水拌匀，闷润至透，置炒制器具内，文火加热，炒至有香气逸出时，取出晾凉。

　　每100kg净桑螵蛸，用食盐2.5kg。

【成品性状】　桑螵蛸略呈圆柱形、半圆形、长条形或类平行四边形，由多层膜质薄片叠成，表面浅黄褐色、灰黄色或灰褐色，上面有一带状隆起（团螵蛸上面带状隆起不明显），底面平坦或有凹沟，体轻，质松而韧，横断面可见许多放射状小室，室内各有一细小椭圆形卵，气微腥，味淡或微咸。蒸桑螵蛸形如桑螵蛸，色泽较深。盐桑螵蛸略带焦斑，味微咸。

【炮制作用】

1. 桑螵蛸　味甘、咸，性平。归肝、肾经。具有益肾固精，缩尿，止浊的作用。生品令人泄泻。

2. 蒸桑螵蛸　可消除致泻的副作用，又可杀死虫卵，利于保存药效。用于遗精滑精，尿频遗尿，小便白浊等。

3. 盐桑螵蛸　可引药下行入肾，增强益肾固精、缩尿止遗的作用。用于肾虚阳痿，遗精，遗尿，小便白浊等。

【贮藏】置通风干燥处，防蛀。

玄参

【处方用名】玄参、蒸玄参。

【来源】本品为玄参科植物玄参 *Scrophuaria ningpoensis* Hemsl. 的干燥根。冬季茎叶枯萎时采挖。除去根茎、幼芽、须根及泥沙，晒或烘至半干，堆放 3~6 天，反复数次至完全干燥。

【炮制方法】

1. 玄参　取原药材，除去残留的根茎及杂质，洗净，润透，切薄片，干燥。

2. 蒸玄参　取净玄参，微泡，置蒸制容器内，蒸透，至色泽加深时，取出，稍凉，切薄片，干燥。

【成品性状】玄参为类圆形或不规则薄片，周边表皮灰黄色或灰褐色，片面黑色，微有光泽，油润柔软，质坚实，气特异似焦糖，味甘微苦。蒸玄参表面和片面乌黑色，微有光泽，气特异似焦糖，味甘微苦。

【炮制作用】

1. 玄参　性味甘、苦、咸，微寒。归肺、胃、肾经。具有凉血滋阴，泻火解毒的功能。生玄参泻火解毒力强。用于温毒发斑，目赤咽痛，痈疽肿痛。

2. 蒸玄参　制后减缓了寒性，且便于软化切片，以凉血滋阴为佳。用于热病伤阴，舌绛烦渴，津伤便秘，骨蒸劳嗽。

【贮藏】贮干燥容器内，置干燥处。防霉、防蛀。

木瓜

【处方用名】木瓜。

【来源】本品为蔷薇科植物贴梗海棠 *Chaenomeles speciosa*（Sweet）Nakai 的干燥成熟果

实。夏、秋二季果实绿黄时采收，置沸水中烫至外皮灰白色，对半纵向剖开，晒干。

【炮制方法】取原药材，除去杂质，洗净，润透或蒸透后趁热切薄片，干燥。筛去碎屑。本品含水分不得过 15.0%；总灰分不得过 5.0%；pH 值应为 3.0～4.0。

【成品性状】木瓜呈类月牙形薄片，外表紫红色或棕红色，有不规则的深皱纹，切面棕红色，气微清香，味酸。

【炮制作用】木瓜味酸，性温。归肝、脾经。具有平肝舒筋，和胃化湿的作用。用于湿痹拘挛，腰膝关节酸重疼痛，吐泻转筋，脚气水肿。

【贮藏】置阴凉干燥处，防潮，防蛀。

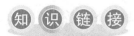

　　木瓜质地坚硬，水分不易渗入，软化时久泡则损失有效成分。蒸制软化后切片，不仅片形美观，容易干燥，而且木瓜蒸制品较生品中的总黄酮含量为高。

人参*

【处方用名】人参、园参、生晒参、山参、生晒山参、糖参、红参。

【来源】本品为五加科植物人参 *Panax ginseng* C. A. Mey. 的干燥根及根茎。多于秋季采挖，洗净，晒干或烘干。栽培的又称"园参"，播种在山林野生状态下自然生长的又称"林下参"，习称"籽海"。

【炮制方法】

1. 生晒参　取园参或林下参原药材，洗净，润透，切薄片，干燥，或用时粉碎、捣碎。

2. 糖参　取园参鲜根，洗净，置沸水中浸烫 3～7 分钟，取出，入凉水中浸泡 10 分钟左右，取出，晒干，用特制的针沿人参平行与垂直方向刺小孔后，浸入浓糖水中（每100mL 水溶液中加冰糖 135g）24 小时，取出曝晒 1 天，再用湿毛巾打潮，软化，第二次刺孔，再浸入浓糖水中 24 小时，取出后冲去浮糖，干燥。

3. 红参　取园参原药材，洗净，经蒸制干燥后为红参。用时润透，切薄片，干燥，或粉碎、捣碎。

【成品性状】生晒园参主根呈纺锤形或圆柱形，表面灰黄色，有粗横纹及明显的纵皱，支根多 2～3 条，须根多而细长，须根上有不明显的细小疣状突起，质较硬，断面淡黄白色，粉性，有特异香气，味微苦、甘；生晒林下参主根多与根茎近等长或较短，呈圆柱形、菱角形或人字形，表面灰黄色，具纵皱纹，支根多为 2～3 条，须根少而细长，清晰不乱，有较明显的疣状突起，香气特异，味微苦、甘。糖参呈圆柱形或纺锤形，表面淡白色或黄白色，外皮松泡，常有刺孔残痕和糖样结晶，质疏松，气特殊而香，味先甜后微苦，嚼之可溶化。红参呈纺锤形、圆柱形或扁方柱形，表面半透明，红棕色，质硬而脆，断面平坦，角质样，气微香而特异，味甘微苦。

【炮制作用】人参性味甘、微苦，平。归脾、肺、心经。具有大补元气，复脉固脱，补益脾肺，生津，安神的功能。

1. 生晒参　偏于补气生津，复脉固脱，补益脾肺。多用于体虚欲脱，脾虚食少，口渴，消渴。生晒山参功同生晒参而力胜。

2. 糖参　功同生晒参而力逊。

3. 红参　味甘而厚，性偏温，以温补见长，具有大补元气，复脉固脱，益气摄血的功能。多用于气血虚亏，脉微肢冷，气不摄血，崩漏下血，心力衰竭，心源性休克。

【贮藏】贮干燥容器内，密闭，置阴凉干燥处。防蛀。

天麻*

【处方用名】天麻。

【来源】本品为兰科植物天麻 *Gastrodia elata* Bl. 的干燥块茎。立冬后至次年清明前采挖，立即洗净，蒸透，敞开低温干燥。

【炮制方法】取原药材，除去杂质及黑色泛油者，洗净，润透或蒸软，切薄片，干燥。筛去碎屑。本品含天麻素（$C_{13}H_{18}O_7$）不得少于 0.25%。

【成品性状】天麻为不规则的薄片，切面较平坦，黄白色至淡棕色，角质样，半透明，有光泽，质坚硬，味甘。

【炮制作用】天麻味甘，性平，归肝经。具有平肝息风止痉的作用。用于头痛眩晕，肢体麻木，小儿惊风，癫痫抽搐，破伤风。

天麻蒸制主要是为了便于切片，同时可破坏酶，保存苷类有效成分。

【贮藏】置通风干燥处，防蛀。

知识链接

天麻含有天麻素（即天麻苷）、香荚兰醇、对羟基苯甲醇等成分。实验证明，鲜天麻直接晒干或烘干，天麻素的含量明显降低，而天麻苷元的含量增加。蒸制后干燥，天麻素的含量增加而苷元的含量下降。其原因是加热可灭活分解天麻素的酶，保护天麻素不被分解。天麻素及其苷元虽有相同的药理作用，但因苷元易氧化损失，因此天麻蒸后切片，对保证其质量有较大意义。

（二）酒蒸技术

酒蒸技术是将待蒸的药物净制并进行大小分档，用规定量的黄酒将药物润透或将辅料与药物拌匀后置于密闭容器内，放入蒸制容器内蒸制至一定程度的炮制技术。

地黄*

【处方用名】鲜地黄、生地黄、熟地黄、生地炭、熟地炭。

【来源】本品为玄参科植物地黄 *Rehmannia glutinosa* Libosch. 的新鲜或干燥块根。秋季采挖，除去芦头、须根及泥沙，鲜用；或将地黄缓缓烘焙至约八成干。前者习称"鲜地黄"，后者习称"生地黄"。

【炮制方法】

1. 鲜地黄　取鲜药材，洗净泥土，除去杂质，贮藏于湿砂中。用时切厚片或捣烂绞汁。

2. 生地黄　取干地黄，除去杂质，洗净，闷润，切厚片，干燥。筛去碎屑。生地黄含梓醇（$C_{15}H_{22}O_{10}$）不得少于 0.20%，含毛蕊花糖苷（$C_{29}H_{36}O_{15}$）不得少于 0.020%。

3. 熟地黄

（1）酒蒸　净生地黄，置适宜的容器内，用定量黄酒拌匀，密闭，隔水加热，蒸或炖至酒被吸尽、内外乌黑色、有光泽、味转甜时，取出，晾晒至外皮黏液稍干时，切厚片或块，干燥。筛去碎屑。

每 100kg 净生地黄，用黄酒 30～50kg。

（2）清蒸　净生地黄，置适宜的容器内，隔水蒸至内外黑色、有光泽、味甜时取出，晾晒至八成干，切厚片或块，干燥。筛去碎屑。

熟地黄中毛蕊花糖苷含量同生品。

4. 生地炭　取净生地黄片，置预热好的炒制器具中，武火炒至焦黑色、发泡鼓起。有火星时及时喷洒适量饮用水，熄灭火星，炒干，取出晾凉，筛去碎屑。或用煅炭法煅制成炭。

5. 熟地炭　取熟地黄片，置预热好的炒制器具中，武火炒至外表焦褐色。有火星时及时喷洒适量饮用水，熄灭火星，炒干，取出晾凉，筛去碎屑。或用煅炭法煅制成炭。

【成品性状】鲜地黄呈纺锤形或条状，外皮薄，表面浅红黄色，具弯曲的纵皱纹、芽痕、横长皮孔样突起及不规则疤痕，肉质，易断，断面皮部淡黄白色，可见橘红色油点，木部黄白色，导管呈放射状排列，气微，味微甜、微苦。生地黄呈类圆形或不规则的厚片，外表皮棕黑色或棕灰色，极皱缩，具不规则的横曲纹，切面棕黑色或乌黑色，有光泽，具黏性，气微，味微甜。熟地黄形如地黄，表面乌黑色，有光泽，黏性大，质柔软而带韧性，不易折断，断面乌黑色，有光泽，气微，味甜。生地炭表面焦黑色，质轻松鼓胀，外皮焦脆，中心部呈棕黑色并有蜂窝状裂隙，有焦苦味。熟地炭较生地炭色深，表面有光泽，质脆，味甜，微苦涩。

【炮制作用】

1. 鲜地黄　味甘、苦，性寒，归心、肝、肾经。具有清热生津，凉血，止血的作用。用于热病伤阴，舌绛烦渴，发斑发疹，吐血，衄血，咽喉肿痛。

2. 生地黄　味甘，性寒，归心、肝、肾经。具清热凉血，养阴生津的作用。用于热病舌绛烦躁，阴虚内热，骨蒸劳热，内热消渴，吐血，衄血，发斑发疹。

3. 熟地黄　味甘，性微温，归肝、肾经。蒸制成熟地黄后可使药性由寒转温，味由苦转甜，由清转补，具有滋阴补血、益精填髓的作用。用于肝肾阴虚，腰膝酸软，骨蒸潮热，盗汗遗精，内热消渴，血虚萎黄，心悸怔忡，月经不调，崩漏下血，眩晕，耳鸣，须发早白。

4. 生地炭　主入血分，以凉血止血为主。用于血热引起的吐血，衄血，尿血，崩漏等各种出血症。

5. 熟地炭　以补血止血为主。用于崩漏或虚损性出血。

【贮藏】鲜地黄埋在砂土中，防冻；生地黄置通风干燥处，防霉，防蛀。熟地黄及其他炮制品置通风干燥处。

<h2 style="text-align:center">黄精*</h2>

【处方用名】黄精、蒸黄精、酒黄精。

【来源】本品为百合科植物滇黄精 *Polygonatum kingianum* Coll. et Hemsl.、黄精 *Polygonatum sibiricum* Red. 或多花黄精 *Polygonatum cyrtonema* Hua 的干燥根茎。按形状不同，习称"大黄精""鸡头黄精""姜形黄精"。春、秋二季采挖，除去须根，洗净，置沸水中略烫或蒸至透心，干燥。

【炮制方法】

1. 黄精　取原药材，除去杂质，洗净，稍润，切厚片，干燥。筛去碎屑。本品含黄精多糖以无水葡萄糖（$C_6H_{12}O_6$）计，不得少于4.0%。

2. 酒黄精　取净黄精，置适宜的容器内，用定量黄酒拌匀，密闭，隔水加热，炖或蒸至酒被吸尽、内外均呈黑色、口尝无麻味时，取出。稍晾，切厚片，干燥。筛去碎屑。

每100kg净黄精，用黄酒20kg。

3. 蒸黄精　将净黄精润透，置适宜的蒸制容器内加热，蒸至内外均呈黑色、口尝无麻味时取出。切厚片，干燥。筛去碎屑。

【成品性状】黄精为不规则厚片，切面淡黄色至黄棕色，角质，周边淡黄色至黄棕色，偶见"鸡眼"状的茎痕，质硬而韧，味甜，嚼之有黏性。酒黄精形如黄精，表面黑色，有光泽，中心深褐色，质柔软，味甜，略有酒气。蒸黄精形如黄精，表面棕黑色，有光泽，质柔软，味甜。

【炮制作用】

1. 黄精　味甘，性平。归脾、肺、肾经。具有补气养阴，健脾，润肺，益肾的作用。生品具麻味，刺人咽喉，临床多蒸用。

2. 酒黄精　酒制能助其药势，使之滋而不腻，更好地发挥补肾益血作用。

3. 蒸黄精　蒸后能消除麻味，以免刺激咽喉，增强补脾润肺益肾作用。多用于脾胃虚弱，体倦乏力，口干食少，肺虚燥咳，内热消渴，精亏，头晕目眩等。

【贮藏】置通风干燥处，防霉，防蛀。

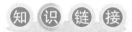

　　实验结果表明，黄精蒸制后，水浸出物、醇浸出物和游离氨基酸组分有大幅度提高，总糖含量有所下降，而还原糖含量增加80%以上，有利于有效成分的煎出和药效的发挥。但随着蒸制次数的增加，还原糖、浸出物含量呈递减趋势，外观性状及成品率也下降。进一步证实，酒黄精、蒸黄精以蒸一次为宜。

肉苁蓉

【处方用名】肉苁蓉、淡苁蓉、大芸、淡大芸、酒苁蓉、酒大芸。

【来源】本品为列当科植物肉苁蓉 *Cistanche deserticola* Y. C. Ma 或管花肉苁蓉 *Cistanche tubulosa* (Schrenk) Wight 的干燥带鳞叶的肉质茎。多于春季苗未出土或刚出土时采挖，除去花序，切段，晒干。

【炮制方法】

1. 肉苁蓉片　取原药材（淡肉苁蓉），除去杂质，洗净，润透，切厚片，干燥。盐肉苁蓉先用饮用水漂净盐分，晒至七八成干，润透，切厚片，干燥。筛去碎屑。肉苁蓉含松果菊苷（$C_{35}H_{46}O_{20}$）和毛蕊花糖苷（$C_{29}H_{36}O_{15}$）的总量不得少于0.30%；管花肉苁蓉松果菊苷（$C_{35}H_{46}O_{20}$）和毛蕊花糖苷（$C_{29}H_{36}O_{15}$）的总量不得少于1.5%。

2. 酒苁蓉　取净肉苁蓉片，置适宜的容器内，用定量黄酒拌匀，密闭，隔水加热，炖或蒸至酒被吸尽、表面呈黑色或灰黄色时，取出干燥。筛去碎屑。

每100kg净肉苁蓉片，用黄酒30kg。

【成品性状】肉苁蓉片为不规则形厚片，切面黄棕色、灰棕色或棕褐色，有淡棕色或棕黄色点状维管束，排列成不规则波状环纹，或排列成条状而散列，周边棕褐色或灰棕色，有的可见肉质鳞叶。管花肉苁蓉片周边棕褐色至黑褐色，切面散生点状维管束，味甜、微苦。酒苁蓉形如肉苁蓉片，表面黑棕色，质柔软，味微甜，微有酒气。

【炮制作用】

1. 肉苁蓉片　味甘、咸，性温。归肾、大肠经。具有补肾阳，益精血，润肠通便的作用。生品以补肾止浊，滑肠通便为主。多用于便秘，白浊。

2. 酒苁蓉　制后增强补肾助阳的作用。多用于阳痿，腰痛，不孕。

【炮制研究】药理实验证实，肉苁蓉和酒肉苁蓉均可明显增加大小鼠的精囊、前列腺及睾丸的重量，具有促激素样作用，均能显著提高小鼠的非特异性免疫功能，二者间无显著性差异。另外，通过对生品及其炮制品的通便作用比较研究，结果表明，生品的通便作用较强，炮制后通便作用减弱。

对生片、酒炖片、浸泡片、清炖片、清蒸片及高压酒炖片六种不同炮制品进行比较研究，以具有补肾壮阳、润肠通便功效的活性成分甜菜碱、甘露醇、麦角甾苷、氨基酸的含量为考察指标，结果表明：加黄酒常压炖的方法最佳。

【贮藏】置通风干燥处，防蛀。

山茱萸

【处方用名】山茱萸、山萸肉、酒萸肉。

【来源】本品为山茱萸科植物山茱萸 *Cornus officinalis* Sieb. et Zucc. 的干燥成熟果肉。秋末冬初果皮变红时采收果实，用文火烘或置沸水中略烫后，及时除去果核，干燥。

【炮制方法】

1. 山萸肉　取原药材，洗净，除去杂质及残留果核，干燥。山萸肉含莫诺苷和马钱苷的总量不得少于1.2％。

2. 酒萸肉　取净山萸肉，用黄酒拌匀，置适宜的容器内，密闭，隔水蒸或炖至酒被吸尽、色变黑润时，取出干燥。酒萸肉含莫诺苷和马钱苷的总量不得少于0.70％

每100kg净山萸肉，用黄酒20kg。

3. 蒸萸肉　取净山萸肉，置笼屉或适宜的蒸制容器内，先用武火加热，待"圆汽"后改用文火，蒸至外皮呈紫黑色时，熄火后闷过夜，取出，干燥。

【成品性状】山萸肉呈不规则片状或囊状，表面紫红色至紫黑色，皱缩，有光泽，顶端有的有圆形宿萼痕，基部有果梗痕，质柔软，味酸、涩、微苦。酒萸肉形如山茱萸，表面紫黑色或黑色，质滋润柔软，微有酒香气。

【炮制作用】

1. 山茱萸　味酸、涩，性微温。归肝、肾经。具有补益肝肾，涩精固脱的作用。生品长于敛汗固脱。多用于自汗，盗汗，遗精，遗尿。

2. 酒萸肉　酒制后借酒力温通，助药势，降低其酸性，滋补作用较蒸山萸肉为好。

常用于眩晕耳鸣，阳痿遗精，遗尿尿频，崩漏带下，腰膝酸痛。

3. 蒸萸肉　蒸制后补肾涩精、固精缩尿力胜。

【贮藏】置干燥处，防蛀。

◉知◉识◉链◉接◉

　　　山茱萸去核之说始于《雷公炮炙论》，之后的一些医药著作中也提出了不同看法，认为果核与果肉可一并入药。从果肉和果核的化学成分来看，二者均含有没食子酸、苹果酸等成分，在某些营养成分方面，果核优于果肉。果肉和果核对金黄色葡萄球菌、痢疾杆菌等均显示出相当的抑菌作用。近代一些研究结果倾向于果肉与果核一起入药，也有果核可打碎入药的本草记载，因此有建议山茱萸可含核入药，但剂量应适当加大。

女贞子

【处方用名】女贞子、酒女贞子。

【来源】本品为木犀科植物女贞 *Ligustrum lucidum* Ait. 的干燥成熟果实。冬季果实成熟时采收，除去枝叶，稍蒸或置沸水中略烫后干燥；或直接干燥。

【炮制方法】

1. 女贞子　取原药材，除去梗叶及杂质，洗净，干燥。用时捣碎。女贞子含特女贞苷（$C_{31}H_{42}O_7$）不得少于 0.70%。

2. 酒女贞子　取净女贞子，置适宜的容器内，用定量黄酒拌匀，密闭，稍闷，隔水加热，炖或蒸至酒完全吸尽、色泽黑润时，取出干燥。用时捣碎。酒女贞子中特女贞苷的含量同生品。

每 100kg 净女贞子，用黄酒 20kg。

【成品性状】女贞子呈卵形、椭圆形或肾形，长 6～8.5mm，直径 3.5～5.5mm。表面黑紫色或灰黑色，皱缩不平，基部有果梗痕或具宿萼及短梗，体轻，外果皮薄，中果皮较松软，易剥离，内果皮木质，黄棕色，具纵棱，破开后种子通常为 1 粒，肾形，紫黑色，油性，气微，味甘、微苦涩。酒女贞子形如女贞子，表面黑褐色或灰黑色，常附有白色粉霜，微有酒香气。

【炮制作用】

1. 女贞子　味甘、苦，性凉。归肝、肾经。具有滋补肝肾，明目乌发的作用。生品以清肝明目，滋阴润燥为主。多用于肝热目赤，肠燥便秘。

2. 酒女贞子　补肝肾作用增强。多用于肝肾阴虚，眩晕耳鸣，目暗不明，须发早白。

【炮制研究】有实验表明，女贞子酒蒸制后表面析出的白色粉霜，其主要成分为齐墩果酸，这可能是由于酒制后改变了细胞壁的通透性，产生某些助溶作用或脱吸附作用，提高了齐墩果酸的溶出率。另有实验证实，用黄酒、醋等辅料处理过的女贞子中的微量元素含量、水解氨基酸含量均较生品为高。药理实验表明，酒蒸女贞子可降低血清中 SGPT（谷丙转氨酶）值，在保护肝脏及升高白细胞、增强非特异性免疫功能、抗炎、抑菌等方面均优于生品，且无滑肠作用。

【贮藏】置干燥处。

豨莶草

【处方用名】豨莶草、酒豨莶草。

【来源】本品为菊科植物豨莶 *Siegesbeckia orientais* L.、腺梗豨莶 *Siegesbeckia pubescens* Makino 或毛梗豨莶 *Siegesbeckia glabrescens* Makino 的干燥地上部分。夏、秋二季花开前及花期均可采割，除去杂质，晒干。

【炮制方法】

1. 豨莶草　取原药材，除去残根老梗等杂质，先抖下叶子另放，下半段略浸，上半段喷潮，润透，再与叶一起切短段，干燥。

2. 酒豨莶草　取净豨莶草段，用黄酒拌匀，闷润至透，置笼屉或适宜容器内，蒸 8 小时，闷过夜，呈黑色时，取出，晒干。

每 100kg 净豨莶草，用黄酒 20kg。

【成品性状】豨莶草为不规则的小段，茎、叶、花混合；茎略显方形，中空，表面灰绿色、黄棕色或紫棕色，有纵沟，被灰色柔毛，节明显，略膨大；断面黄白色或带绿色，质脆；叶多皱缩卷曲，灰绿色，边缘有钝锯齿，两面均有白色柔毛；有的可见黄色头状花序，总苞片匙形；气微，味微苦。酒豨莶草表面黑色，微具酒香气。

【炮制作用】

1. 豨莶草　性味辛、苦，寒。归肝、肾经。具有祛风湿，利关节，解毒的功能。生豨莶草长于清肝热，解毒邪。多用于痈肿疔疮，风疹，湿疹，风湿热痹，湿热黄疸。

2. 酒豨莶草　以祛风湿，强筋骨力强。多用于风湿痹痛，中风偏瘫，头痛眩晕，腰膝酸软无力。

【贮藏】置干燥容器内，密闭，置通风干燥处。

（三）醋蒸技术

醋蒸技术是将净制后的药物加入定量的米醋拌匀，润透，置于蒸制容器内，用水蒸气蒸制的炮制技术。

五味子

【处方用名】五味子、醋五味子、酒五味子、蜜五味子。

【来源】本品为木兰科植物五味子 *Schisandra chinensis*（Turcz.）Baill. 的干燥成熟果实。习称"北五味子"。秋季果实成熟时采摘，晒干或蒸后晒干，除去果梗及杂质。

【炮制方法】

1. 五味子　取原药材，除去果梗及杂质，用时捣碎。五味子含五味子醇甲（$C_{24}H_{32}O_7$）不得少于0.40%。

2. 醋五味子　取净五味子，置适宜的容器内，用定量醋拌匀，稍闷，蒸至醋被吸尽、表面呈紫黑色时，取出干燥。醋五味子中五味子醇甲的含量同生品。

每100kg净五味子，用米醋20kg。

3. 酒五味子　取净五味子，置适宜的容器内，用定量黄酒拌匀，密闭，稍闷，隔水加热，炖或蒸至酒被吸尽、表面呈乌黑色时，取出干燥。

每100kg净五味子，用黄酒20kg。

4. 蜜五味子　取炼蜜用适量开水稀释后，加入净五味子中，拌匀，闷透，置适宜的炒制器具内，文火加热，炒至不粘手时，取出晾凉。

每100kg净五味子，用炼蜜10kg。

【成品性状】五味子呈不规则球形或扁球形，表面红色、紫红色或暗红色，皱缩，显油性，有的表面呈黑红色或出现"白霜"，果肉柔软，味酸，种子1~2粒，肾形，表面棕黄色，有光泽，种皮薄而脆，种子破碎后有香气，味辛、微苦。醋五味子形如五味子，表面乌黑色，油润，稍有光泽，有醋香气。酒五味子形如醋五味子，微具酒气。蜜五味子色泽加深，略显光泽，味酸，兼有甘味。

【炮制作用】

1. 五味子　味酸、甘，性温。归肺、心、肾经。具有收敛固涩，益气生津，补肾宁心的作用。生品长于敛肺止咳、生津敛汗。用于咳喘，体虚多汗，津伤口渴等。

2. 醋五味子　酸涩收敛作用增强，涩精止泻作用更强。多用于遗精滑泄，久泻不止等。

3. 酒五味子　益肾固精作用增强。用于肾虚遗精，心悸失眠等。

4. 蜜五味子　蜜炙后增强其补肾益肺作用。用于久咳虚喘。

【贮藏】置通风干燥处，防霉。

（四）黑豆汁蒸制技术

黑豆汁蒸制技术是将净制后的药物用定量黑豆汁拌匀后润透或装入密闭容器内，用水蒸气蒸制的炮制技术，其中装入密闭容器内蒸制为黑豆汁炖。

黑豆汁的制备：取黑豆10kg，加水适量，煮约4小时，熬汁15kg。豆渣再加水煮约3小时，熬汁约10kg，合并得黑豆汁约25kg。

何首乌*

【处方用名】何首乌、首乌、生首乌、制首乌。

【来源】本品为蓼科植物何首乌 *Polygonum multiflorum* Thunb. 的干燥块根。秋、冬二季叶枯萎时采挖，削去两端，洗净，个大的切成块，干燥。

【炮制方法】

1. 何首乌 取原药材，除去杂质，洗净，稍浸，润透，切厚片或块，干燥。筛去碎屑。本品按干燥品计算，含2,3,5,4′-四羟基二苯乙烯-2-O-β-D-葡萄糖苷（$C_{20}H_{22}O_9$）不得少于1.0%，含结合蒽醌以大黄素（$C_{15}H_{10}O_5$）和大黄素甲醚（$C_{16}H_{12}O_5$）的总量计，不得少于0.10%。

2. 制何首乌

（1）黑豆汁蒸 取何首乌片或块，用黑豆汁拌匀，置非铁质的容器内，密闭，炖或蒸至汁液被吸尽、内外均呈棕褐色时，取出干燥。筛去碎屑。水分不得过12.0%；总灰分不得过9.0%；醇溶性浸出物不得少于5.0%；含2,3,5,4′-四羟基二苯乙烯-2-O-β-D-葡萄糖苷（$C_{20}H_{22}O_9$）不得少于0.70%；含游离蒽醌以大黄素（$C_{15}H_{10}O_5$）和大黄素甲醚（$C_{16}H_{12}O_5$）的总量计，不得少于0.10%。

每100kg净何首乌片（块），用黑豆10kg。

（2）清蒸 取何首乌片或块，加适量的水润透，置非铁质的适宜容器内，蒸至内外均呈棕褐色时，取出干燥。筛去碎屑。

【成品性状】何首乌呈不规则的厚片或块，外表皮红棕色或红褐色，皱缩不平，有浅沟，并有横长皮孔样突起及细根痕，切面浅黄棕色或浅红棕色，显粉性，横切面有的皮部可见云锦状花纹，中央木部较大，有的呈木心，气微，味微苦而甘涩。制何首乌为不规则皱缩的块片，表面黑褐色或棕褐色，凹凸不平，质坚硬，断面角质样，棕褐色或黑色，气微，味微甘而苦涩。

【炮制作用】

1. 何首乌 味苦、甘、涩，性温。归肝、心、肾经。具有补肝肾、益精血、乌须发、强筋骨的作用。生品苦泄性平兼发散，有解毒、消痈、润肠通便的功效。用于瘰疬疮痈，风疹瘙痒，肠燥便秘。现代还用于治疗高脂血症。

2. 制何首乌 经清蒸或黑豆汁拌蒸后，增强了补肝肾、益精血、乌须发、强筋骨的作用。用于血虚萎黄，眩晕耳鸣，须发早白，腰膝酸软，肢体麻木。同时消除了生首乌滑肠致泻的副作用，慢性病人长期服用不会引起腹泻。

【炮制研究】通过对生首乌、黑豆汁拌蒸 32 小时何首乌、黑豆汁拌九蒸九晒何首乌中所含主要成分蒽醌类衍生物作定性、定量分析，结果表明，黑豆汁拌蒸 32 小时，成品色泽乌黑，外观较传统的"九蒸九晒"为好，成分适中。免疫药理指标表明，三种首乌对小鼠免疫器官的重量、正常白细胞总数及对抗免疫抑制剂作用等影响，以黑豆汁拌蒸 32 小时首乌最好，黑豆汁拌九蒸九晒何首乌次之，生首乌无影响。以游离型蒽醌和二苯乙烯苷为指标，也以 32 小时炮制品为好。

【贮藏】置干燥处，防蛀。

（五）豆腐蒸制技术

豆腐蒸制技术是将净制或切制后的药物置于豆腐块中，用水蒸气蒸制的炮制技术。

<h2 style="text-align:center">藤黄*</h2>

【处方用名】藤黄、生藤黄、制藤黄。

【来源】本品为藤黄科植物藤黄 *Garcinia hanburyi* Hook. F. 所分泌的胶质树脂。在开花之前割取，于离地面约 3m 处将茎干的皮部作螺旋状割伤，伤口内插一竹管，盛受流出的树脂，加热蒸干，用刀刮下。

【炮制方法】

1. 藤黄　将原药材除去杂质，轧成粗粒或打成小块。不纯净时，可放入沸水中燀化，取出，晾凉凝固后扎碎。

2. 制藤黄

（1）豆腐制藤黄　将定量豆腐中间挖一长方形槽，将净藤黄置槽中，再用豆腐盖严，置锅内加水煮，或将定量豆腐块中间挖槽，把净藤黄粗末放入槽中，上用豆腐覆盖，放入盘内用蒸笼加热。当藤黄全部熔化后，取出，藤黄冷却凝固后，除去豆腐。阴干，研成细粉。

每 100kg 净藤黄，用豆腐 300kg。

（2）荷叶制藤黄　取荷叶加 10 倍量水煎 1 小时，捞去荷叶，加入净藤黄煮至燀化，并继续浓缩至稠膏状，取出，凉透，使其凝固。阴干，研成细粉。

每 100kg 净藤黄，用荷叶 50kg。

（3）山羊血制藤黄　取净藤黄与鲜山羊血同煮 5～6 小时，拣出羊血块，晾干。

每 100kg 净藤黄，用山羊血 50kg。

【成品性状】藤黄呈不规则碎块状、片状或细粉状，表面棕黄色、红黄色或橙棕色，质脆易碎，断面有光泽，无臭，味辛。制藤黄表面粗糙，断面显蜡样光泽。豆腐制藤黄深红黄色或深橙棕色。山羊血制藤黄黄褐色。

【炮制作用】

1. 藤黄　味酸、涩，性寒；有大毒，归胃、大肠经。具有消肿排脓，散瘀解毒，杀虫止痛的作用。生品有大毒，不能内服。外用于痈疽肿毒，顽癣。

2. 制藤黄　毒性降低，可供内服，并能保证药物的洁净度。用于跌扑损伤，痈疽肿毒，顽癣，肿瘤。

【炮制研究】藤黄中藤黄酸、新藤黄酸为抗肿瘤的活性成分，藤黄酸有大毒，豆腐含有碱性的凝固蛋白，能溶解部分有毒的酸性树脂，达到降低毒性的目的。实验证明，藤黄炮制后毒性降低，且有较强的抗炎作用。

【贮藏】置阴凉干燥处。生品按医疗用毒性药品管理。

二、煮制技术

煮制技术是将净制或切制后的药物置适宜容器内，加辅料（固体辅料需先捣碎或切制）或不加辅料与水同煮的炮制技术。煮制技术包括清水煮制技术和加辅料煮制技术。

1. 炮制目的

（1）消除或降低药物的毒副作用　煮法为降低毒性最为理想的方法，历来有"水煮三沸，百毒俱消"之说。如藤黄生品毒性较大，经豆腐煮制后，毒性明显降低，可用于内服。

（2）改变药性，增强疗效　远志经甘草水煮后能降低其燥性，协同增强安神益志的作用。

（3）清洁药物　珍珠经豆腐煮后可除去其污垢，便于服用。

2. 煮制技术操作流程　见图9-2。

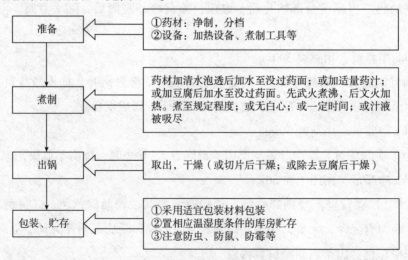

图9-2　蒸制技术操作流程图

3. 注意事项

（1）大小分档　将药物大小分档，分别煮制，以免出现生熟不匀，影响药效。

（2）适当掌握加水量　一般药物煮的时间长用水宜多；需煮熟、煮透或弃汁、留汁的药物加水宜多，要求将药物煮干者，加水宜少；毒剧药清水煮时加水量宜大；要求药透而汁不尽，煮后需将药物捞出，去除母液者，加水宜多。加液体辅料煮并要求药透汁尽者，加水量应适当，若加水过多，药透而汁未尽，有损药效；加水过少，则药煮不透，影响质量。

（3）适当掌握火力　一般先用武火煮至沸腾，再改用文火加热，保持微沸状态，否则水分迅速蒸发，难以达到煮制目的。中途需补水时，应加沸水。

（4）煮至所需程度　一般立即干燥，如需切片，一是将煮后的药材闷润至内外湿度一致，先切片，再干燥，如黄芩；二是将煮后的药物适当晾晒，再切片，干燥，如乌头。

（一）清水煮制技术

清水煮制技术是将净药材浸泡至内无干心，捞出，置适宜容器内，加水没过药面，武火煮沸后改用文火，保持微沸状态，煮至内无白心，取出，切片，如乌头。

川乌*

【处方用名】川乌、生川乌、制川乌。

【来源】本品为毛茛科植物乌头 *Aconitum carmichaelii* Debx. 的干燥母根。6月下旬至8月上旬采挖，除去子根、须根及泥沙，晒干。

【炮制方法】

1. 生川乌　取原药材，拣净杂质，洗净灰屑，晒干。用时捣碎。本品含乌头碱（$C_{34}H_{47}NO_{11}$）、次乌头碱（$C_{33}H_{45}NO_{10}$）和新乌头碱（$C_{33}H_{45}NO_{11}$）的总量应为 0.050% ~0.17%。

2. 制川乌　取净川乌，大小分开，用水浸泡至内无干心，取出，加水煮沸 4~6 小时（或蒸 6~8 小时）至取大个及实心者切开内无白心，口尝微有麻舌感时，取出，晾至六成干，切厚片，干燥。筛去碎屑。本品含苯甲酰乌头原碱（$C_{32}H_{45}NO_{10}$）、苯甲酰次乌头原碱（$C_{31}H_{43}NO_{9}$）及苯甲酰新乌头原碱（$C_{31}H_{43}NO_{10}$）的总量应为 0.070% ~0.15%。

【成品性状】生川乌呈不规则的圆锥形，稍弯曲，顶端常有残茎，中部多向一侧膨大，长 2~7.5cm，直径 1.2~2.5cm，表面棕褐色或灰棕色，皱缩，有小瘤状侧根及子根脱离后的痕迹，质坚实，断面类白色或浅灰黄色，形成层环纹呈多角形，气微，味辛辣、麻舌。制川乌为不规则或长三角形的片，表面黑褐色或黄褐色，有灰棕色形成层环纹，体轻，质脆，断面有光泽，气微，微有麻舌感。

【炮制作用】

1. 川乌　味辛、苦，性热；有大毒。归心、肝、脾、肾经。具有祛风除湿、温经止痛的作用。生川乌有大毒，多外用于风冷牙痛，疥癣，痈肿。

2. 制川乌　制后毒性降低，可供内服，功效同川乌。用于风寒湿痹，关节疼痛，心腹冷痛，寒疝作痛，麻醉止痛。

【炮制研究】川乌的主要成分为生物碱，其中双酯型乌头碱毒性最强，但其性质不稳定。遇水加热易被水解或分解成相应的苯甲酰单酯型乌头碱，其毒性为双酯型乌头碱的 $1/50 \sim 1/500$。再进一步水解（或分解），得到亲水性氨基醇类乌头原碱，其毒性仅为酯型乌头碱的 $1/2000 \sim 1/4000$。另外在炮制过程中脂肪酰基取代了 C_8 位上的乙酰基，生成酯碱，从而降低毒性。双酯型乌头碱是川乌中的主要毒性成分，也是镇痛、抗炎的有效成分，蒸或煮后能促使双酯型乌头碱水解或分解，从而降低毒性，但其镇痛、抗炎作用仍然很明显。如若炮制太过，水解完全，则药效降低。因此，在炮制时要注意炮制时间，保证炮制品质量。

【贮藏】置通风干燥处，防蛀。生品按医疗用毒性药品管理。

草乌

【处方用名】草乌、生草乌、制草乌。

【来源】本品为毛茛科植物北乌头 Aconitum kusnezoffii Reichb. 的干燥块根。秋季茎叶枯萎时采挖，除去须根及泥沙，干燥。

【炮制方法】

1. 生草乌　取原药材，除去杂质，洗净，干燥。本品含乌头碱（$C_{34}H_{47}NO_{11}$）、次乌头碱（$C_{33}H_{45}NO_{10}$）和新乌头碱（$C_{33}H_{45}NO_{11}$）的总量应为 $0.10\% \sim 0.50\%$。

2. 制草乌　取净草乌，大小分开，用水浸泡至内无干心，取出，加水煮沸 $4 \sim 6$ 小时或（蒸 $6 \sim 8$ 小时），至取大个及实心者切开内无白心，口尝微有麻舌感时，取出，晾至六成干后切薄片，干燥。筛去碎屑。本品含苯甲酰乌头原碱（$C_{32}H_{45}NO_{10}$）、苯甲酰次乌头原碱（$C_{31}H_{43}NO_9$）及苯甲酰新乌头原碱（$C_{31}H_{43}NO_{10}$）的总量应为 $0.020\% \sim 0.070\%$。

【成品性状】生草乌呈不规则长圆锥形，略弯曲，长 $2 \sim 7cm$，直径 $0.6 \sim 1.8cm$。顶端常有残茎和少数不定根残基，有的顶端一侧有一枯萎的芽，一侧有一圆形或扁圆形不定根残基，表面灰褐色或黑棕褐色，皱缩，有纵皱纹、点状须根痕及数个瘤状侧根，质硬，断面灰白色或暗灰色，有裂隙，形成层环纹多角形或类圆形，髓部较大或中空，气微，味辛辣、麻舌。制草乌呈不规则圆形或近三角形的片，表面黑褐色，有灰白色多角形形成层环和点状维管束，并有空隙，周边皱缩或弯曲，质脆，气微，味微辛辣，稍有麻舌感。

【炮制作用】

1. 生草乌　味辛、苦，性热；有大毒。归心、肝、肾、脾经。具有祛风除湿，温经止痛的作用。生品有大毒，多作外用，用于喉痹，痈疽，疗疮，瘰疬。

2. 制草乌　毒性降低，可供内服。用于风寒湿痹，关节疼痛，心腹冷痛，寒疝作痛等。

【贮藏】置通风干燥处，防蛀。生品按医疗用毒性药品管理。

（二）甘草汁煮制技术

甘草汁煮制技术是将净制或切制后的药材加入定量的甘草汁共煮，煮至药适汁尽，取出直接晒干或切片后晒干。

甘草汁的制备：取净甘草片，加适量清水煎煮两次，第一次约 30 分钟，第二次约 20 分钟，滤过，合并两次煎液，浓缩至甘草量的 10 倍，即得。

远志

【处方用名】远志、远志肉、制远志、蜜远志、炙远志。

【来源】本品为远志科植物远志 *Polygala tenuifolia* Willd. 或卵叶远志 *Polygala sibirica* L. 的干燥根。春、秋二季采挖，除去须根及泥沙，晒干。

【炮制方法】

1. 远志　取原药材，除去杂质，略洗，润透，切段，干燥。筛去碎屑。

2. 制远志　取甘草片，加适量水煎煮两次，合并煎液并浓缩至甘草量的 10 倍左右，再加入净远志段，用文火煮至汤被吸尽，取出干燥。筛去碎屑。

每 100kg 净远志段，用甘草 6kg。

3. 蜜远志　取炼蜜，加入适量开水稀释后，淋于远志段中，闷透，文火炒至蜜被吸尽、色泽加深、略带焦斑、不粘手时，取出晾凉。筛去碎屑。

每 100kg 净远志段，用炼蜜 20kg。

【成品性状】远志呈圆柱形的段，外表皮灰黄色至灰棕色，有横皱纹，切面棕黄色，中空，气微，味苦、微辛，嚼之有刺喉感。制远志形如远志段，表面黄棕色，味微甜。蜜远志形如远志段，色泽加深，稍带焦斑，略有黏性，味甜。

【炮制作用】

1. 远志　味苦、辛，性温。归心、肾、肺经。具安神益智，祛痰，消肿的作用。远志生品"戟人咽喉"，多外用于痈疽肿毒，乳房肿痛。

2. 制远志　经甘草水制后既能缓其苦燥性，又能消除刺喉的麻味，以安神益智为主。用于心肾不交引起的失眠多梦，惊悸健忘，神志恍惚。

3. 蜜远志　能增强化痰止咳的作用。多用于寒痰咳喘，咳嗽痰多，咳痰不爽等。

【贮藏】置通风干燥处。

知识链接

远志传统加工方法要求抽去木心，取根皮入药。化学试验表明，远志皮和木心的化学成分种类相同，皮部皂苷含量是木心的 25 倍。药理研究表明，远志皮的祛痰作用、抗惊厥作用和溶血作用及急性毒性均较强于远志木心。说明远志去心的目的不是降低毒副作用，而是去除非药用部位。远志的木心所占比重较小，其毒性和溶血作用均小于皮部，又同样有镇静、祛痰作用，且抽去木心较为费工，故《中国药典》2000 年版已开始规定远志不去心入药。

吴茱萸*

【处方用名】吴茱萸、吴萸、制吴茱萸、盐吴茱萸。

【来源】本品为芸香科植物吴茱萸 Euodia rutaecarpa（Juss.）Benth.、石虎 Euodia rutaecarpa（Juss.）Benth. var. officinalis（Dode）Huang 或疏毛吴茱萸 Euodia rutaecarpa（Juss.）Benth. var. bodinieri（Dode）Huang 的干燥近成熟果实。8～11 月果实尚未开裂时，剪下果枝，晒干或低温干燥，除去枝、叶、果梗等杂质。

【炮制方法】

1. 吴茱萸　取原药材，除去杂质，洗净，干燥。本品含柠檬苦素（$C_{26}H_{30}O_8$）不得少于 1.0%，含吴茱萸碱（$C_{19}H_{17}N_3O$）和吴茱萸次碱（$C_{18}H_{13}N_3O$）的总量不得少于 0.15%。

2. 制吴茱萸　取甘草片（或碎块），加适量水，煎汤，去渣，加入净吴茱萸，闷润，待甘草汁吸尽后，用文火炒至微干，取出，干燥。本品含柠檬苦素（$C_{26}H_{30}O_8$）不得少于 0.90%。制吴茱萸中吴茱萸碱和吴茱萸次碱的含量同生品。

每 100kg 净吴茱萸，用甘草 6kg。

3. 盐吴茱萸　取净吴茱萸，置适宜容器内，加入盐水拌匀，润透，置炒制器具内，用文火炒至果实裂开、稍鼓起时，取出晾凉。或用盐水泡至裂开或煮沸至透，待汤液被吸尽后，再用文火炒至微干，取出，干燥。

每 100kg 净吴茱萸，用食盐 3kg。

【成品性状】吴茱萸呈球形或略呈五角状扁球形，直径 2～5mm，表面暗黄绿色至褐色，粗糙，有多数点状突起或凹下的油点，顶端有五角星状的裂隙，基部残留被有黄色茸毛的果梗，质硬而脆，横切面可见子房 5 室，每室有淡黄色种子 1 粒，气芳香浓郁，味辛辣而苦。制吴茱萸形如吴茱萸，表面棕褐色至暗褐色。盐吴茱萸形如吴茱萸，色泽加深，香气浓郁，味辛辣而微咸。

【炮制作用】

1. 吴茱萸 味辛、苦，性热；有小毒。归肝、脾、胃、肾经。有散寒止痛，降逆止呕，助阳止泻的作用。生品多外用，长于祛寒止痛。用于口疮，湿疹，牙疼等。

2. 制吴茱萸 毒性降低，燥性缓和。用于厥阴头痛，经行腹痛，脘腹胀痛，呕吐吞酸，五更泄泻，寒湿脚气，寒疝腹痛。

3. 盐制吴茱萸 宜用于疝气疼痛。

【贮藏】置阴凉干燥处。

巴戟天

【处方用名】巴戟天、巴戟肉、盐巴戟天、制巴戟天。

【来源】本品为茜草科植物巴戟天 *Morinda officinalis* How 的干燥根。全年均可采挖，洗净，除去须根，晒至六七成干，轻轻捶扁，晒干。

【炮制方法】

1. 巴戟天 取原药材，除去杂质。

2. 巴戟肉 取净巴戟天，置笼屉或适宜容器内，蒸透，趁热除去木心；或用水润透后除去木心，切段，干燥。

3. 盐巴戟天

（1）盐炙 取净巴戟肉，加盐水拌匀，待盐水被吸尽后，置温度适宜的热锅内，用文火炒干，取出，晾凉。

（2）盐蒸 取净巴戟天，用盐水拌匀，待盐水被吸尽后，置笼屉或适宜容器内，蒸透，趁热除去木心，切段，干燥。

每100kg净巴戟天，用食盐2kg。

4. 制巴戟天 取净巴戟天，与甘草汁同置锅内，用文火煮透，甘草汁被吸尽时，取出，趁热抽去木心，切段，干燥。

每100kg净巴戟天，用甘草6kg。

【成品性状】巴戟天呈扁圆柱形，略弯曲，表面灰黄色或暗灰色，具纵纹及横裂纹，有的皮部横向断离露出木部，断面皮部紫色或淡紫色，木部坚硬，黄棕色或黄白色，味甘而微涩。巴戟肉为空心的扁圆形小段或不规则小块，切面紫色或淡紫色，周边灰黄色或暗灰色，质韧肉厚，味甘微涩。盐巴戟天色泽加深，质较润，味甘微带咸味。制巴戟天表面黄色，味甜。

【炮制作用】

1. 巴戟天 性味甘、辛，微温。归肾、肝经。具有补肾阳，强筋骨，祛风湿的功能。生巴戟天味辛而温，以补肝肾，祛风湿力强。适用于肾虚兼有风湿之证。多用于风冷腰痛，步行艰难，脚气水肿，肌肉萎缩无力。

2. 盐巴戟天　功专入肾，温而不燥，增强了补肾助阳的作用，久服无伤阴之弊。多用于肾中元阳不足，阳痿早泄，腰膝酸软，宫冷不孕，小便频数。

3. 制巴戟天　甘味更浓，补益作用增强，能补肾助阳，益气养血。用于脾肾亏损，胸中短气，腰脚疼痛，身重无力。

【贮藏】置干燥容器内，密闭，置通风干燥处。防霉、防蛀。

（三）豆腐煮制技术

豆腐煮制技术是将药物置两块豆腐中间（如珍珠），亦可将豆腐挖一长方形槽，将药物置于其中，再盖上豆腐（如藤黄），置适宜容器内，加水没过豆腐，煮至规定程度（珍珠煮至豆腐呈蜂窝状；藤黄煮至被熔化；硫黄煮至豆腐呈黑色或黑绿色），取出放凉，除去豆腐。

硫黄

【处方用名】硫黄、制硫黄。

【来源】本品为自然元素类矿物硫族自然硫，采挖后，加热熔化，除去杂质；或用含硫矿物经加工制得。

【炮制方法】

1. 硫黄　将硫黄拣去杂质，敲成碎块。本品含硫（S）不得少于98.5%。

2. 制硫黄　取净硫黄块与适量豆腐同煮，至豆腐呈黑绿色呈蜂窝状时，取出，漂净，阴干。

每100kg净硫黄，用豆腐200kg。

【成品性状】硫黄呈不规则块状，黄色或略呈绿黄色，表面不平坦，呈脂肪光泽，常有多数小孔，用手握紧置于耳旁，可闻轻微的爆裂声，体轻，质松，易碎，断面常呈针状结晶形，有特异的臭气，味淡。制硫黄呈不规则的结晶块，表面黄褐色或黄绿色，断面蜂窝状，臭气不明显。

【炮制作用】

1. 硫黄　味酸，性温；有毒。归肾、大肠经。外用解毒杀虫疗疮，内服补火助阳通便。本品生用有毒，多外用于疥癣，秃疮，阴疽恶疮。

2. 制硫黄　制后降低毒性，可供内服。以补火助阳通便为主。用于阳痿足冷，尿频，虚寒腹痛，虚寒冷哮，虚寒便秘。

【炮制研究】炮制硫黄时，豆腐显黑绿色，当所用容器为铝锅、炒锅或非金属锅时，豆腐不显黑绿色。建议对炮制硫黄所用器具、成品性状与其炮制作用之间的关系进行研究。对硫黄炮制前后砷含量的测定结果表明，生品的砷含量比炮制品高8~15倍，经炮制

后可降低 As_2O_3 的含量，以豆腐炮制品最为显著。炮制用过的豆腐应妥善处理。

【贮藏】置干燥处。防火。

珍珠

【处方用名】珍珠、珍珠粉。

【来源】本品为珍珠贝科动物马氏珍珠贝 *Pteria martensii*（Dunker）、蚌科动物三角帆蚌 *Hyriopsis cumingii*（Lea）或褶纹冠蚌 *Cristaria plicata*（Leach）等双壳类动物受刺激形成的珍珠。自动物体内取出，洗净，干燥。

【炮制方法】

1. 珍珠　取原药材，洗净，晾干。

2. 珍珠粉　取原药材，洗净污垢（垢重者，可先用碱水洗涤，再用饮用水漂去碱性），用纱布包好，再用豆腐置砂锅或铜锅内，一般 300g 珍珠用两块 250g 重的豆腐，下垫一块，上盖一块，加饮用水淹没豆腐 3.3cm 左右，煮制 2 小时，至豆腐呈蜂窝状为止。取出，去除豆腐，用饮用水洗净晒干，研细过筛，用冷开水水飞至舌舔无渣感为度。取出，晒干或烘干，再研细。

【成品性状】珍珠呈类球形、长圆形、卵圆形或棒形，直径 1.5~8mm，表面类白色、浅粉红色、浅黄绿色或浅蓝色，半透明，光滑或微有凹凸，具特有的彩色光泽，质坚硬，破碎面显层纹，气微，味淡。珍珠粉为白色粉末，无光点，质重，气微腥，味微咸，尝之无渣。

【炮制作用】

1. 珍珠　味甘、咸，性寒。归心、肝经。具有安神定惊，明目消翳，解毒生肌的作用。可用于惊悸失眠，惊风癫痫，目生云翳，疮疡不敛。

2. 珍珠粉　作用同珍珠。珍珠质地坚硬，不溶于水，水飞成极细粉后易被人体吸收。同时，做过装饰品的珍珠（习称"花珠"）外有油腻，用豆腐煮制，令其洁净。

【贮藏】密闭。

三、燀制技术

燀制技术是将净药材置多量沸水中，浸煮短暂时间，取出，分离种皮的炮制技术。一般需除去或分离种皮的种子类药材多用燀制技术。

1. 炮制目的

（1）在保存有效成分的前提下，除去非药用部位　如杏仁、桃仁通过"燀"制，去除非药用部位种皮，并可破坏所含的酶而保存苦杏仁苷。

（2）分离不同的药用部位　如白扁豆通过"燀"制，将扁豆仁和扁豆衣分离开。

2. 焯制技术操作流程　见图9-3。

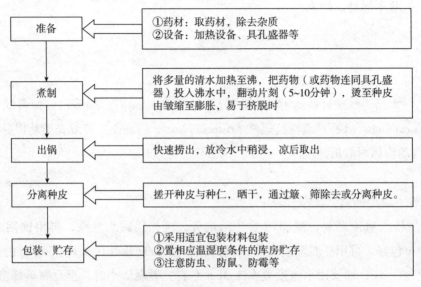

准备 ← ①药材：取药材，除去杂质
②设备：加热设备、具孔盛器等

煮制 ← 将多量的清水加热至沸，把药物（或药物连同具孔盛器）投入沸水中，翻动片刻（5~10分钟），烫至种皮由皱缩至膨胀，易于挤脱时

出锅 ← 快速捞出，放冷水中稍浸，凉后取出

分离种皮 ← 搓开种皮与种仁，晒干，通过簸、筛除去或分离种皮。

包装、贮存 ← ①采用适宜包装材料包装
②置相应温湿度条件的库房贮存
③注意防虫、防鼠、防霉等

图9-3　焯制技术操作流程图

3. 注意事项

（1）一般水量为药量的10倍以上。若水量少，投药后，水温迅速降低，达不到"杀酶保苷"的炮制效果。水量过大，药物有效成分流失过多，药效降低。

（2）水沸后投药，加热时间以5~10分钟为宜。以免时间过长，导致药物中所含成分流失。

（3）焯去皮后，宜当天晒干或低温烘干，否则药物易泛油，色变黄，影响成品质量。

苦杏仁*

【处方用名】苦杏仁、杏仁、焯杏仁、炒杏仁。

【来源】本品为蔷薇科植物山杏 Prunus armeniaca L. var. ansu Maxim. 、西伯利亚杏 Prunus sibirica L. 、东北杏 Prunus mandshurica （Maxim.） Koehne 或杏 Prunus armeniaca L. 的干燥成熟种子。夏季采收成熟果实，除去果肉及核壳，取出种子，晒干。

【炮制方法】

1. 苦杏仁　取原药材，筛去皮屑杂质，拣除残留的核壳及泛油的褐色种子。用时捣碎。本品含苦杏仁苷（$C_{20}H_{27}NO_{11}$）不得少于3.0%。

2. 焯苦杏仁　取净苦杏仁置10倍量沸水中略煮，加热约5分钟，至种皮微鼓起，捞出，于凉水中稍浸，取出，搓开种皮与种仁，干燥。筛去种皮。用时捣碎。本品含苦杏仁苷（$C_{20}H_{27}NO_{11}$）不得少于2.4%。

3. 炒苦杏仁　取燀苦杏仁，置已预热的炒制器具内，文火炒至微黄色、略带焦斑、有香气时，取出晾凉。用时捣碎。

【成品性状】苦杏仁呈扁心形，表面黄棕色至深棕色，一端尖，另端钝圆，肥厚，左右不对称，尖端一侧有短线形种脐，圆端合点处向上具多数深棕色的脉纹，种皮薄，子叶2，乳白色，富油性，气微，味苦。燀苦杏仁呈扁心形，表面乳白色或黄白色，一端尖，另端钝圆，肥厚，左右不对称，富油性，有特异的香气，味苦。炒苦杏仁形如燀苦杏仁，表面黄色至棕黄色，微带焦斑，有香气，味苦。

【炮制作用】

1. 苦杏仁　味苦，性微温，有小毒。归肺、大肠经。具有降气止咳平喘，润肠通便的作用。生品有小毒，性微温而质润，长于润肺止咳，润肠通便。多用于新病咳喘，肠燥便秘等。

2. 燀苦杏仁　毒性降低，除去了非药用部位，便于有效成分煎出，又能破坏与苷共存的酶，以利于保存苦杏仁苷。作用与苦杏仁相同。

3. 炒杏仁　性温，长于温肺散寒。多用于肺寒咳嗽，肺虚久喘等。

【炮制研究】苦杏仁苷是苦杏仁中的有效成分，在一定条件下被苦杏仁苷酶水解形成野樱苷，在野樱苷酶作用下，野樱苷进一步水解产生杏仁腈，杏仁腈分解后释逸出氢氰酸。小剂量使用时，氢氰酸对呼吸中枢有镇静作用，大剂量或长期使用，则会中毒甚至麻痹呼吸，致人死亡。燀制能破坏苦杏仁苷酶，不仅有利于保存苦杏仁苷，且口服后苦杏仁苷在胃酸作用下，缓缓分解，产生适量的氢氰酸，起到一定的镇咳平喘作用而不致引起中毒。

【贮藏】置阴凉干燥处，防蛀。

桃仁

【处方用名】桃仁、燀桃仁、炒桃仁。

【来源】本品为蔷薇科植物桃 *Prunus persica*（L.）Batsch 或山桃 *Prunus davidiana*（Carr.）Franch. 的干燥成熟种子。果实成熟后采收，除去果肉及核壳，取出种子，晒干。

【炮制方法】

1. 桃仁　取原药材筛去皮屑杂质，拣除残留的核壳及泛油的黑褐色种子。用时捣碎。本品含苦杏仁苷（$C_{20}H_{27}NO_{11}$）不得少于 2.0%。

2. 燀桃仁　取净桃仁置 10 倍量沸水中略煮，加热约 5 分钟，至种皮微鼓起，捞出，于凉水中稍浸，取出，搓开种皮与种仁，干燥后筛去种皮。用时捣碎。本品含苦杏仁苷（$C_{20}H_{27}NO_{11}$）不得少于 1.50%。

3. 炒桃仁　取燀桃仁，置已预热的炒制器具内，文火炒至黄色、略带焦斑，取出晾

239

凉。用时捣碎。本品含苦杏仁苷（$C_{20}H_{27}NO_{11}$）不得少于 1.60%。

桃仁、燀桃仁、炒桃仁：每1000g含黄曲霉毒素 B_1 不得过 5μg，含黄曲霉毒素 G_2、黄曲霉毒素 G_1、黄曲霉毒素 B_2 和黄曲霉毒素 B_1 的总量不得过 10μg；酸败度中的酸值不得过 10.0，羰基值不得过 11.0。

【成品性状】桃仁呈扁长卵形，表面黄棕色至红棕色，密布颗粒状突起，一端尖，中部膨大，另端钝圆稍偏斜，边缘较薄，尖端一侧有短线形种脐，圆端有颜色略深不甚明显的合点，自合点处散出多数纵向维管束，种皮薄，子叶2，类白色，富油性，气微，味微苦。燀桃仁形如桃仁，表面浅黄白色，一端尖，中部膨大，另端钝圆稍偏斜，边缘较薄，子叶2，富油性，气微香，味微苦。炒桃仁表面微黄色，略具焦斑，有香气。

【炮制作用】

1. 桃仁　味苦、甘，性平。归心、肝、大肠经。具有活血祛瘀，润肠通便的作用。生品以行血祛瘀力强。多用于血瘀经闭不通及产后瘀滞腹痛，跌扑损伤。

2. 燀桃仁　制后除去非药用部位，利于煎出有效成分，提高药效。其功效与生品一致。

3. 炒桃仁　偏于润燥和血，多用于肠燥便秘、心腹胀满等。

【炮制研究】桃仁的主要作用是活血祛瘀，有实验结果表明，生品的抗凝血、抗血栓、抗炎、润肠作用最强，桃仁皮也有很好的活血抗炎功效。桃仁主要含苦杏仁苷、挥发油、脂肪油、蛋白质等。桃仁不粉碎，直接煎煮，水溶性浸出物的含量依次为：燀桃仁>炒桃仁>带皮桃仁>生桃仁。说明燀制去皮可显著提高其水溶性成分的溶出，提高疗效。

【贮藏】置阴凉干燥处，防蛀。

白扁豆*

【处方用名】白扁豆、扁豆、炒扁豆、扁豆衣。

【来源】本品为豆科植物扁豆 Dolichos lablab L. 的干燥成熟种子。秋、冬二季采收成熟果实，晒干，取出种子，再晒干。

【炮制方法】

1. 白扁豆　取原药材，除去杂质。用时捣碎。

2. 扁豆衣　取净白扁豆置沸水中，稍煮至皮软时，捞出，于凉水中稍浸泡，取出，搓开种皮与仁，干燥，簸取种皮。

3. 炒白扁豆　取净白扁豆或扁豆仁，置已预热的炒制器具内，文火加热，炒至微黄、略有焦斑，取出晾凉。

【成品性状】白扁豆呈扁椭圆形或扁卵圆形，长 8~13mm，宽 6~9mm，厚约 7mm，表面淡黄白色或淡黄色，平滑，略有光泽，一侧边缘有隆起的白色眉状种阜，质坚硬，种皮薄而脆，子叶2，肥厚，黄白色。气微，味淡，嚼之有豆腥气。扁豆衣为不规则的卷缩状种皮，乳白色，质脆易碎。炒扁豆表面微黄色，略具焦斑，有香气。

【炮制作用】

1. 白扁豆　味甘，性微温。归脾、胃经。具有健脾化湿，和中消暑的作用。生扁豆以清暑、化湿力强，用于暑湿及消渴。

2. 扁豆衣　气味较白扁豆弱，偏于祛暑化湿。可用于暑热所致的身热、头目眩晕。

3. 炒扁豆　偏于健脾化湿。用于脾虚泄泻，白带过多。

【炮制研究】白扁豆中含有人体红细胞的非特异性凝集素，其中凝集素A不溶于水，无抗胰蛋白酶活性，可抑制大鼠生长，甚至引起肝脏的区域性坏死，加热后则毒性大减。凝集素B能溶于水，有抗胰蛋白酶的活性，加压蒸汽消毒或煮沸1小时后，活力损失86%～94%。因此，白扁豆加热炮制去其毒性是合理的。

【贮藏】置干燥处，防蛀。

项目二　蒸煮燁技术操作规程与工艺流程

一、传统操作技术

（一）蒸制技术

1. 设备与工具　铁锅、笼屉、蒸罐、搪瓷盘、筛子、纱布、烧杯、量筒、漏斗。

2. 操作流程

（1）准备　工作服、帽穿戴整齐；器具洁净齐全、摆放合理。

（2）净选　净制操作规范，饮片净度符合《中国药典》（2015年版）及《中药饮片质量标准通则（试行）》之规定。

（3）称量　药材称取规范、称量准确。

（4）拌润　净药材用水洗净，质地坚硬者用水浸润或与液体辅料拌匀至辅料被吸尽；炖法则是将药材与辅料一起装入密闭容器；豆腐蒸是取大块辅料挖一方形槽，将药材放入，再用豆腐盖严。

（5）蒸制　将准备好的以上炮制品投入蒸煮锅内，用水蒸气加热至规定程度，取出，药材在洁净、干燥的容器内稍放置晾干，拌回蒸液，附上标签。

（6）晾干　将蒸后的药材置摊晾盘内，厚度不要过厚，将摊晾盘置于摊晾间晾干。摊开晾至六成干时，收集摊晾盘内的药材并装入洁净、干燥的容器内。

（7）切制　根据药材不同品质按要求切制成相应饮片。

（8）清场　按规程清洁器具，清理现场；器具归类放置；将炮制好的药物另器保存，密封后贮藏。

表9-1　操作规程关键点

序号	操作关键环节	提示内容
1	蒸制工具是否洁净	铁锅、笼屉、蒸罐及其他用具洁净后才可以进行蒸制
2	药材是否大小分档	药材蒸制前需大小分档，使受热均匀
3	辅料是否被吸尽	需液体辅料拌蒸的药物应待辅料被吸尽后方可蒸制，蒸制完毕后，若有剩余的辅料，应拌上药物后再进行干燥
4	火力把握	一般先用武火，"圆汽"后改为文火，但酒蒸时要先用文火，防止酒快速挥发
5	时间把握	要控制蒸制时间，需长时间蒸制的药物应不断添加开水，以免水蒸干，要有专人值守，以保安全

（二）煮制技术

1. 设备与工具　煮制容器、搪瓷盘、烧杯、量筒。

2. 操作流程

（1）准备　工作服、帽穿戴整齐；器具洁净齐全、摆放合理。

（2）净选　净制操作规范，饮片净度符合《中国药典》（2015年版）及《中药饮片质量标准通则（试行）》之规定。

（3）称量　药材称取规范、称量准确。

（4）煮制　取净制且大小分档后的药物用水浸泡至透，置于适宜容器内，加水没过药面，先用武火加热至水沸腾后改为文火煮至规定程度，取出。

（5）晾干　将蒸后的药材置摊晾盘内，厚度不要过厚，将摊晾盘置于摊晾间晾干。摊开晾至六成干时，收集摊晾盘内的药材并装入洁净、干燥的容器内。

（6）切制　据药材不同品质按要求切制成相应饮片。

（7）清场　按规程清洁器具，清理现场；器具归类放置；将炮制好的药物另器保存，密封后贮藏。

表9-2　操作规程关键点

序号	操作关键环节	提示内容
1	煮制工具是否洁净	铝锅及其他用具洁净后才可以进行煮制
2	药材是否大小分档	药材煮制前需大小分档，使受热均匀
3	水量控制	需液体辅料煮的药物，加水量应控制适宜，保证药透汁尽。如中途需加水时，宜加沸水
4	火力把握	一般先用武火，煮至沸腾后改为文火，保持微沸，防止水快速蒸发

（三）焯制技术

1. 设备与工具　煮制容器、搪瓷盘、搪瓷盘、筛子、纱布、具孔盛器。

2. 操作流程

（1）准备　工作服、帽穿戴整齐；器具洁净齐全、摆放合理。

（2）净选　净制操作规范，饮片净度符合《中国药典》（2015 年版）及《中药饮片质量标准通则（试行)》之规定。

（3）称量　药材称取规范、称量准确。

（4）焯制　先将大量的清水加热至沸腾，再将药物投入沸水中，翻动片刻，烫至种皮由皱缩至膨胀，易于挤脱时，快速捞出。

（5）分离种皮　将捞出的药物放入冷水中稍浸，凉后取出，搓开种皮与种仁，晒干，除去或分离种皮。

（6）清场　按规程清洁器具，清理现场；器具归类放置；将炮制好的药物另器保存，密封后贮藏。

表9-3　操作规程关键点

序号	操作关键环节	提示内容
1	煮制工具是否洁净	煮制容器及其他用具洁净后才可以进行煮制
2	水量控制	水量要大，一般为药材量的 10 倍，若水量少，投药后，水温迅速降低，达不到"杀酶保苷"的炮制效果。水量过大，药物有效成分流失过多，药效降低
3	时间控制	药物加热 5～10 分钟为宜，避免有效成分损失
4	干燥及时	宜当天晒干或低温烘干，否则药物易泛油，色变黄，影响成品质量

二、现代操作技术

1. 可倾式蒸煮锅　见图 9-4。

2. 设备操作规程

（1）检查设备是否有"设备完好"，"清洁卡"是否在有效期内，如超过有效期，重新清洁至检查合格。

（2）操作前，检查设备的电源线有无破损，各部位是否正常，部件是否紧固。如有异常查明原因，填写"报修单"报修。

（3）使用前，检查、清理锅内出液口有无堵塞，如有堵塞及时清理干净。

（4）蒸汽发生器使用前应仔细检查给水泵是否正常，给水箱内浮球控制阀是否正常，保证给水箱内水位在正常范围内，水位计是否清晰。关闭蒸煮锅底部排污阀及蒸汽发生器水位计下方的放水阀，打开供水阀向水箱供水。

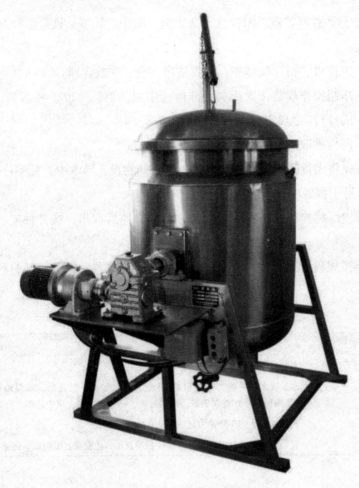

图9-4 可倾式蒸煮锅

（5）开启蒸汽发生器进水阀和水位计的上下联通阀，微开蒸煮锅排污阀，在蒸汽发生器内进水至正常水位后，开启总电源再将蒸汽发生器开关扳到"ON"位置，"电源"指示灯亮，蒸汽发生器开始通电加热，正常工作。

（6）按照"批生产指令"和"生产工艺规程"的要求，添加物料进行蒸制、煮制、燀制操作。

（7）开启蒸煮锅排排污阀门，启动蒸汽发生器，观察蒸汽压力表，待达到规定蒸汽压力范围后，再打开进气阀门，开始操作。

（8）操作过程中，注意观察蒸汽压力表，不能超过0.3MPa，少量打开夹层阀门排出冷凝水。

（9）蒸制、煮制、燀制完成后，应先关闭蒸汽发生器，再关闭进气阀门，打开锅盖启动按钮出料，待出料完毕，按"可倾式蒸煮锅清洁标准操作规程"进行清洁。

（10）填写"设备使用日志"。

3. 使用注意

（1）锅炉在运行过程中万一碰到水位计看不到水位时，必须立即判断满水或断水。先关闭水位计下连通阀，并打开下方放水阀，若出水流畅，则为"满水"故障，这时可以手动停止水泵或排污，待水位计降至正常水位时，恢复正常运行。若放出是蒸汽，则应采用"叫水法"叫水，即关闭放水阀，开启水位计下连通阀再关闭上连通阀，此时若能见水位迅速充满玻璃管，说明水位还在下管座以下，属于严重缺水。此时可暂停通电加热，并关闭出汽阀，待水位恢复正常后继续运行。若不能见到玻璃管内充满水，说明水位已经降到水位计下管座以下，则应紧急停炉，切断电源停止加热及运行，关闭出汽阀，严禁进水！待锅炉冷却后，检查锅炉本体、水位电极棒（探头）及限热管之后，确认正常时才能再次投入运行。

（2）蒸汽发生器给水水质应符合表9-4所列标准。

表9-4 蒸汽发生器水质标准

悬浮物（mg/L）	总硬度（mmol/L）	pH值（25℃）	总碱度（mmol/L）
≤5	≤0.03	≥7	≤2

（3）排污应在高水位、低气压、低蒸发量时进行。排放时间一般不超过10秒钟，必要时可以间歇排污几次。每班均应适量排污。

（4）运行时要求气压稳定，水位正常，还要经常注意并保持安全附件的工作正常、灵敏、可靠。水位计玻璃管要常冲洗；安全阀每周要定期拉动手柄放气试验，保持其起跳压力和回座压力的准确而又不漏气；压力表应每半年校验一次，确保安全运行。

（5）停炉时应切断电源，等到压力低于0.1MPa才可适当排污，不再监视。若停用时间较长，则宜放尽锅水，关闭各阀门并切断电源，做好清洁工作后才能结束工作。

（6）给水泵不宜空转（无水运转）、严禁关闭给水阀而开动水泵运转，这将使水泵超压损坏。水箱和电热管应每月清理水垢，每三个月应检查锅炉内壁清洁情况并除垢处理。

（7）每月应清洗水位探头表面一次。注意：接线应按编号及探头长度相应复原（探头型）。浮球控制器应每三个月清理一次，着重清理浮球及杠杆表面结垢，并使各关节的销轴灵活运动（浮球型）

（8）使用过程中，注意戴隔热手套，避免触碰锅壁，防止烫伤。

4. 操作实例

（1）药材 本品为木兰科植物五味子 *Schisandra chinensis*（Turcz.）Baill. 的干燥成熟果实。习称"北五味子"。秋季果实成熟时采摘，晒干或蒸后晒干，除去果梗和杂质。

（2）生产工艺流程　见图9-5。

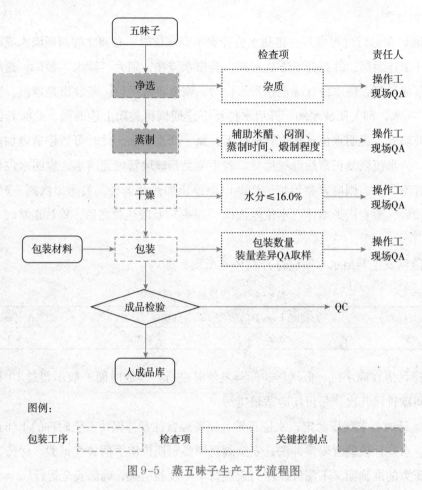

图9-5　蒸五味子生产工艺流程图

（3）炮制工艺的操作要求和技术参数

①净选：操作人员依据生产指令、领料单，领取原药材进行称重，核对后领入净选岗位。

打开包装袋，将五味子放在操作台上按"药材净选岗位标准操作规程"进行挑选，除去杂质。净选操作完成后用二号筛（孔径2mm）对药材进行过筛，筛去灰屑。分别称定药材与杂质的重量，由QA进行检查合格后，做好交接。

对操作现场、设备、设施及容器具进行清洁，待QA检查合格后发给清场合格证，挂上"清洁卡""已清洁"状态标识。

填写生产记录，计算收得率，本工序收得率应不低于90.0%。

计算物料平衡率，物料平衡率应在97%~101%。

填写生产记录。

②蒸制：操作人员按"药材蒸、煮岗位标准操作规程"进行操作。

将净五味子置已清洁的容器内，加米醋拌匀（每100kg，用米醋20kg），闷润3~4小时，装蒸煮锅内封严，蒸18~24小时，待米醋吸尽至乌黑色有油润光泽时，取出。

操作完成后由QA进行检查，合格后移交干燥工序。

按"清场管理规程"对蒸煮锅、操作场地和所有容器进行清洁。由QA检查合格后挂上"清洁卡""已清洁"状态标识。

填写生产记录。

③干燥：操作人员按《饮片干燥岗位标准操作规程》进行操作。

太阳能晾晒房干燥：按《太阳能晾晒房使用标准操作规程》进行操作，常温干燥（温度≤70℃），水分应在≤16.0%时结束干燥。装洁净容器，封口。挂物料标签，做好交接。

烘干：按"热风循环烘箱使用标准操作规程"进行操作，将物料放置到不锈钢盘中，摊薄，厚度在3cm以下，烘干。观察饮片的干燥情况。温度控制在≤80℃。水分应在≤16.0%时结束干燥。装洁净容器，封口。挂物料标签，做好交接。

按"太阳能晾晒房清洁标准操作规程"和"热风循环烘箱清洁标准操作规程"对太阳能晾晒房、热风循环烘箱进行清洁，由QA检查合格后挂上"清洁卡"标识，并注明有效期。

对操作现场、设施及容器具进行清洁，待QA检查合格后发给清场合格证，挂上"清洁卡""已清洁"状态标识。

填写生产记录，计算收得率，本工序收得率应不低于85.0%。

④包装：按照"外包装岗位标准操作规程"执行，领入外包装岗位。编织袋包装：装入袋中，每袋50kg，袋装差异±0.1kg，封口挂物料标签，按规定程序入净料库。

纸箱包装：1kg/袋×18袋/箱，袋装差异±5g，封箱打包按规定程序入成品库。

对操作现场、设备、设施及容器具进行清洁，待QA检查合格后发给清场合格证。挂上"清洁卡""已清洁"状态标识。

计算饮片及包装材料的物料平衡率，填写包装记录。

凭"成品检验报告书"，按规定程序入库。

⑤成品储藏：在温度≤25℃，湿度45%~75%的条件下保存，置通风干燥处，防霉。

（4）质量标准

原料质量标准：依据《中国药典》2015年版一部。

成品质量标准：依据《中国药典》2015年版一部。

辅料质量标准：依据企业制定的《辅料质量标准汇编》。

包装材料质量标准：直接接触中药饮片的包装材料应至少符合食品包装材料标准。

（5）收得率及物料平衡

①收得率计算：

$$收得率=\frac{实际产出量}{投料量}\times100\%$$

表9-5 各工序收得率范围表

工序	净选	炒制
范围	不得低于90.0%	清炒不得低于85.0%

②物料平衡：

物料平衡率=（实际产量+损耗量）／理论产量×100%

式中，理论产量是按照所用的原料（包装材料）量，在生产中无任何损失或差错的情况下得出的最大重量；实际产量为生产过程中实际产出量；损耗量指生产中出现的杂质、非药用部位的重量。

表9-6 饮片蒸制批生产记录

品名		批号		规格	kg/袋×	袋/箱	重量	kg	操作间		
开始时间		年 月 日 时 分			结束时间		年 月 日 时 分				
工艺过程		操作标准及工艺要求			结 果 记 录						
开工前检查		①生产环境符合生产工艺要求，清场合格证是否在有效期内 ②设备、使用工具完好，计量器具校验在规定期限内 ③使用工具、盛装容器清洁 ④设备运行是否正常			①在效期内□ 超过效期□ ②完好、在规定期限内□ 待维修、超过规定期限□ ③符合□ 不符合□ ④正常□ 不正常□		上批饮片品名：_____ 上批饮片批号：_____			操作人	复核人
执行文件		①_____生产工艺规程 ②"蒸制操作规程"			执行□ 未执行□ 执行□ 未执行□						
物料检查		①核对药材品名、批号、数量 药材品名：___ 药材重量___kg			符合□不符合□						
炒制过程		①根据产品工艺规程，选用蒸制方法 ②按"蒸制操作规程"执行			选用蒸制方法_____ 是□ 否□						
蒸制检查		锅 次									
		药材量									
		检查情况									
收得率		收得率=切制后药材重量/切制前药材重量×100% = _____ % ≥ ___%									
物料递交		将炮制后的药材递交下道工序			递交人：_____ 接收人：_____ 重量_____kg 件数_____件					QA:___	
炒制清场工作		开始时间： 时 分			结束时间： 时 分						

续表

清场记录	①清除操作间内的废弃物料	清除□ 未清除□	操作人	复核人
	②按"清场管理规程"对操作间进行清场清洁	清洁□ 未清洁□		
	③按"一般生产区容器、生产工具清洁SOP"对设备、台秤、操作台、工具、容器进行清洁，做好各项记录	清洁□ 未清洁□		
	④将生产现场的有关文件收集，存放到指定处，生产用器具应清洗按规定位置存放	是□ 否□		QA：
	⑤检查岗位生产记录和各项原始记录是否完整	完整□ 不完整□		
	⑥替换状态标志	替换□ 未替换□		
偏差说明				

项目三　蒸煮焯技术实训

一、 实训物料

1. 蒸制　黄芩、地黄、黄精、山茱萸、女贞子、五味子、何首乌、藤黄、黄酒、米醋、黑豆、豆腐。

2. 煮制　川乌、远志、巴戟天、硫黄、甘草、豆腐。

3. 焯制　苦杏仁。

二、 器具与设备

铁锅、笼屉、蒸罐、搪瓷盘、筛子、纱布、烧杯、量筒、漏斗。

三、 实训操作

1. 清蒸　按蒸制技术传统操作规程进行黄芩的炮制操作。黄芩不能水洗，净制后直接蒸制30分钟，趁热切薄片，干燥，筛去碎屑。

2. 加辅料蒸　按蒸制技术传统操作规程，进行地黄、黄精、山茱萸、女贞子的酒蒸，五味子的醋蒸，何首乌的黑豆汁蒸，藤黄的豆腐蒸。地黄蒸或炖至酒被吸尽、内外乌黑色、有光泽、味转甜时，取出；黄精炖或蒸至酒被吸尽、内外均呈黑色、口尝无麻味时，取出；山茱萸蒸或炖至酒被吸尽、色变黑润时，取出；女贞子炖或蒸至酒完全吸尽、色泽黑润时，取出；五味子蒸至醋被吸尽、表面呈紫黑色时，取出；何首乌炖或蒸至汁液被吸尽、内外均呈棕褐色时，取出；藤黄全部熔化后，取出。

3. 清水煮　按煮制技术传统操作规程，进行川乌的炮制操作。煮4~6小时（或蒸6~8

249

小时）至取大个及实心者切开内无白心，口尝微有麻舌感时，取出切片。

4. 甘草汁煮　按煮制技术传统操作规程，进行远志、巴戟天的炮制操作。煮透，甘草汁被吸尽时，取出。

5. 豆腐煮　按煮制技术传统操作规程，进行硫黄的炮制操作。将硫黄置两块豆腐中间，亦可将豆腐挖一长方形槽，将硫黄置于其中，再盖上豆腐，煮至豆腐呈蜂窝状或呈黑色或黑绿色或药物煮至熔化，取出放凉，除去豆腐。

6. 焯制　按焯制技术传统操作规程，进行杏仁的炮制操作。将杏仁置于 10 倍量沸水中略煮，加热约 5 分钟，至种皮微鼓起，捞出，于凉水中稍浸，取出，搓开种皮与种仁，干燥。筛去种皮。

四、成品性状

1. 黄芩

（1）蒸黄芩　外表皮黄棕色或棕褐色。切面黄棕色或黄绿色，气微，味苦。

（2）酒黄芩　略带焦斑，微有酒香气。

（3）黄芩炭　表面黑褐色，有焦炭气味。

2. 酒地黄　表面乌黑色，有光泽，黏性大，微有酒香气。

3. 酒黄精　表面黑色，有光泽，中心深褐色。质柔软，味甜，略有酒香气。

4. 酒肉苁蓉　表面黑棕色，质柔软，味微甜，微有酒香气。

5. 酒山茱萸　表面紫黑色或黑色，质滋润柔软。微有酒香气。

6. 酒女贞子　表面黑褐色或灰黑色．常附有白色粉霜。微有酒香气。

7. 五味子

（1）醋五味子　表面乌黑色，油润，稍有光泽。有醋香气。

（2）酒五味子　微具酒气。

（3）蜜五味子　色泽加深，略显光泽。

8. 制何首乌　表面黑褐色或棕褐色，凹凸不平。质坚硬，断面角质样，棕褐色或黑色。

9. 制藤黄　呈碎块或细粉末状，深红黄色或深橙棕色。

10. 制川乌　片形呈不规则或长三角形。表面黑褐色或黄褐色，有灰棕色形成层环纹。体轻，质脆，断面有光泽。气微，微有麻舌感。

11. 制远志　表面黄棕色。味微甜。

12. 巴戟天

（1）制巴戟天　表面黄色，味甜。

（2）盐巴戟天　色泽加深，质较润，味甘微带咸味。

13. **制硫黄**　呈不规则的结晶块,表面黄褐色或黄绿色,断面蜂窝状,略有臭气。

14. **苦杏仁**

（1）**燀苦杏仁**　无种皮,表面乳白色或黄白色,左右不对称,有特异的香气。

（2）**炒苦杏仁**　表面黄色至棕黄色,微带焦斑。有香气。

15. **桃仁**

（1）**燀桃仁**　无种皮,表面浅黄白色,一端尖,中部膨大,气微香。

（2）**炒桃仁**　表面微黄色,略具焦斑,有香气。

复习思考

1. 解释蒸制技术、煮制技术、燀制技术的含义,并说出其炮制目的。

2. 蒸制药物有哪些注意事项?

3. 黄芩软化有哪些方法?为什么不能用冷水软化?

4. 简述川乌的炮制技术,制川乌毒性降低的原因是什么?

5. 总结蒸制、煮制药物的炮制方法、辅料用量、炮制时的关键环节、成品性状、炮制作用。

6. 列表说明何首乌、五味子、地黄、黄精、远志等药物的炮制方法、炮制作用。

扫一扫,知答案

扫一扫,看课件

模 块 十

复制技术

【学习目标】

1. 知识目标

（1）掌握复制技术的含义、操作方法、炮制目的以及注意事项；掌握半夏、天南星的炮制方法、成品性状和炮制作用。

（2）熟悉白附子、附子的炮制方法、成品性状和炮制作用。

（3）了解重点药物的炮制研究。

2. 技能目标

（1）具备按标准操作规程进行复制技术操作的能力。

（2）具备判断复制技术成品质量的能力。

项目一 复制技术基础知识

复制技术是将净选或切制后的药物加入一种或数种辅料，按规定的操作程序，反复炮制的制药技术。

复制技术历史悠久，唐代《千金翼方》所记载"熟地黄、造干地黄"等即属复制技术。复制技术应用范围广泛，现代的复制技术与传统复制技术相比，辅料种类、用量及工艺程序均有所改变。现代的复制技术主要是对具有刺激性、毒性大的中药材或中药饮片。如半夏、天南星、附子、白附子等。

复制技术在药物品种、辅料的种类和炮制工艺上均不尽相同，因此复制技术没有统一的操作方法。复制技术虽然制备工艺复杂，但辅料应用必须符合《中国药典》或《中药炮制规范》的规定。复制技术的特点是使用的辅料种类多，操作复杂，并且炮制时间较长。

1. **复制技术操作流程** 见图 10-1。

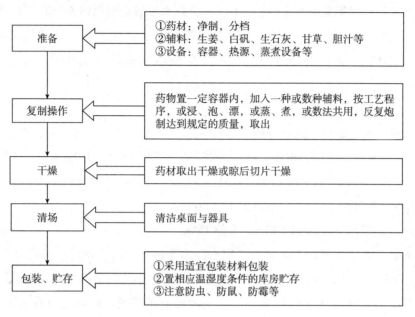

图 10-1 复制技术操作流程图

2. **炮制目的**

（1）**降低毒性** 如半夏、附子、天南星等炮制后均可降低药物毒性。

（2）**改变药性** 如胆汁制天南星，可使天南星药性由辛温变为苦凉，功效由温化寒痰转为清热化痰，改变药性，扩大用药范围。

（3）**增强疗效** 如白附子采用白矾与生姜片炮制后能增强其祛风痰作用，用于偏头痛，咳嗽痰多，痰湿头痛。

3. **注意事项**

（1）药物需净制，并根据大小分档，方便使复制技术各操作步骤的时间一致。

（2）浸泡时，应定时换水，勤于检查，防止药材发霉变质。

（3）注意各种辅料的种类、用量及复制技术的炮制顺序。

半夏*

【处方用名】生半夏、清半夏、法半夏、姜半夏。

【来源】本品为天南星科植物半夏 *Pinellia ternata*（Thunb.）Breit. 的干燥块茎。夏、秋季节采挖，洗净，除去外皮和须根，晒干。

【炮制方法】

1. **生半夏** 取生药材，除去泥沙等杂质，洗净，干燥。用时捣碎。本品按干燥品计算，含总酸以琥珀酸（$C_4H_6O_4$）不得少于 0.25%。

2. 清半夏　取生半夏，大小分档，用8%白矾水溶液浸泡至内无干心，口尝微有麻舌感时，取出，洗净，切厚片，干燥。本品按干燥品计算，含白矾以含水硫酸铝钾［$KAl(SO_4)_2 \cdot 12H_2O$］计算不得超过 10.0%；含总酸以琥珀酸（$C_4H_6O_4$）计算，不得少于 0.30%。

每 100kg 生半夏，用白矾 20kg。

3. 姜半夏　取生半夏，大小分档，用水浸泡至内无干心，取出；另将生姜切片煎汤，再加入白矾和半夏一起煮透，取出，晾干或晾至半干后干燥；或切成薄片，干燥。本品按干燥品计算，含白矾以含水硫酸铝钾［$KAl(SO_4)_2 \cdot 12H_2O$］计算，不得超过 8.5%；含总酸以琥珀酸（$C_4H_6O_4$）计算，不得少于 0.30%。

每 100kg 生半夏，用白矾 12.5kg，生姜 25kg。

4. 法半夏　取生半夏，大小分档，用水浸泡至内无干心，取出；另将适量甘草加水煎煮 2 次，合并水煎液，倒入石灰水液中混匀，加入上述已浸透的半夏，继续浸泡，每天搅拌 1~2 次，并保持浸液 pH 值 12 以上，至剖面黄色均匀，口尝微有麻舌感时，取出，洗净，阴干或烘干。

每 100kg 生半夏，用生石灰 10kg，甘草 15kg。

清半夏、姜半夏、法半夏：水分不得过 13.0%。

【成品性状】生半夏表面白色或浅黄色，质坚实，断面洁白，富粉性，气微，味辛辣、麻舌而刺喉。清半夏切面淡灰色至灰白色，质脆，易折断，断面角质样，气微，味微涩、微有麻舌感。姜半夏表面棕色至棕褐色，质硬脆，断面淡黄棕色，常具角质样光泽，气微香，味淡，微有麻舌感，嚼之略粘牙。法半夏表面淡黄白色、黄色或棕黄色，质较松脆或硬脆，断面黄色或淡黄色，颗粒者质稍硬脆，气微，味淡略甘、微有麻舌感。

【炮制作用】

1. 生半夏　味辛，性温；有毒。归脾、胃、肺经。具有燥湿化痰，消痞散结，降逆止呕的作用。用于寒痰湿痰，咳喘痰多，风痰眩晕，痰饮眩悸，痰厥头痛，呕吐反胃，胸脘痞闷，梅核气等。生品有毒，内服使人呕吐，泄泻，且戟人咽喉，使咽喉肿痛，失音。生品不单味内服，多外用，以消肿止痛为主。

2. 清半夏　长于燥湿化痰。治疗湿痰咳嗽，痰涎凝聚，胃脘痞满，咯吐不出。

3. 姜半夏　毒性降低，增强了降逆止呕的作用，以温中化痰、降逆止呕为主，用于痰饮呕吐，胃脘痞满。

4. 法半夏　毒性降低，功偏燥湿化痰，主要用于咳喘痰多，风痰眩晕，痰饮眩悸，痰厥头痛。

【炮制研究】生半夏的毒性主要表现为对胃肠道、咽喉、口腔黏膜的强刺激性，特别是对咽喉黏膜的刺激性较强，自古就有"戟人咽喉"之说。半夏炮制后均可消除刺激咽喉的毒副作用，起到良好的解毒效果，同时保留了半夏的药理作用和临床疗效。

【贮藏】置通风干燥处，防蛀。

天南星*

【处方用名】生天南星、生南星、制天南星、胆南星。

【来源】本品为天南星科植物天南星 *Arisaema erubescens*（Wall.）Schott、异叶天南星 *Arisaema heterophyllum* Bl. 或东北天南星 *Arisaema amurense* Maxim. 的干燥块茎。待秋、冬季节茎叶枯萎后采挖，除去须根及外皮，干燥。

【炮制方法】

1. 生天南星　取原药材，除去杂质，洗净，干燥。本品含量按干燥品计算，含总黄酮以芹菜素（$C_{15}H_{10}O_5$）不得少于 0.050%。

2. 制天南星　取生天南星，大小分档，加水浸泡，每天换水 2~3 次，待起白色泡沫时，换水并加白矾泡一日后，再次换水，至切开口尝微有麻舌感时取出。另将白矾、生姜片置于锅中加适量水至沸腾后，倒入天南星煮至无干心时取出。去除姜片，晾至半干，切薄片，干燥。本品按干燥品计算，含白矾以含水硫酸铝钾［$KAl(SO_4)_2 \cdot 12H_2O$］计，不得超过 12%；含总黄酮以芹菜素（$C_{15}H_{10}O_5$）不得少于 0.050%。

每 100kg 生天南星药材，用生姜、白矾各 12.5kg。

3. 胆南星

（1）蒸　制天南星磨成细粉，加净胆汁（或胆膏粉及适量饮用水）拌匀，蒸 60 分钟至透，取出，晾凉，制成小块，干燥。

（2）发酵　制南星磨成细粉，加净胆汁（或胆膏粉及适量饮用水）拌匀，放置于温暖处，发酵 5~7 天，再连续蒸或隔水炖 9 天，每 2 小时搅拌一次，待腥臭气祛除，至呈黑色浸膏，口尝无麻味时，取出，晾干。再蒸软，趁热制成小块，干燥。

每 100kg 制天南星细粉，用牛（或猪、羊）胆汁 400kg（或胆膏粉 40kg）。

【成品性状】生天南星表面类白色或淡棕色，质坚硬，不易破碎，断面不平，白色，粉性，气微辛，味麻辣。制天南星表面黄色或淡棕色，质脆易碎，断面角质状，气微，味涩，微麻。胆南星呈方块状或圆柱状，棕黄色、灰棕色或棕黑色，质硬，气微腥，味苦。

【炮制作用】

1. 生天南星　味苦、辛，性温；有毒。归肺、肝、脾经。具有燥湿化痰，祛风止痉，散结消肿的作用。生品长于散结消肿，多外用，治痈肿，蛇虫咬伤。

2. 制天南星　毒性降低，燥湿化痰作用增强。长于燥湿化痰，祛风止痉，散结消肿，多用于顽痰咳嗽，中风痰壅，风痰眩晕，口眼㖞斜，癫痫，半身不遂，惊风，破伤风等；

外用治疗痈肿，蛇虫咬伤。

3. 胆南星　毒性降低，缓和了燥烈之性，药性由温转凉，具有清热化痰，息风定惊的作用。用于痰热咳喘，咯痰黄稠，中风痰迷以及癫狂惊痫。

【贮藏】置通风干燥处，防霉，防蛀。

附子

【处方用名】附子、盐附子、附片、淡附片、炮附片、黑顺片、白附片。

【来源】本品为毛茛科植物乌头 *Aconitum carmichaelii* Debx. 的子根加工品。6 月下旬至 8 月上旬采挖，除去母根、须根及泥沙杂质，习称"泥附子"。

【炮制方法】

1. 生附子　取泥附子按大小分档，晾干或晒干既得。

2. 盐附子　取生附子大小分档，选择个大、均匀的附子，洗净，浸入食用胆巴的水液中过夜，加食盐，继续浸泡，每天取出晒晾，逐渐延长晾晒时间，至附子表面出现大量结晶盐霜，体质变硬为止，习称"盐附子"。

3. 黑顺片　取生附子大小分档，浸入食用胆巴的水液中数天后，连同胆巴浸液煮至透心，捞出，水漂，纵切成厚约 0.5cm 的片，继续用水浸漂，并用调色液使附片染成浓茶色，取出，蒸至显油面、光泽后，烘至半干，晒干或继续烘干，习称"黑顺片"。

4. 白附片　选择大小均匀的生附子，洗净，浸入食用胆巴水液中数天后，连同胆巴浸液煮至透心，捞出，剥去外皮，纵切成厚约 0.3cm 的片，用水浸漂，取出蒸透，晒干，习称"白附片"。

6. 淡附片　取盐附子，清水浸漂，每天换水 2~3 次，至盐分漂尽，与甘草、黑豆加水一起煮至透心，切开后口尝无麻舌感时，取出，除去甘草，黑豆，切薄片，晒干。本品含双酯型生物碱以新乌头碱（$C_{33}H_{45}NO_{11}$）、次乌头碱（$C_{33}H_{45}NO_{10}$）及乌头碱（$C_{34}H_{47}NO_{11}$）的总量计，不得超过 0.010%。

每 100kg 盐附子，用黑豆 10kg、甘草 5kg。

7. 炮附片　取生河砂置于锅内，武火加热至轻松滑利状态时，投入生附片，翻炒至鼓起并微变色，取出，筛去河砂，放凉。

【成品性状】盐附子表面灰黑色，密被盐霜，横切面灰褐色，有充满盐霜的小空隙和多角形的形成层环纹，气微，味咸而麻，刺舌。黑顺片为纵切片，上宽下窄，厚 0.2~0.5cm，外皮黑褐色，切面暗黄色，油润具光泽，半透明状，质硬而脆，断面角质样，气微，味淡。白附片无外皮，呈黄白色，半透明，厚约 0.3cm。淡附片为纵切片，上宽下窄，厚 0.2~0.5cm，外皮褐色，切面褐色，半透明，质硬，断面角质样，气微，味淡，口尝无麻舌感。炮附片表面鼓起，黄棕色，质松脆，气微，味淡。

【炮制作用】

1. 附子　味辛，甘，性大热；有毒。归心、肾、脾经。具有回阳救逆，补火助阳，散寒止痛功能。生品有毒，不内服，多外用。

2. 盐附子　不作药用，产地加工成盐附子的目的是防止药物腐烂。

3. 附片　经炮制后毒性降低，便于内服，长于回阳救逆，散寒祛湿。用于肢冷脉微，亡阳虚脱，心阳不足，胸痹心痛，虚寒吐泻，脘腹冷痛，肾阳虚弱，阳虚外感，寒湿痹痛。

4. 淡附片　毒性进一步降低，长于回阳救逆。用于亡阳虚脱，肢冷脉微，阴寒水肿，阳虚外感，寒湿痹痛。

5. 炮附片　经炮制后毒性大减，长于温肾暖脾，补命门之火。用于心腹冷痛，虚寒吐泻，冷积便秘，久利赤白等。

【炮制研究】附子的主要毒性成分为乌头碱等二萜双酯类生物碱。附子经炮制后，双酯类生物碱含量显著降低，毒性相应也大大减弱。

【贮藏】密闭，置于阴凉干燥处，防潮。

白附子

【处方用名】生白附子、制白附子、禹白附。

【来源】本品为天南星科植物独角莲 *Typhonium giganteum* Engl. 的干燥块茎。秋季采挖，除去须根及外皮，晒干。

【炮制方法】

1. 生白附子　取原药材，除去杂质，洗净，干燥。

2. 制白附子　取生白附子，按大小分档，加饮用水浸泡，每天换水 2～3 次，数日后如起黏沫，换水后加白矾（每100kg 白附子，用白矾2kg），浸泡一日后再换水，至口尝微有麻舌感为度，取出。将生姜片、白矾粉（生姜 12.5、白帆 10.5）置锅内加适量清水，煮沸后，加入白附子煮至内无白心，捞出，除去生姜片，晾至六七成干，切厚片，干燥。

每100kg 白附子，用生姜、白矾各 12.5kg。

【成品性状】生白附子表面白色至黄白色，略粗糙，质地坚硬，断面呈白色，具粉性，气微，味淡、麻辣刺舌。制白附子为类圆形或椭圆形厚片，外表皮呈淡棕色，切面黄色，角质，味淡，微有麻舌感。

【炮制作用】

1. 生白附子　辛，性温；有毒。归胃、肝经。具有祛风痰，定惊搐，解毒散结，止痛的作用。用于中风痰壅，口眼㖞斜，惊风癫痫，破伤风，痰厥头痛，偏正头痛，瘰疬痰核，毒蛇咬伤。生品有毒，多外用。

2. 制白附子　经炮制后可降低毒性，消除麻辣味，增强祛风痰作用。多用于偏头痛，痰湿头痛，咳嗽痰多等。

【贮藏】置通风干燥处，防蛀。

项目二　复制技术实训

一、实训物料

生半夏、白矾、生姜、甘草、生石灰。

二、器具与设备

瓷盘、瓷盆、筛子、刀、量筒、烧杯、电磁炉、电子秤、玻璃棒。

三、实训操作

1. 清半夏制备

（1）准备　工作服、帽穿戴整齐；器具洁净齐全、摆放合理。

（2）净选　净制操作规范，饮片净度符合《中国药典》（2015 年版）及《中药饮片质量标准通则（试行）》之规定。

（3）称量　药材称取规范、称量准确。半夏、白矾称取规范、称量准确。每 100kg 生半夏，用白矾 20kg。

（4）浸泡　8% 白矾水溶液浸泡半夏至内无干心，用口尝微有麻舌感。

（5）干燥　取出药材，洗净，切厚片，干燥。

（6）清场　按规程清洁器具，清理现场；器具归类放置；将炮制好的药物另器保存，密封后贮藏。

2. 姜半夏制备

（1）准备　工作服、帽穿戴整齐；器具洁净齐全、摆放合理。

（2）净选　净制操作规范，饮片净度符合《中国药典》（2015 年版）及《中药饮片质量标准通则（试行）》之规定。

（3）称量　药材称取规范、称量准确。半夏、白矾称取规范、称量准确。每 100kg 生半夏，用白矾 12.5kg，生姜 25kg。

（4）浸泡　清水浸泡半夏至内无干心，取出。

（5）煮制　将生姜切片煎汤，再加入白矾和半夏一起煮透。

（6）干燥　取出半夏，晾干或晾至半干后干燥；或切成薄片，干燥。

（7）清场　按规程清洁器具，清理现场；器具归类放置；将炮制好的药物另器保存，密封后贮藏。

3. 法半夏制备

（1）准备　工作服、帽穿戴整齐；器具洁净齐全、摆放合理。

（2）净选　净制操作规范，饮片净度符合《中国药典》（2015 年版）及《中药饮片质量标准通则（试行）》之规定。

（3）称量　药材称取规范、称量准确。半夏、白矾称取规范、称量准确。每 100kg 生半夏，用生石灰 10kg，甘草 15kg。

（4）浸泡　清水浸泡半夏至内无干心，取出。

（5）甘草液制备　将甘草加适量水煎煮 2 次，合并水煎液。

（6）再浸泡　甘草液倒入石灰水液中混匀，加入已浸透的半夏，继续浸泡，每天搅拌 1～2 次，并保持浸液 pH 值 12 以上，至剖面黄色均匀，口尝微有麻舌感。

（7）干燥　取出，洗净，阴干或烘干。

（8）清场　按规程清洁器具，清理现场；器具归类放置；将炮制好的药物另器保存，密封后贮藏。

四、 成品性状

1. 清半夏　呈椭圆形、类圆形或不规则的厚片。切面淡灰色至灰白色，质脆，易折断，断面略呈角质样。气微，味微涩、微有麻舌感。

2. 姜半夏　呈不规则薄片状。质硬脆，断面淡黄棕色，常具角质样光泽。气微香，味淡，微有麻舌感，嚼之略粘牙。

3. 法半夏　呈类球形或破碎成不规则颗粒状。表面淡黄白色、黄色或棕黄色。质较松脆或硬脆，断面黄色或淡黄色，颗粒者质稍硬脆。气微，味淡略甘、微有麻舌感。

复习思考

1. 复制技术的含义是什么？复制技术的炮制目的？

2. 半夏有哪几类炮制品？试述其炮制技术及炮制作用。

3. 天南星有哪几种炮制品？试述其炮制技术及炮制作用。

扫一扫，知答案

扫一扫，看课件

发酵、发芽技术

【学习目标】

1. 知识目标

（1）掌握发酵、发芽技术的含义、操作方法、炮制目的以及注意事项；掌握六神曲、麦芽的炮制技术、成品性状和炮制作用。

（2）熟悉淡豆豉、稻芽的炮制技术、成品性状和炮制作用。

（3）了解半夏曲、大豆黄卷的炮制技术、成品性状和炮制作用。了解重点药物的炮制研究。

2. 技能目标

（1）具备按标准操作规程进行发酵、发芽技术操作的能力。

（2）具备判断发酵、发芽技术成品质量的能力。

项目一 发酵、发芽技术基础知识

一、发酵技术

发酵技术系指在一定的温度和湿度条件下，经一定加工处理的药物在霉菌和酶的催化分解后使药物发泡、生衣的炮制技术。

1. **发酵条件**　发酵的过程应满足微生物的生长繁殖条件，才能保证发酵品的质量，发酵的主要条件如下：

（1）菌种　发酵菌种越纯，发酵品质量越好。实际操作中，多是利用空气中的天然微生物，通过控制适宜条件来把握。

（2）营养物质　发酵过程需要充足的氮源、碳源、无机盐类和微量元素等营养物质，一般是由发酵原料中所含的蛋白质、淀粉、脂肪、无机盐等提供。如六神曲中面粉为菌种的生长繁殖提供了充足的碳源，赤小豆中所含的蛋白质为菌种提供了丰富的氮源。

（3）温度　最佳发酵温度一般为 30～37℃。温度过高，菌种会老化，甚至死亡；温度过低，会延长发酵时间，甚至不能发酵。

（4）湿度　一般发酵的相对湿度宜控制在 70%～80%，若湿度太大，药料发黏，易生虫霉烂；湿度太小，药料易散不能聚合，也会使发酵缓慢、不匀，甚至不能发酵。药料的湿度可凭经验判断，以"握之成团，指间可见水迹，放下轻击即碎"为宜。

（5）其他条件　包括适宜的 pH 值范围，一般为 4.0～7.6，以及充足的氧气或二氧化碳等。

2. 发酵操作流程　根据待发酵的具体品种，采用不同的发酵方法，常用的发酵方法主要有两种，见图 11-1。

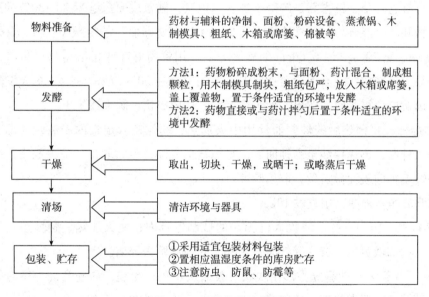

图 11-1　发酵操作流程图

3. 成品质量　发酵品表面有黄白色霉衣，内部有斑点，但斑点不应呈黑色；有发酵特有的香气，无霉味或酸败味。成品含水分不得超过 13%，含药屑、杂质不得超过 1%。

4. 注意事项

（1）发酵前，原料需杀菌、杀虫，避免杂菌影响发酵质量。

（2）发酵过程不得中断，必须一次完成。

（3）发酵前期应控制好温度，保证发酵的连续；发酵后期应适当通风，保证充足的氧气。

5. 发酵目的

(1) 改变药性，产生新药效，扩大用药品种，如六神曲、淡豆豉等。

(2) 增强药物原有性能，如半夏曲等。

六神曲*

【处方用名】 六神曲、神曲、六曲、炒神曲、焦神曲、麸炒神曲。

【来源】 本品为鲜青蒿、苦杏仁、赤小豆、鲜辣蓼、鲜苍耳草等中药与面粉经加工发酵而制成的曲剂。

【炮制方法】

1. 六神曲

(1) 配方 面粉 100kg；赤小豆、苦杏仁各 4kg；鲜青蒿、鲜辣蓼、鲜苍耳草各 7kg。

(2) 制备方法 将赤小豆、苦杏仁碾成细粉，或将杏仁碾成泥状，赤小豆煮烂，与面粉混匀；将鲜苍耳草、鲜青蒿、鲜辣蓼加入水煎煮，制备成原药量 25%～30% 的药汁。将上述混合物和药汁混合均匀，揉搓成"手握成团、掷之即散"的粗颗粒软材，置模具中压制成长 33cm、宽 20cm、厚 6.66cm 的扁平方块。用鲜苘麻叶或粗纸将料块包严，放入木箱内，按品字形堆放，上面加覆盖物保温。控制室温在 30～37℃，经 4～6 天发酵，待药料表面生出黄白色霉衣时，取出，除去覆盖物，切成小块，晾干或烘干。

2. 炒神曲 将预热后的炒制器具用中火加热，均匀撒入定量的麦麸，待烟起时，随即投入净六神曲，迅速拌炒至六神曲表面呈棕黄色或深黄色时取出，筛去麸皮，晾凉。或用清炒法炒至神曲表面微黄色，取出晾凉。

每 100kg 净六神曲，用麦麸 10kg。

3. 焦神曲 将净六神曲块投入已预热的炒制器具内，文火加热，翻炒至六神曲表面呈焦褐色，内部微黄色，有焦香气时，出锅，晾凉后筛去碎屑。

【成品性状】 六神曲呈立方形小块状，表面灰黄色，粗糙，质脆易断，微有香气；炒六神曲表面黄色，偶有焦斑，质坚脆，有麸香气；焦六神曲表面焦黄色，内部微黄色，有焦香气。

【炮制作用】

1. 六神曲 味甘、辛，性温。归脾、胃经。具有消食化积，健脾和胃的作用。健脾开胃，兼有发散作用，常用于感冒食滞。

2. 炒六神曲 产生甘香之气，以醒脾和胃为主，用于食积不化，脘腹胀满，不思饮食，肠鸣泄泻等。

3. 焦六神曲 消食化积力强，以治食积泄泻为主。

【贮藏】 置通风干燥处，防潮，防蛀。

半夏曲

【处方用名】半夏曲、炒半夏曲。

【来源】本品为法半夏、赤小豆、苦杏仁和鲜苍耳草、鲜青蒿、鲜辣蓼等中药与面粉经加工发酵而制成的曲剂。

【炮制方法】

1. 半夏曲

（1）配方　面粉400kg，法半夏100kg，赤小豆、苦杏仁、鲜青蒿、鲜辣蓼、鲜苍耳草各30kg。

（2）制备方法　将赤小豆、苦杏仁、法半夏一起碾成细粉，与面粉混匀；将鲜苍耳草、鲜青蒿、鲜辣蓼加入适量水煎煮制备药汁。将上述药汁与固体药料搅拌均匀，揉搓成以"手握成团，掷之即散"的粗颗粒。将上述颗粒置模具中压制成扁平方块。用鲜苘麻叶（或粗纸）将料块包严，放入木箱内，按品字形堆放，上面用鲜青蒿及厚棉被等物覆盖保温。控制室温在30～37℃，经4～6天发酵，待药料表面生出黄白色霉衣时，取出，除去覆盖物，切成小块，干燥。

2. 炒半夏曲　将预热后的炒锅，用中火加热，均匀撒入定量的麦麸，待起烟时，随即投入半夏曲，迅速拌炒至半夏曲表面呈深黄色时，出锅，筛去麸皮，晾凉。

每100kg神曲，用麸皮10kg。

【成品性状】半夏曲为小方块，表面淡黄色，粗糙，质脆易断，有细蜂窝眼，具香气，味甘微辛。炒半夏曲表面深黄色，有焦香气。

【炮制作用】

1. 半夏曲　味甘、微辛，性温。归脾、胃经。具有化痰止咳，消食化积的作用。用于咳嗽痰多，胸脘痞满，食积不化。

2. 炒半夏曲　具有焦香气味，可增强消食化积、健脾和胃的作用。

【贮藏】置阴凉干燥处，防潮，防蛀。

淡豆豉

【处方用名】淡豆豉、豆豉。

【来源】本品为豆科植物大豆 *Glycine max*（L.）Merr. 成熟种子的发酵加工品。

【炮制方法】

淡豆豉　将青蒿、桑叶各70～100g加水煎煮、滤过，将煎煮液拌入净大豆1000g中；待汤液被吸收后，置于蒸制容器内蒸透，取出，稍凉；再置适宜的容器内，用煎煮过的桑叶、青蒿药渣覆盖，在25～28℃、相对湿度70%～80%的条件下，闷至发酵并长满黄衣时，取出，除去药渣，洗净；倒入适宜容器内，保持温度 50～60℃，闷 15～20 天，待其充分发酵，有香气逸出时，取出，略蒸，干燥。

【成品性状】淡豆豉表面黑色，皱缩不平，质柔软，断面棕黑色。气香，味微甘。

【炮制作用】淡豆豉味苦、辛，凉。归肺、胃经。具有解表除烦，宣发郁热的作用。用于感冒，寒热头痛，烦躁胸闷，虚烦不眠。

【贮藏】置通风干燥处，防蛀。

二、发芽技术

发芽技术系指将净选后的新鲜成熟果实或种子，在适宜的温度和湿度条件下，促使其萌发幼芽的技术。

通过发芽，使麦、大豆、稻等原料中所含的淀粉、蛋白质和脂肪等成分，分解为糊精、葡萄糖、果糖、氨基酸、甘油和脂肪酸等成分，并产生各种消化酶、维生素等，使其具有新的功效，扩大用药品种。

1. 发芽技术操作流程　见图 11-2。

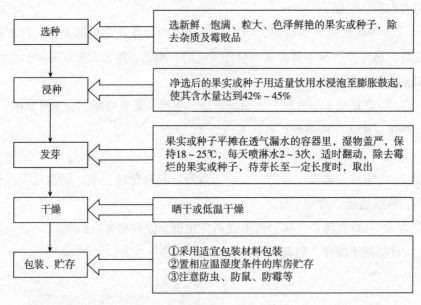

选种	←	选新鲜、饱满、粒大、色泽鲜艳的果实或种子，除去杂质及霉败品
浸种	←	净选后的果实或种子用适量饮用水浸泡至膨胀鼓起，使其含水量达到42%～45%
发芽	←	果实或种子平摊在透气漏水的容器里，湿物盖严，保持18～25℃，每天喷淋水2～3次，适时翻动，除去霉烂的果实或种子，待芽长至一定长度时，取出
干燥	←	晒干或低温干燥
包装、贮存	←	①采用适宜包装材料包装　②置相应温湿度条件的库房贮存　③注意防虫、防鼠、防霉等

图 11-2　发芽技术操作流程图

2. 成品质量　一般芽长 0.5～1cm，发芽率不得少于 85%，药屑、杂质含量不得超过 1.0%。

3. 注意事项

（1）选取新鲜、饱满、粒大、无虫害的成熟果实或种子，发芽前检测发芽率，发芽率应达到 85% 以上。

（2）种子浸泡时间在春、秋季节宜 4~6 小时，夏季约 4 小时，冬季约 8 小时。

（3）发芽过程中，需将温度控制在 18~25℃，并且每天喷淋水 2~3 次，上面用湿物盖严，注意通风，以保持适宜的温度、湿度和充足的氧气。勤检查发芽情况，及时除去霉烂的果实或种子。

（4）控制发芽的芽长，芽长以 0.2~1cm 为宜，过长则影响药效。

麦芽*

【处方用名】麦芽、大麦芽、炒麦芽、焦麦芽。

【来源】本品为禾本科植物大麦 *Hordeum vulgare* L. 的成熟果实，经发芽干燥而成。

【炮制方法】

1. 麦芽　取新鲜成熟饱满的净大麦，用水浸泡至六七成透，捞出，沥去水分，用湿物盖严，每日喷淋清水 2~3 次，保持适宜的温湿度，经 5~7 天，芽长约 0.5cm 时，取出，晒干或低温干燥。

2. 炒麦芽　取大麦芽，置已预热的炒锅内，文火加热，翻炒至表面棕黄色、鼓起，有香气逸出时，出锅，晾凉后筛去灰屑。

3. 焦麦芽　取大麦芽，倒入已预热的炒锅内，中火加热，翻炒至有爆裂声，表面焦褐色、鼓起，有焦香气逸出时，出锅，晾凉后筛去灰屑。

【成品性状】麦芽表面淡黄色，质硬，断面白色。炒麦芽，表面棕黄色，偶见焦斑，有香气。焦麦芽，表面焦褐色，有焦斑，有焦香气。

【炮制作用】

1. 麦芽　味甘、性平。归脾、胃经。长于行气消食，健脾和胃，回乳除胀。

2. 炒麦芽　性偏温而气香，具有行气、消食、回乳之功。

3. 焦麦芽　性偏温而味甘微涩，增强了消食化滞、止泻的作用。

【炮制研究】麦芽中含较多促进消化作用的酶，淀粉酶可将淀粉分解为麦芽糖和糊精，促进消化液分泌。酶的活性因发芽程度不同而有显著差异，长出胚芽者酶的活性为 1:7~1:10，无胚芽者酶的活性仅为 1:3~1:7，乳酸含量为 0.8%~1.0%。芽生长太长，纤维太多，药效降低。麦芽加热炮制时，随着温度的升高，淀粉酶的活性下降或消失，乳糖、总黄酮和麦黄酮的含量则增加。

【贮藏】置于通风干燥处，防蛀。

谷芽

【处方用名】谷芽、炒谷芽、焦谷芽。

【来源】本品为禾本科植物粟 *Setaria italic* (L.) Beauv. 的成熟果实经发芽干燥而成。

【炮制方法】

1. 谷芽　取成熟而饱满的谷，用清水浸泡至六七成透，捞出，沥去水分，用湿物盖严，每日喷淋清水 2～3 次，每日淋水 1～2 次，保持湿润。等叶芽长至约 1cm 时，取出，晒干或低温干燥。

2. 炒谷芽　取净谷芽，置预热后的锅内，用文火炒至表面深黄色，略有焦斑，取出，晾凉后筛去灰屑。

3. 焦谷芽　取净谷芽，置预热后的锅内，用中火炒至表面焦褐色，有焦香气，取出，晾凉后筛去灰屑。

【成品性状】谷芽表面淡黄色，一端有初生的细须根。炒谷芽，表面呈深黄色，略具焦斑，具香气。焦谷芽，表面焦褐色，有焦香气。

【炮制作用】

1. 谷芽　味甘，性温。归脾、胃经。具有消食和中，健脾开胃的作用。可用于热病后期，胃中气阴两伤，知饥不欲食，行气不足。

2. 炒谷芽　具芳香之气，偏于开胃消食，用于胃呆不纳，不饥食少。

3. 焦谷芽　善消积止泻，用于饮食停积而致的泄泻。

【炮制研究】谷芽含有多种酶，可以促进食物中的淀粉等成分消化，故用于食积不消，腹胀口臭，脾胃虚弱。炒谷芽对淀粉酶含量影响不大且产生芳香之气，可刺激胃肠蠕动，故能启脾开胃。焦谷芽淀粉酶含量下降，长于消积止泻，用于饮食停积而致的泄泻。

【贮藏】置于通风干燥处，防蛀。

稻芽

【处方用名】稻芽、炒稻芽、焦稻芽。

【来源】本品为禾本科植物稻 *Oryza sativa* L. 的成熟果实经发芽干燥而成。

【炮制方法】

1. 稻芽　取成熟饱满的净稻谷，清水浸泡至六七成透，捞出，沥去水分，用湿物盖严，每日淋水 2～3 次，保持适宜的温、湿度，至须根长约 1cm 时，取出，干燥。

2. 炒稻芽　取净稻芽，置预热后的锅内，文火加热，翻炒至大部分爆裂，表面呈深黄色，有香气逸出时，出锅，晾凉后筛去灰屑。

3. 焦稻芽　取净稻芽，置预热后的锅内，中火加热，翻炒至大部分爆裂，表面焦黄色，有焦香气逸出时，出锅，晾凉后筛去灰屑。

【成品性状】稻芽外稃黄色，有白色细茸毛，于一个浆片内侧伸出弯曲的须根 1～3 条，长 0.5～1.2cm，质硬，断面白色，粉性，气微，味淡，出芽率不得少于 85%。炒稻芽表面深黄色，偶有焦斑，具香气。焦稻芽表面焦黄色，有焦斑，具焦香气。

【炮制作用】

1. 麦芽　味甘，性温，归脾、胃经。具有消食和中，健脾开胃的作用。用于食积不消，腹胀口臭，脾胃虚弱，不饥食少。

2. 炒稻芽　偏于消食，用于不饥食少。

3. 焦稻芽　善于化积滞，用于积滞不消。

【贮藏】置通风干燥处，防蛀。

大豆黄卷

【处方用名】大豆黄卷、炒大豆黄卷、制大豆黄卷。

【来源】本品为豆科植物大豆 *Glycine max*（L.）Merr. 的成熟种子，经发芽干燥而成。

【炮制方法】

1. 大豆黄卷　取新鲜成熟饱满的净大豆，水浸泡至膨胀，沥去水分，用湿布覆盖，每日喷淋水 2~3 次，待芽长至 0.5~1cm 时，取出，干燥。

2. 制大豆黄卷　将净大豆黄卷置锅内，加入灯心草、淡竹叶煎制的汤液，用文火加热，煮至药汁被吸尽，取出，干燥。

每 100kg 大豆黄卷，用淡竹叶 2kg、灯心草 1kg。

3. 炒大豆黄卷　取净大豆黄卷，置预热的炒锅内，文火加热，翻炒至颜色加深，出锅，晾凉后筛去灰屑。

【成品性状】大豆黄卷呈肾形，表面黄色或黄棕色，微皱缩，外皮质脆，多破裂或脱落，子叶 2 枚，黄色，气微，味淡，嚼之有豆腥味。制大豆黄卷质坚韧，豆腥气较轻，味清香。炒大豆黄卷质地坚韧，较原药材颜色加深，偶见焦斑，略有香气。

【炮制作用】

1. 大豆黄卷　味甘，性平。归脾、胃、肺经。具有解表祛暑，清热利湿的作用。用于暑湿感冒，湿温初起，发热汗少，胸闷脘痞，肢体酸重，小便不利。

2. 制大豆黄卷　宣发作用减弱，清热利湿作用增强，用于暑湿、湿温。

3. 炒大豆黄卷　长于利湿舒筋，兼益脾胃，清解表邪的作用极弱。常用于湿痹筋挛疼痛，水肿胀满。

【贮藏】置通风干燥处，防蛀。

项目二　发酵、发芽技术实训

一、发酵技术（六神曲制备）

1. 实训物料　面粉、赤小豆、苦杏仁、鲜青蒿、鲜辣蓼、鲜苍耳草。

2. 器具与设备　炉灶、铁锅、铁铲、筛子、模具、瓷盆、瓷盘等。

3. 操作流程

（1）准备　工作服、帽穿戴整齐；器具洁净齐全、摆放合理。

（2）净选　净制操作规范，饮片净度符合《中国药典》（2015 年版）及《中药饮片质量标准通则（试行）》之规定。

（3）称量　药材称取规范、称量准确。按各 7kg 的比例进行物料准备。

（4）药料前处理　将赤小豆、苦杏仁碾成细粉（或将杏仁碾成泥状，赤小豆煮烂），与面粉混匀；将鲜苍耳草、鲜青蒿、鲜辣蓼加入适量水煎煮制备药汁（药汁占原药量的 25% ~30%）。

（5）制软材　将上述药汁与固体药料搅拌均匀，揉搓成以"手握成团，掷之即散"的粗颗粒软材。

（6）成型　将软材置模具中压制成扁平方块（长 33cm，宽 20cm，厚 6.66cm）。

（7）发酵　用鲜荷麻叶（或粗纸）将料块包严，放入木箱内，按品字形堆放，上面覆盖鲜青蒿及厚棉被等物保温。将室温控制在 30 ~37℃，经 4 ~6 天发酵，待药料表面生出黄白色霉衣时，取出，除去覆盖物。

（8）切制　切成 2.5cm 见方的小块。

（9）干燥　晾干或烘干。

（10）按规程清洁器具、清理现场　器具归类放置；发酵好的药物盛于清洁容器内，密封后贮藏，应标明品名、规格、批号、数量、日期、操作员、复核人，做好批生产记录。

表 11-1　发酵技术操作规程关键点

序号	操作关键环节	提示内容
1	发酵工具是否洁净	筛子等器具洁净消毒后方可以进行发酵
2	药材进行净制	除去霉变品
3	制作发酵软材	揉搓成以手握成团、掷之即散的粗颗粒软材
4	控制发酵温度	控制发酵温度 30 ~37℃
5	控制发酵湿度	控制发酵湿度 70% ~80%
6	发酵中途不得中断	发酵一次完成
7	及时干燥	晾干或烘干

4. 成品性状　六神曲呈立方形小块，表面灰黄色，内部有斑点，粗糙，质脆易断，微有香气。

二、发芽技术（麦芽）

1. 实训物料　大麦。

2. 器具与设备　筛子、竹匾、瓷盆、瓷盘等。

3. 实训操作

（1）准备　工作服、帽穿戴整齐；器具洁净齐全、摆放合理。

（2）选种　选取新鲜、粒大、饱满、色泽鲜艳的果实或种子，除去其中的杂质及发霉、虫蛀品。

（3）称量　药材称取规范、称量准确。

（4）浸泡　净选后的果实或种子用适量饮用水浸泡至膨胀鼓起。

（5）发芽　将浸泡好的果实或种子平摊于能透气漏水的容器中，上面用湿物盖严，保持18~25℃，每天喷淋清水2~3次，并适时翻动，及时除去发霉、腐烂的果实或种子，5~7天进行发芽。

（6）干燥　芽长至0.5~1cm时，取出，晒干或低温干燥。

（7）按规程清洁器具、清理现场　器具归类放置；发酵好的药物装于清洁容器内，密封后贮藏，应标明品名、规格、批号、数量、日期、操作员、复核人，做好批生产记录。

表11-2　发芽技术操作规程关键点

序号	操作关键环节	提示内容
1	发芽工具是否洁净	筛子、竹匾等器具及其他工具洁净后才可以进行发酵
2	检测发芽率	发芽率达到85%以上
3	药材进行净制	选择新鲜、粒大、饱满品，去除霉变品
4	控制浸泡时间	浸泡时间随季节而定，一般春、秋季宜浸泡4~6小时，冬季8小时，夏季4小时
5	控制发芽温度	控制发芽温度18~25℃
6	控制发芽湿度	每天喷淋清水2~3次
7	控制发芽长度	发芽长至0.5~1cm
8	及时干燥	晾干或烘干

4. 成品性状　麦芽呈梭形，表面淡黄色，基部胚根处生出幼芽和数条须根，幼芽呈披针状条形，长约5mm。须根数条，纤细而弯曲。质硬，断面白色，粉性。气微，味微甘。

复习思考

1. 发酵技术的条件有哪些？

2. 简述六神曲的制备技术。

3. 简述麦芽的工艺过程及质量控制要求。

扫一扫，知答案

扫一扫，看课件

模块十二

制霜技术

项目一　制霜技术基础知识

药物经过去油制成松散粉末，或经过渗透析出细小结晶，或用升华、煎熬等其他方法制成细粉或粉渣的技术称为制霜技术。制霜技术根据操作的不同分为去油制霜技术、渗析制霜技术、升华制霜技术和副产品制霜技术。适合于种子类、植物类、某些动物角质类及矿物类药物。

一、去油制霜技术

将药物碾成泥状，经过适当加热、压榨去油，制成松散粉末的方法，称为去油制霜技术。

1. 去油制霜技术操作流程 见图 12-1。

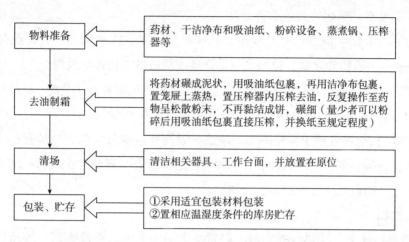

图 12-1 去油制霜技术操作流程图

2. 注意事项

（1）勤换吸油纸，以尽快吸去油质，缩短炮制时间。

（2）有毒药物去油制霜用过的布或纸按规定及时烧毁，以免误用。

3. 成品质量 成品为松散的粉末状，呈乳白色、白色、灰白色或淡黄色。其中巴豆霜和千金子霜的含油量应控制在 18.0% ~ 20.0% 之间。

4. 去油制霜技术的主要目的

（1）降低毒性，缓和药性 去油制霜后，毒性降低，缓和泻下作用，保证临床用药安全有效。如巴豆有大毒，泻下作用猛烈。

（2）降低副作用 除去了大部分油分，可降低润肠的副作用。如柏子仁，其内含有大量柏子仁油，体虚便溏患者不宜使用，柏子仁霜可以使用。

巴豆

【处方用名】生巴豆、巴豆霜。

【来源】本品为大戟科植物巴豆 *Croton tiglium* L. 的干燥成熟果实。秋季果实成熟时采收，堆置 2 ~ 3 天，摊开，干燥。

【炮制方法】

1. 生巴豆 取原药材，除去杂质，浸湿后用稠米汤或稠面汤拌匀，置日光下暴晒或烘干后去壳，取仁。

2. 巴豆霜

（1）加热去油制霜技术 取净巴豆仁碾成泥状，里层用吸油纸包裹，外层用布包严，蒸热（约30分钟），用压榨器压榨去油，如此反复操作数次，使其成松散粉末，不再黏结成饼为度。少量者，可将巴豆仁碾成泥状后，用数层吸油纸包裹，置炉台上，受热后反复压榨并更换吸油纸，至达到上述要求。

（2）淀粉稀释法　取净巴豆仁碾细，精密称定，置索氏提取器中，乙醚加热回流提取，测定巴豆中的脂肪油含量，根据巴豆油含量添加适量淀粉稀释混匀。

质量要求：巴豆霜水分含量不得过 12.0%，总灰分不得超过 7.0%；脂肪油含量应为 18.0%~20.0%；巴豆苷（$C_5H_{13}N_5O_5$）含量不得低于 0.80%。

【成品性状】生巴豆种子呈椭圆形，略扁，表面棕色或灰棕色，一端有小点状的种脐和种阜的痕迹，另一端有微凹的合点，期间有隆起的种脊，富油性，气微，味辛辣。巴豆霜为粒度均匀、松散的淡黄色粉末，显油性。

【炮制作用】

1. 生巴豆　味辛，性热；有大毒。归胃、大肠经。生品毒性强烈，外治蚀疮。用于恶疮疥癣，疣痣。

2. 巴豆霜　毒性降低，泻下作用缓和。具有峻下积滞，逐水消肿，豁痰利咽的作用。用于寒积便秘，乳食停滞，下腹水肿，二便不通，喉风，喉痹。

【贮藏】置阴凉干燥处，巴豆霜瓶装或坛装。生品按医疗用毒性药品管理。

知 识 链 接

传统制霜技术含油量不易控制，稀释法制霜毒性较大，原因是未加热处理，毒性成分含量较大，容易引起毒性反应。经研究，改为在稀释以前采用加热处理，或炒，或蒸，或烘烤（110℃）2 小时。优点为既保持传统巴豆霜的特色，又便于控制油量。

柏子仁

【处方用名】柏子仁、炒柏子仁、柏子仁霜。

【来源】本品为柏科植物侧柏 *Platycladus orientalis*（L.）Franco 的干燥成熟种仁。秋、冬二季采收成熟种子，晒干，除去种皮，收集种仁。

【炮制方法】

1. 柏子仁　取原药材，除去杂质及残留的种皮。

2. 炒柏子仁　取净柏子仁，置于已预热的炒制容器具内，文火炒至油黄色，有香气逸出时，取出，晾凉。

3. 柏子仁霜　取净柏子仁碾成泥状，用布（量少时可用数层吸油纸）包严，蒸热或烘热,压榨去油,如此反复操作,使其成松散粉末,不再黏结成饼时,取出碾细。

【成品性状】柏子仁呈长卵形或长椭圆形,表面黄白色或蛋黄棕色,质软,油润,断面黄白色,富油性,气微香,味淡。炒柏子仁表面油黄色,偶见焦斑,具有焦香气。柏子仁霜为均匀、疏松的淡黄色粉末,微显油性,气微香。

【炮制作用】

1. 柏子仁 味甘,性平。归心、肾、大肠经。具有养心安神,止汗,润肠通便的功能。用于阴血不足,虚烦失眠,心悸怔忡,肠燥便秘,阴虚盗汗。生品长于润肠通便,养心安神。常用于肠燥便秘。但生品气味不佳,易致恶心或呕吐。

2. 炒柏子仁 通过炒制降低致泻作用,并消除令人呕吐的副作用,适用于脾胃虚弱患者。常用于心烦失眠,心悸怔忡,阴虚盗汗。

3. 柏子仁霜 可消除呕吐和润肠致泻的副作用。适用于心神不宁,失眠健忘而又大便溏泄者。

【炮制研究】利用高速粉碎机或用电碾船将柏子仁研为泥团状,然后平铺于铺有数层吸油纸的大瓷盘内,再盖上数层吸油纸,以瓷盘层层相叠,上压重物,置干燥箱内加热至65~70℃,恒温12小时,反复操作2次,晾凉后取出,去油纸,研成细粉。

【贮藏】置阴凉干燥处,防热,防蛀。

千金子

【处方用名】千金子、续随子、千金子霜。

【来源】本品为大戟科植物续随子 *Euphorbia lathyris* L. 的干燥成熟种子。夏、秋二季果实成熟时采收,除去杂质,干燥。

【炮制方法】

1. 千金子 取原药材,除去杂质,筛去泥沙、灰屑,洗净,捞出,干燥,用时打碎。

2. 千金子霜 取净千金子,搓去种皮,碾成泥状,用布包严,蒸热或烘热,压榨去油,如此反复操作,使其成松散粉末,不再黏结成饼为度。少量者,碾碎用数层吸油纸包裹,加热,反复压榨换纸,以纸上不显油痕即可。含油量应为18.0%~20%。

【成品性状】千金子呈椭圆形或卵圆形,表面灰褐色或灰棕色,有网状皱纹及褐色斑点,种皮薄而脆,内表皮灰白色,有光泽,种仁黄白色,富油性。千金子霜为均匀、疏松的淡黄色粉末,微显油性,味辛辣。

【炮制作用】

1. 千金子 味辛,性温;有毒。归肝、肾、大肠经。具有峻下逐水,破血消癥的作用;外用疗癣蚀疣。生品毒性较大,用于二便不通,水肿,痰饮,积滞胀满,血瘀经闭;外治顽癣,赘疣。

2. 千金子霜　制霜后泻下作用缓和，降低毒性，可内服。功用同千金子。

【炮制研究】有人认为千金子含油量与疗效和毒性有关，传统制霜技术含油量不易控制，差异较大。经对不同炮制方法制备的千金子霜进行含油量测定，以干热法和蒸法制霜较好，含油量较低。

【贮藏】置阴凉干燥处，防蛀。生品按医疗用毒性药品管理。

木鳖子

【处方用名】木鳖子、木鳖子霜。

【来源】本品为葫芦科植物木鳖 *Momordica cochinchinensis*（Lour.）Spreng. 的干燥成熟种子。冬季采收成熟果实，剖开，晒至半干，除去果肉，取出种子，除去杂质，干燥。

【炮制方法】

1. 木鳖子　取原药材，除去杂质，筛去灰屑。去壳取仁，用时捣碎。

2. 木鳖子霜　取净木鳖子，炒热，研末，用吸油纸包裹数层，外加吸油布包紧，压榨去油，反复多次，至纸上不再出现油迹，颜色有黄色变为灰白色，呈松散粉末状时，研细。

【成品性状】木鳖子呈扁平类圆形，表面灰褐色或灰黑色，有网状花纹，周边有纵棱突起，呈锯齿状，外种皮质坚而脆，内种皮灰绿色，种仁黄白色，富油性，有特殊的油腻气，味苦。木鳖子霜为白色或灰白色的松散粉末，味苦。

【炮制作用】

1. 木鳖子　味苦、微甘，性温；有毒。归肝、脾、胃经。具有散肿消结，攻毒疗疮，止痛的作用。生品毒性较大，仅供外用，用于疮疡肿毒，乳痈，瘰疬，痔漏，干癣，秃疮，二便不通，水肿，痰饮，积滞胀满，血瘀经闭；外治顽癣，赘疣。

2. 木鳖子霜　毒性降低，可入丸散剂内服，其功用与木鳖子同。

【贮藏】置阴凉干燥处。

二、 渗析制霜技术

渗析制霜技术是药物与物料经过加工析出细小结晶的炮制技术。目的是制造新药，扩大用药品种，增强疗效。如西瓜霜。

西瓜霜

【处方用名】西瓜霜。

【来源】本品为葫芦科植物西瓜 *Citrullus lanatus*（Thunb.）Matsumu. et Nakai 的成熟新鲜果实与皮硝经加工制成的白色结晶粉末。

【炮制方法】取新鲜西瓜，沿蒂头切一厚片作顶盖，挖出部分瓜瓤，将芒硝填入瓜内，盖上顶盖，用竹签扦牢，用碗或碟托住，盖好，悬挂于阴凉通风处，待西瓜表面析出白霜时，随时刮下，直至无白霜析出，晾干。或取新鲜西瓜切碎，放入不带釉的瓦罐内，一层西瓜一层芒硝，铺放数层，将口封严，悬挂于阴凉通风处，数日后即自瓦罐外面析出白色结晶物，随析随收集，至无结晶析出为止。制作宜在秋凉季节进行，容易析出结晶。

每 100kg 西瓜，用芒硝 15kg。

【成品性状】西瓜霜为类白色至黄白色的结晶性粉末，味咸，有清凉感。

【炮制作用】西瓜霜味咸，性寒。归肺、胃、大肠经。具有清热泻火，消肿止痛的作用。多用于咽喉肿痛，喉痹，口舌生疮等。

【炮制研究】传统方法制备西瓜霜，只适用于小量制备，且受季节的限制。改进工艺可进行工业化生产，具体方法是：先将天然硝酸钾、天然硫酸钠加热水溶解，过滤；滤液加 20% 萝卜丝煮沸 30 分钟，过滤；再将滤液加 40% 的碎西瓜块，煮沸，过滤；之后滤液加活性炭 1%（W/W）煮沸，过滤；最后将滤液经垂熔滤器过滤至澄明，减压蒸发浓缩，放冷析出结晶。结晶风化，按处方规定量加入冰片，混匀，过筛，包装。或将西瓜碎块加入芒硝，溶化，以布氏滤器加滑石粉助滤，滤液减压蒸发浓缩，放冷析晶，结晶风化。

【贮藏】密封，置干燥处。

三、升华制霜技术

升华制霜技术是将药物经过高温加工处理，升华成结晶或细粉的炮制技术。目的是纯净药物。如砒霜。

信石

【处方用名】信石、砒石、砒霜。

【来源】本品为天然产矿物砷华 Arsenolite 或硫化物类矿物毒砂 Arsenopyrite 或雄黄 Realgar 等含砷矿物的加工制成品，主含三氧化砷（As_2O_3）。全年均可采挖，采得后，除净杂质。商品有红信石和白信石两种。

【炮制方法】

1. 信石　取原药材，除去杂质，碾细。

2. 砒霜　取净信石，置煅锅中，上盖一口径较小的锅，两锅结合处用盐泥封固，上压一重物，盖锅底上贴一白纸条或放几粒大米，先武火后文火加热，煅至白纸或大米成老黄色，关闭火源，放凉后收集盖锅上的结晶。

【成品性状】信石呈不规则碎块状，略透明或不透明，具玻璃样光泽或无光泽，质脆，易砸碎。红信石粉红色，具黄色与红色彩晕；白信石无色或白色。砒霜为白色结晶或粉

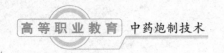

末，无臭。

【炮制作用】

1. 信石　味酸、辛，性大热；有大毒。归脾、肺、胃、大肠经。具有祛痰、截疟、杀虫、蚀疮的作用。内服用于寒痰，哮喘，疟疾，休息痢；外治痔漏，瘰疬，癣疮等。

2. 砒霜　除去了大量杂质，提高了 As_2O_3 的含量，毒性更大。内服祛痰截疟平喘，外用蚀疮祛腐杀虫。用于寒痰哮喘，久疟，久痢，瘰疬，癣疮，溃疡等。

【贮藏】置干燥处。信石和砒霜均按医疗用毒性药品管理。

四、 副产品制霜技术

副产品制霜技术是药物经过多次长时间煎熬处理后所剩下的粉渣另做药用的炮制技术，也称为煎煮制霜。其目的是缓和药性，综合利用，扩大药源。如鹿角霜。

鹿角霜

【处方用名】鹿角霜。

【来源】本品为鹿角去胶质的角块。春、秋二季生产，将骨化鹿角熬去胶质，取出角块，干燥。

【炮制方法】取净鹿角制备鹿角胶，熬去胶质的鹿角骨块，除去杂质，捣碎或研碎。

【成品性状】鹿角霜呈长圆柱形或不规则的块状，大小不一，表面灰白色，显粉性，常具纵棱，偶见灰色或灰棕色斑点，体轻，质酥，断面外层较致密，白色或灰白色，内层有蜂窝状小孔，灰褐色或灰黄色。有吸湿性，味淡，嚼之有黏牙感。

【炮制作用】鹿角霜味咸，性温。归肝、肾经。具有温肾助阳，收敛止血的作用。多用于脾肾阳虚，白带过多，遗尿尿频，崩漏下血，疮疡不敛。

【贮藏】置干燥处。

项目二　制霜技术实训

一、 实训物料

巴豆、柏子仁、千金子、西瓜。

二、 器具与设备

瓷盘、电子秤、铁研船、吸油纸、吸油布、电炉、蒸锅、压榨机、电熨斗、竹签、碟子、瓦罐等。

三、 实训操作

1. 去油制霜技术规程

（1）准备　工作服、帽穿戴整齐；器具洁净齐全、摆放合理。

（2）净选　净制操作规范，饮片净度符合《中国药典》（2015年版）及《中药饮片质量标准通则（试行)》之规定。

（3）称量　药材称取规范、称量准确。

（4）制霜　将药材用铁研船碾成泥状，用2~3层吸油纸包严，再用吸油布包裹，置沸水锅中蒸热，取出后用压榨机压榨去油，反复多次，直至药物呈松散粉末不再黏结成饼为度，取出碾细。

（5）清场　按规程清洁器具，清理现场；器具归类放置；炮制好的药物另器保存，密封后贮藏，

按去油制霜技术规程制备巴豆霜、柏子仁霜、千金子霜。

2. 西瓜霜的制备工艺流程　见图12-2。

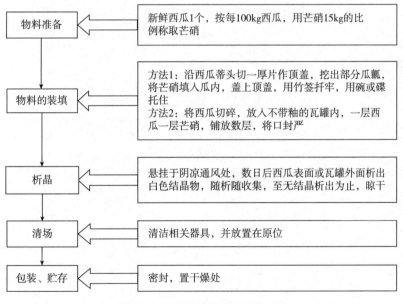

图12-2　西瓜霜制备工艺流程图

四、 成品性状

1. 巴豆霜　粒度均匀、松散的淡黄色粉末，显油性。

2. 柏子仁霜　均匀、疏松的淡黄色粉末，微显油性，气微香。

3. 千金子霜　均匀、疏松的淡黄色粉末，微显油性，味辛辣。

4. 西瓜霜　类白色至黄白色的结晶性粉末，味咸，有清凉感。

复习思考

1. 解释：制霜技术、去油制霜技术。

2. 简述巴豆制霜的目的。

3. 简述西瓜霜的炮制方法

4. 简述砒霜的炮制方法。

5. 简述鹿角霜的炮制方法。

扫一扫，知答案

扫一扫，看课件

模块十三

其他炮制技术

【学习目标】

1. 知识目标

（1）掌握烘焙技术、煨制技术、提净技术、水飞技术、干馏技术的炮制目的、操作方法、注意事项。掌握重点药物的炮制方法、成品性状、炮制作用。

（2）了解烘焙技术、煨制技术、提净技术、水飞技术、干馏技术的含义及重点药物的现代研究。

2. 技能目标

（1）具备按标准操作规程进行烘焙技术、煨制技术、提净技术、水飞技术、干馏技术操作的能力。

（2）具备依据相关质量标准，正确判断药物的炮制火候和成品质量的能力。

项目一　其他炮制技术基础知识

一、烘焙技术

烘焙技术是将净选后的药物用文火直接或间接加热，使之充分干燥的炮制技术，包括烘和焙两种操作技术。烘是将药物置于近火处或利用烘箱、干燥室等干燥设备，使药物所含水分徐徐蒸发，从而使药物充分干燥的炮制技术。焙则是将净选后的药物置于金属容器内，用文火进行短时间加热，并不断翻动，焙至药物颜色加深、质地酥脆为度的炮制技术。

1. **烘焙技术操作流程** 见图 13-1。

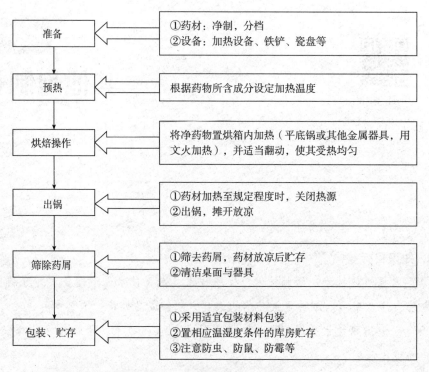

图 13-1 烘焙技术操作流程图

2. **炮制目的** 使药物充分干燥，便于粉碎和贮存。该法适用于某些昆虫类药或其他动物药。

3. **注意事项**

（1）烘焙技术不同于炒制技术，一定要用文火，并要勤加翻动，以免药物焦化。

（2）现代烘制药物多利用烘箱及一些干燥设备进行，使药物受热更加均匀，降低人力成本，便于控制炮制程度，提高饮片质量。

蜈蚣*

【处方用名】蜈蚣、焙蜈蚣。

【来源】本品为蜈蚣科动物少棘巨蜈蚣 *Scolopendra subspinipes mutilans* L. Koch 的干燥体。春、夏二季捕捉，用竹片插入头尾，绷直，干燥。

【炮制方法】

1. **蜈蚣** 取原药材，除去竹片，用时剪断或捣碎。

2. **焙蜈蚣** 取净蜈蚣，用文火焙至黑褐色质脆时，取出放凉。

【成品性状】蜈蚣为除去头、足的干燥躯体，呈扁平的小段，背部棕绿色或墨绿色，有光泽，腹部淡黄色或棕黄色，质脆，断面有裂隙，具有特殊的刺鼻腥气，味辛而微咸。焙蜈蚣呈棕褐色或黑褐色，有焦腥气。

【炮制作用】

1. 蜈蚣　味辛，性温，有毒。归肝经。具有息风镇痉、攻毒散结、通络止痛的作用。生品搜风定搐力强，用于急慢惊风、破伤风、抽搐痉挛、癫痫等，入煎剂多生用；外用于疮疡肿毒、瘰疬溃烂、毒蛇咬伤等。

2. 焙蜈蚣　干燥酥脆，便于粉碎，焙后毒性降低，矫臭矫味。多入丸、散内服或外敷，功用同生品。

【炮制研究】蜈蚣含有脂肪油、胆甾醇、蚁酸及多种氨基酸，还含有两种类似蜂毒的有毒成分，即组胺样物质及溶血性蛋白质，具有溶血作用，能引起过敏性休克。少量能兴奋心肌，大量能使心脏麻痹，并能抑制呼吸中枢。经焙后，使其酥脆，便于粉碎；同时能灭菌去腥，破坏毒性物质，降低其毒性，还能矫味。

【贮藏】贮干燥容器内，密闭，置阴凉通风处。防霉，防蛀。

知识链接

历代用蜈蚣有去头、足的习惯，认为蜈蚣的头、足毒性大，经对蜈蚣头、足和体所含成分分析后发现，其所含成分基本一致。另从微量元素分析，躯干与头足所含的微量元素相同，惟躯干微高，去头足可提高微量元素含量；但头足占整体药量不大，因此《中国药典》现以蜈蚣全体入药，使其充分发挥疗效。

虻虫

【处方用名】虻虫、焙虻虫、米炒虻虫。

【来源】本品为虻科昆虫复带虻 *Tabanus bivittatus* Matsumura 的雌虫干燥全体。夏、秋二季捕捉后，用线穿起，晒干或阴干。

【炮制方法】

1. 虻虫　取原药材，除去杂质，筛去泥屑，去掉足翅。

2. 焙虻虫　取净虻虫，置热锅内，用文火焙至黄褐色或棕黑色，质地酥脆时取出，晾凉。

3. 米炒虻虫　取净虻虫与米置锅内，用文火加热，拌炒至米呈深黄色为度，取出筛去米，摊晾。每100kg虻虫，用米20kg。

【成品性状】虻虫呈椭圆形，头部呈黑棕色，有光泽，有凸出的两眼及长形的吸吻；

背部黑棕色，有光泽，腹部黄褐色，有横纹节；体轻质脆，具腥臭气味，味苦咸。焙虻虫表面呈黄褐色或棕黑色，无足翅，微有腥臭气味。米炒虻虫表面呈深黄色，微有腥臭气味。

【炮制作用】

1. 虻虫　味苦，性微寒，有小毒。归肝经。具有逐瘀破积、通经的作用。生品腥味较强，破血力猛，并有致腹泻的副作用，不宜生用。

2. 焙虻虫、米炒虻虫　毒性降低，腥臭气味减弱，致泻副作用减弱，便于粉碎和服用。用于血滞经闭，癥瘕积聚以及跌扑损伤等症。

【贮藏】贮干燥容器内，置通风干燥处。防蛀。

二、煨制技术

煨制技术是将净制或切制后的药物用湿面皮或湿纸包裹，或用吸油纸均匀地隔层分放，进行加热处理；或将其与麦麸同置炒制容器内用文火加热至规定程度取出、放凉的炮制技术。

1. 炮制目的

（1）降低副作用或缓和药性　煨制可除去药物中部分挥发油及刺激性成分，如煨肉豆蔻。

（2）增强疗效　煨制的药物均可增强止泻作用，如煨木香、煨诃子。

2. 操作方法

（1）麦麸煨　将药物和麦麸同置预热适度的炒制容器内，用文火加热并适当翻动，至麦麸呈焦黄色，药物颜色加深时取出，筛去麦麸，放凉即得。

（2）面裹煨　取面粉加适量水做成团块，再压成薄片，将药物逐个包裹，或将药物表面用水湿润，如水泛丸法包裹面粉3~4层，晾至半干，投入热滑石粉或热砂中，文火加热，适当翻动，煨至面皮呈焦黄色时取出，筛去滑石粉或砂子，放凉，剥去面皮，筛去碎屑即得。

（3）纸裹煨　将净制或切制后的药物用三层湿纸包裹，埋于热滑石粉中，文火加热，煨至纸呈焦黑色，药物表面呈微黄色时取出，去纸，放凉即得。

（4）滑石粉煨　取滑石粉置预热适度的炒制容器内，加热炒至灵活状态，投入药物，文火加热，翻埋至药物颜色加深，并有香气飘逸时取出，筛去滑石粉，放凉即得。

（5）隔纸煨　药物切片后，趁湿平铺于吸油纸上，一层药物一层纸，如此间隔平铺数层，上下用平坦木板夹住，以绳捆扎结实，使药物与吸油纸紧密接触，置于烘干室或温度较高处，煨至油渗透到纸上，取出放凉，除去纸即得。

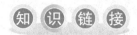

　　滑石粉煨或麸煨与滑石粉炒或麸炒有所相似，在操作中应注意二者的区别。其主要区别是煨法辅料用量大，受热程度低，一般用文火，受热时间长，翻动频率低。同时麸煨与麸炒加辅料方式不同，麸煨多是将麸皮和药物同置锅内加热，而麸炒则是先将麸皮撒入热锅内，冒烟后随即投入药物拌炒且加热时间短。

肉豆蔻*

【处方用名】肉豆蔻、肉果、玉果、煨肉蔻、煨肉果。

【来源】本品为肉豆蔻科植物肉豆蔻 *Myristica fragrans* Houtt. 的干燥种仁。

【炮制方法】

1. 肉豆蔻　取原药材，除去杂质，洗净，干燥。本品含水分不得过 10.0%，含挥发油不得少于 6.0%（mL/g），含去氢二异丁香酚（$C_{20}H_{22}O_4$）不得少于 0.10%。

2. 煨肉豆蔻

（1）麸煨肉豆蔻　将净肉豆蔻和麦麸同置锅内，用文火加热并适当翻动，至麸皮呈焦黄色，肉豆蔻呈深棕色时取出，筛去麸皮，放凉。用时捣碎。本品含水分同生品，含挥发油不得少于 4.0%（mL/g），含去氢二异丁香酚（$C_{20}H_{22}O_4$）不得少于 0.080%。

　　每 100kg 净肉豆蔻，用麸皮 40kg。

（2）面裹煨肉豆蔻　取面粉加适量水揉成面团，压成薄片，将净肉豆蔻逐个包裹，或将肉豆蔻表面用水湿润，包裹面粉 3~4 层，稍晾，倒入已炒热的滑石粉或砂中，文火加热，适当翻动，煨至面皮呈焦黄色并逸出香气时，取出，筛去滑石粉或砂，晾凉，剥去面皮。用时捣碎。

　　每 100kg 净肉豆蔻，用面粉 50kg、滑石粉 50kg。

（3）滑石粉煨肉豆蔻　取滑石粉置锅内，中火加热炒至灵活状态，投入肉豆蔻，翻埋至肉豆蔻呈深棕色并有香气飘逸时取出，筛去滑石粉，晾凉，用时捣碎。

　　每 100kg 净肉豆蔻，用滑石粉 50kg。

【成品性状】肉豆蔻呈卵圆形或椭圆形，表面灰棕色或灰黄色，有时外被白粉（石灰粉末），全体有浅色纵行沟纹和不规则网状沟纹，种脐位于宽端，呈浅色圆形突起，合点呈暗凹陷，种脊呈纵沟状，富油性；气香浓烈，味辛而微苦。麸煨肉豆蔻表面棕褐色，有裂隙；气香，味辛。面裹煨肉豆蔻表面棕黄色或淡棕色，稍有油性，香气更浓烈，味辛辣。滑石粉煨肉豆蔻表面深棕色或棕黄色，稍有油性，气香，味辛辣。

【炮制作用】

1. **肉豆蔻** 味辛，性温。归脾、胃、大肠经。具有温中行气、涩肠止泻的作用。生品辛温气香，长于暖胃消食、下气止呕。

2. **煨肉豆蔻** 除去部分油质，免于滑肠，减轻了刺激性，增强了固肠止泻的作用。用于心腹胀痛，脾胃虚寒，久泻不止，宿食不消，呕吐等。

【炮制研究】肉豆蔻含有脂肪油 25%～40%，挥发油 8%～15%，脂肪油中主要含肉豆蔻酸甘油酯，挥发油中主要含肉豆蔻醚、丁香酚、黄樟醚及多种萜烯类化合物。肉豆蔻醚有明显的抗炎、镇痛和抗癌作用，同时又有致幻作用，服用过量可致中毒，产生昏迷，瞳孔散大，出现惊厥现象。研究表明，肉豆蔻经炮制后挥发油成分发生了质和量的变化，出现 13 个新成分，4 个成分消失，具有止泻作用的甲基丁香酚和甲基异丁香酚含量明显增加，使得止泻作用增强，毒性成分肉豆蔻醚、黄樟醚含量明显下降。其毒性依次为面煨<麸煨<滑石粉煨<生品，止泻强度为面煨>麸煨>生品>滑石粉煨。

在炮制工艺方面认为麦麸煨以 150～160℃15 分钟为宜；面裹煨 170～190℃20 分钟为宜；滑石粉煨以 140～160℃15 分钟为宜；土炒法以 160～180℃50 分钟为宜。通过对肉豆蔻面裹滑石粉煨、面裹砂煨、水泛丸面裹砂煨、麦麸煨、滑石粉煨、黄土煨、制霜和粗颗粒清炒炮制品的挥发油、脂肪油、鞣酸含量及药理作用与生品对照研究，初步认为麦麸煨、黄土煨是肉豆蔻较理想的炮制方法。

【贮藏】贮干燥容器内，置通风干燥处。防蛀。

诃子

【处方用名】诃子、诃黎勒、诃子肉、煨诃子、炒诃子。

【来源】本品为使君子科植物诃子 *Terminalia chebula* Retz. 或绒毛诃子 *Terminalia chebula* Retz. var. *tomentella* Kurt. 的干燥成熟果实。秋、冬二季果实成熟时采收，除去杂质，晒干。

【炮制方法】

1. **诃子** 取原药物，除去杂质，洗净，干燥。用时打碎。

2. **诃子肉** 取净诃子，稍浸，闷润至软，轧开去核，取肉，干燥。

3. **炒诃子肉** 取净诃子肉，置热锅内，用文火炒至深棕色时，取出，晾凉。

4. **煨诃子**

（1）面裹煨 取净诃子用面粉加水以水泛丸法包裹 3～4 层，稍晾，投入炒热的滑石粉或砂中，适当翻动，煨至面皮焦黄色时取出，筛去滑石粉或砂子，剥去面皮，轧开去核取肉。

每 100kg 净诃子，用面粉 50kg、滑石粉 50kg。

（2）麸煨诃子　取净诃子与麸皮同置锅内，用文火加热，缓缓翻煨至麸皮呈焦黄色，诃子呈深棕色，取出，筛去麸皮，轧开去核取肉，晾凉。

每100kg净诃子，用麸皮30kg。

【成品性状】诃子呈长圆形或卵圆形，表面黄棕色或暗棕色，略具光泽，有5~6条纵棱线及不规则的皱纹，质坚实，气微，味酸涩而后甜。诃子肉为不规则片块状，外表深褐色或黄褐色，表面有纵皱纹、沟、棱，内表面粗糙，颗粒性，稍有酸气，，味酸涩而后甜。炒诃子肉表面深黄褐色，有焦斑，断面黄褐色，微有香气，味涩。煨诃子表面深棕色，偶见附有焦糊面粉，质地较松脆，味略酸涩，略有焦香气。

【炮制作用】

1. 诃子　味苦、酸、涩，性平。归肺、大肠经。具有涩肠止泻、敛肺止咳、降火利咽的作用。生品长于清金敛肺利咽，用于咽痛失音、肺虚久咳等。

2. 炒诃子肉　酸涩之性缓和，具有涩肠止泻、温散寒气的作用。用于消食化积，虚寒久泻，久痢，腹痛等。

3. 煨诃子　药性缓和，收涩之性增强。用于久泻久痢及脱肛。

【炮制研究】研究表明，不同炮制温度对诃子鞣质含量有一定的影响，砂烫带核诃子时，砂温保持在160℃左右为宜，滑石粉煨时，温度保持在240~260℃，可提高鞣质含量。

【贮藏】贮干燥容器内，置通风干燥处。

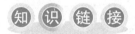

诃子始载于《金匮要略》，炮制首见于南北朝《雷公炮炙论》，唐代则提出了"去核"。诃子含鞣质20%~40%，主要存在于诃子肉中，核中仅为4.0%。故诃子去核取肉，可相对提高鞣质含量，有利于增强收涩之性。《中国药典》2015年版载有诃子和诃子肉两种炮制品。在临床上，诃子的常用剂量应指诃子肉。若连核用则必须加大剂量，且应打碎，否则作用差，疗效不佳。

木香*

【处方用名】木香、广木香、云木香、煨木香。

【来源】本品为菊科植物木香 *Aucklandia lappa* Decne. 的干燥根。秋、冬二季采挖，除去泥沙及须根，切段，大的再纵剖成瓣，干燥后撞去粗皮。

【炮制方法】

1. 木香　取原药材，除去杂质，大小分档，洗净，润透，切厚片，晾干或低温干燥。

按干燥品计算，本品含木香烃内酯（$C_{15}H_{20}O_2$）和去氢木香内酯（$C_{15}H_{18}O_2$）的总量不得少于1.5%。

2. 煨木香　取未干燥的木香片，平铺于吸油纸上，一层木香片一层纸，如此间隔平铺数层，上下用平坦木板夹住，用绳捆扎结实，使木香与吸油纸紧密接触，放烘干室或温度较高处，煨至木香所含挥发油渗到纸上，取出木香，晾凉。

【成品性状】木香片呈类圆形或不规则的厚片，表面显灰褐色或棕黄色，中部有明显菊花心状的放射纹理，有褐色油点（油室）散在，周边外皮黄棕色至灰褐色，有纵皱纹，质坚，气香特异，味微苦。煨木香棕黄色，气微香，味微苦。

【炮制作用】

1. 木香　味辛、苦，性温。归脾、胃、大肠、三焦、胆经。具有行气止痛、健脾消食的作用。生品气芳香而辛散温通，擅长调中宣滞、行气止痛，尤对脘腹气滞胀痛之证为常用之品。用于脾胃气滞所致的食欲不振、食积不化、脘腹胀痛，或用于脾运失常导致的肝失疏泄，证见胁肋胀痛等。

2. 煨木香　煨制后除去部分油质，增强实肠止泻作用。用于脾虚泄泻，肠鸣腹痛等。

【炮制研究】药理实验证明，煨制木香的抑制肠管蠕动的作用显著增强，这与临床上习惯使用煨木香发挥实肠止泻作用是一致的。

【贮藏】贮干燥容器内，密闭，置通风干燥处。防霉，防蛀。

葛根

【处方用名】葛根、粉葛根、煨葛根。

【来源】本品为豆科植物野葛 *Pueraria lobata*（Willd.）Ohwi 的干燥根。习称野葛。秋、冬二季采挖，趁鲜切成厚片或小块，干燥。

【炮制方法】

1. 葛根　取原药材，除去杂质，洗净，稍泡，润透，切厚片，晒干，筛去碎屑。按干燥品计算，本品含葛根素（$C_{21}H_{20}O_9$）不得少于2.4%。

2. 煨葛根

（1）湿纸煨　取葛根片或块，用三层湿纸包好，埋入无烟热火灰中，煨至纸成焦黑色、葛根呈微黄色时取出，去纸晾凉。

（2）麸皮煨　取少量麸皮撒入热锅中，中火加热，待冒烟后，倒入葛根片，上面再撒剩余的麸皮，煨至下层麸皮成焦黄色时，随即用铁铲将葛根与麸皮不断翻动，至葛根片成焦黄色时取出。筛去麸皮，晾凉。

每100kg净葛根片，用麸皮30kg。

【成品性状】葛根呈不规则的厚片、粗丝或小方块，切面浅黄棕色至棕黄色，质韧，纤维性强，气微，味微甜。煨葛根形如葛根，表面焦黄色，气微香。

【炮制作用】

1. 葛根　味甘、辛，性凉。归脾、胃、肺经。具有解肌退热、生津、透疹、升阳止泻的作用。生品长于解肌退热、生津、透疹。多用于外感发热头痛，项背强痛，口渴，消渴，麻疹不透等。

2. 煨葛根　煨后发散作用减轻，止泻作用增强。多用于湿热泻痢、脾虚泄泻。

【炮制研究】葛根主含以葛根素为主的黄酮类化合物，能改善心肌缺血，增加冠状动脉血流量，缓解和预防心肌梗死，对动物离体肠管有解痉作用。经研究，不同方法炮制的葛根中总黄酮的含量不同，由大到小依次为：醋炙>米汤煨>滑石粉煨>麦麸煨>湿纸煨>炒制>生品，说明炮制有利于提高葛根中总黄酮的含量，这与葛根煨制可以增强健脾止泻的理论是相一致的。

【贮藏】贮干燥容器内，置通风干燥处，防蛀。

三、 提净技术

提净技术是将某些矿物药，特别是一些可溶性无机盐类药物，经过溶解，过滤，除尽杂质后，再进行重结晶，以进一步纯净药物的炮制技术，又称精提技术。

1. 炮制目的

（1）使药物纯净，提高疗效，缓和药性　如芒硝。

（2）降低毒性　如硇砂。

2. 操作方法　根据重结晶时药物溶液的温度不同，提净方法可分为冷结晶和热结晶两种。

（1）冷结晶（降温结晶、低温结晶）　将药物与辅料加水共煮后，滤去杂质，将滤液置阴凉处，使其冷却重新结晶。如芒硝。

（2）热结晶（蒸发结晶）　将药物先适当粉碎，加适量水加热溶化后，滤去杂质，将滤液置于搪瓷盆中，加入定量米醋，再将容器隔水加热，使液面析出结晶，随析随捞取，至析尽为止；或将原药与醋共煮后，滤去杂质，将滤液加热蒸发至一定体积后再使之自然干燥。如硇砂。

3. 注意事项

（1）降温结晶时，宜在秋末冬初进行，以便于结晶析出。

（2）蒸发结晶时，不宜选用金属器皿，以防腐蚀。采用隔水加热，析出的结晶应随析随捞取，否则会影响结晶的析出。

芒硝*

【处方用名】芒硝。

【来源】本品为天然产的硫酸盐类矿物芒硝族芒硝，经加工精制而成的结晶体，主含含水硫酸钠（$Na_2SO_4 \cdot 10H_2O$）。

【炮制方法】取适量鲜萝卜，洗净，切成片，置锅中，加适量水煮透，再投入适量天然芒硝（朴硝）共煮，至全部溶化，取出过滤，澄清后取上清液，放冷。待结晶大部分析出，取出置避风处适当干燥即得。其结晶母液再加热浓缩晾凉后可继续析出结晶，如此反复至不再析出结晶为止。芒硝的铁盐、锌盐与镁盐检查应符合 2015 年版《中国药典》规定，干燥失重 51.0% ~57.0%，含重金属、含砷量均不得过百万分之十，按干燥品计算，含硫酸钠（Na_2SO_4）不得少于 99.0%。

每 100kg 朴硝，用萝卜 20kg。

【成品性状】芒硝为棱柱状，长方形或不规则的块状及粒状，无色透明或类白色半透明，质脆易碎，断面呈玻璃样光泽。气微，味咸。

【炮制作用】芒硝味咸、苦，性寒。归胃、大肠经。具有泻热通便、润燥软坚、清火消肿的作用。朴硝杂质较多，不宜内服，以消积散痞见长，多外用于乳痈。芒硝提高了纯净度，缓和咸寒之性，并借萝卜消积滞、化痰热、下气宽中作用，增强芒硝润燥软坚、消导、下气通便之功，内服用于实热便秘、大便燥结、积滞腹痛、肠痈肿痛，外用治乳痈、痔疮肿痛。

【炮制研究】朴硝经过炮制后钠元素含量变化不明显，钙、镁含量显著下降。采用正交设计，以芒硝收得率为指标，最佳炮制工艺为：每 100kg 朴硝，用萝卜 10kg，水 250kg，煎煮 10 分钟后过滤，滤液于 2 ~4℃结晶。

【贮藏】贮干燥容器内，密闭，在 30℃以下保存，防潮，防风化。

知 识 链 接

玄明粉又称风化硝，为芒硝经风化干燥所得，主含硫酸钠（Na_2SO_4）。玄明粉是将重结晶的芒硝，打碎，用适宜材料包裹悬挂于阴凉通风处（芒硝在自然风化时，气温不宜超过30℃，否则容易液化），令其自然风化失去结晶水，成白色质轻粉末。《中国药典》2015 年版规定：含重金属、含砷量均不得过百万分之二十；按干燥品计算，含硫酸钠（Na_2SO_4）不得少于 99.0%。玄明粉味咸、苦，性寒。归胃、大肠经。具有泻下通便、润燥软坚、清火消肿的作用。内服用于实热便秘，大便燥结，积滞腹痛；外治咽喉肿痛，口舌生疮，目赤，痈肿等。

硇砂

【处方用名】硇砂、白硇砂、紫硇砂、醋硇砂。

【来源】本品为氯化物矿物硇砂 *Sal Ammoniac* 或紫色石盐 *Halite Violceous* 的晶体。前者称白硇砂，主含氯化铵；后者称紫硇砂，主含氯化钠。全年可采，挖出后除去杂质。

【炮制方法】

1. 硇砂　取原药材，除去杂质，砸成小块。

2. 醋硇砂　取净硇砂块，置沸水中溶化，过滤后倒入搪瓷盆中，加入适量醋，将搪瓷盆放置在水锅内，隔水加热蒸发，当液面出现结晶时随时捞起，直至无结晶析出为止，干燥。或将上法过滤后所得滤液置锅中，加入适量醋，加热蒸发至干，取出。

每100kg净硇砂，用米醋50kg。

【成品性状】白硇砂呈不规则碎块状结晶，表面灰白色或暗白色，有部分呈黄色，质酥脆，易碎，断面显束针状纹理，有土腥气，味咸、苦而刺舌。紫硇砂多呈不规则块状，多呈紫色，但深浅不一，断面平滑光亮，有玻璃样光泽，质重而脆，有氨臭味，味极咸而刺舌。醋硇砂为灰白色或微带黄色或紫红色结晶性粉末，味咸、苦。

【炮制作用】

1. 硇砂　味咸、苦、辛，性温，有毒。归肝、脾、胃经。具有消积软坚、破瘀散结的作用。生硇砂具有腐蚀性，只限外用，用于息肉、疣赘、疔疮、瘰疬、痈肿、恶疮等。

2. 醋硇砂　醋制后使药物纯净，降低毒性，并借助醋的散瘀之性，增强软坚化瘀、消癥瘕积块之功。用于癥瘕痃癖，噎膈反胃，外治目翳。现多用于各种恶性肿瘤，如宫颈癌、食管癌、贲门癌等。

【贮藏】贮干燥容器内，密闭，置阴凉干燥处，防潮。

四、 水飞技术

水飞技术是将某些不溶于水的矿物药、贝壳类药物经反复研磨，利用粗细粉末在水中悬浮性不同而分离制备成极细腻粉末的炮制技术。

1. 炮制目的

（1）去除杂质，洁净药物。

（2）使药物质地细腻，便于内服和外用，提高其生物利用度。

（3）防止药物在研磨过程中粉尘飞扬，污染环境。

（4）除去药物中可溶于水的毒性物质（砷、汞可溶盐类）。

2. 水飞技术操作流程　见图13-2。

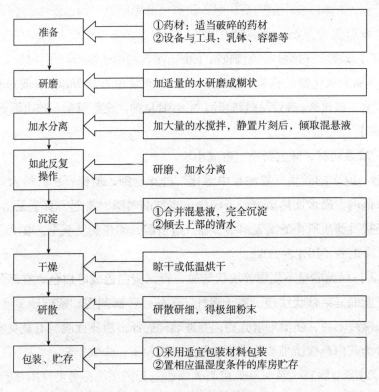

图 13-2　水飞技术操作流程图

3. 注意事项

（1）在研磨过程中，水量宜少，以药物研磨时能成糊状为度。

（2）搅拌混悬时加水量宜大，以便除去溶解度小的有毒物质或杂质。

（3）干燥时温度不宜过高，以晾干为宜。

（4）朱砂和雄黄粉碎时要忌铁器，并要注意控制温度。

朱砂*

【处方用名】朱砂、辰砂、丹砂、朱砂粉。

【来源】本品为硫化物类矿物辰砂族辰砂，主含硫化汞（HgS）。采挖后，选取纯净者，用磁铁吸净含铁的杂质，再用水淘去杂石和泥沙。

【炮制方法】取原药材，用磁铁吸净铁屑，置乳钵内，加少量清水研磨成糊状，然后加多量清水搅拌，倾取上层混悬液。下沉的粗粉再按上法反复操作多次，直至手捻细腻，无亮星为止，弃去杂质。合并混悬液，静置后倾去上清水，取沉淀物，晾干或40℃以下干燥，研散。或取朱砂用磁铁吸除铁屑，球磨水飞成细粉，60℃以下烘干，过200目筛。朱砂粉含铁检测显色反应不得深于0.1%的铁颜色；含硫化汞（HgS）不得少于98.0%。

【成品性状】朱砂呈颗粒状或块片状,鲜红色或暗红色,条痕红色或暗红色,具光泽,体重,质脆,片状者易破碎,粉末状有闪烁的光泽,无臭,无味。朱砂粉为朱红色极细粉末,体轻,以手指撮之无粒状物,以磁铁吸之,无铁末,气微,味淡。

【炮制作用】

1. 朱砂 味甘,性微寒;有毒。归心经。具有清心镇惊、安神、明目、解毒的作用。

2. 朱砂粉 药物纯净、细腻,便于制剂及服用,降低毒性。用于心悸易惊,失眠多梦,癫痫发狂,小儿惊风,口疮,喉痹,疮疡肿毒。

【炮制研究】朱砂中主要成分为硫化汞(HgS),尚含有游离汞和可溶性汞盐等杂质,可溶性汞盐的毒性极大,为朱砂中的主要毒性成分。实验证实,水飞后可使朱砂中的游离汞和可溶性汞盐含量下降,同时也降低了铅、铁等金属含量,从而降低毒性,使药物纯净细腻,便于内服。《中国药典》要求水飞后,朱砂粉以晾干(阴干)或40℃以下温度干燥为宜。

【贮藏】瓷瓶装,置阴凉干燥处。

炉甘石

【处方用名】炉甘石、煅炉甘石、制炉甘石。

【来源】本品为碳酸盐类矿物方解石族菱锌矿,主含碳酸锌($ZnCO_3$)。采挖后,洗净,晒干,除去杂石。

【炮制方法】

1. 炉甘石 取原药材,除去杂质,打碎。

2. 煅炉甘石 取净炉甘石小块,置耐火容器内,武火加热煅至红透,取出,置适宜容器内,加适量水共研成糊状,再加水,搅拌,倾出混悬液,残渣再水飞操作数次,合并混悬液,静置,分取沉淀,干燥,研散。本品含氧化锌(ZnO)不得少于56.0%。

3. 制炉甘石

(1)黄连汤制炉甘石 取黄连加水煎汤2~3次,过滤去渣,合并药汁浓缩,加入煅炉甘石细粉中拌匀,吸尽后,干燥。

每100kg煅炉甘石细粉,用黄连12.5kg。

(2)三黄汤制炉甘石 取黄连、黄芩、黄柏加水煎汤2~3次,至苦味淡薄,过滤去渣,加入煅炉甘石细粉中拌匀,吸尽后,干燥。

每100kg煅炉甘石细粉,用黄连、黄芩、黄柏各12.5kg。

【成品性状】炉甘石呈不规则碎块状,灰白色或淡红色,表面粉性。煅炉甘石呈白色、淡黄色或粉红色的粉末;体轻,质松软而细腻光滑。制炉甘石呈黄色或深黄色极细粉,质轻松,味苦。

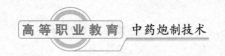

【炮制作用】

1. 炉甘石　味甘，性平。归肝、脾经。具有解毒明目退翳，收湿止痒敛疮的作用。一般不生用，也不作内服，多作外敷剂使用。

2. 煅炉甘石、制炉甘石　经煅淬后，质地纯洁细腻，消除了对黏膜、创面的刺激性，适用于眼科及皮肤科。采用黄连或三黄汤制炉甘石，可增强其清热明目、敛疮收湿的作用。用于目赤肿痛，睑弦赤烂，翳膜遮睛，胬肉攀睛，溃疡不敛，脓水淋漓，湿疮瘙痒。

【炮制研究】研究表明，生炉甘石，铅在溶出物中含量大于3%。煅、水飞后的炉甘石铅在溶出物中只占0.4%。故煅、水飞后都减少了炉甘石的毒性成分。有实验表明，炉甘石在700℃（煅烧"红透"的最低温度）煅制30分钟，水淬一次，氧化锌含量增高20%。

【贮藏】置于干燥处。

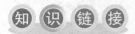

炉甘石主要成分为碳酸锌（$ZnCO_3$），煅后生成氧化锌（ZnO），氧化锌内服不吸收，外敷于黏膜疮疡面有收敛保护作用，尚能抑制部分葡萄球菌的繁殖生长，对炎症部位的组织有较好的复生作用。

雄黄

【处方用名】雄黄、明雄黄、雄黄粉。

【来源】本品为硫化物类矿物雄黄族雄黄，主含二硫化二砷（As_2S_2）。采挖后，除去杂质。

【炮制方法】

雄黄粉　取净雄黄加适量清水共研细，再加大量清水搅拌，倾取上层混悬液，下沉部分按上法重复操作数次，除去杂质，合并混悬液，静置后分取沉淀，晾干，研细。本品含砷量以二硫化二砷（As_2S_2）计，不得少于90.0%。

【成品性状】雄黄呈橘黄色粒状固体或橙黄色粉末，质软，性脆。雄黄粉为极细腻的粉末，橙红色或橙黄色，质重，气特异而刺鼻，味淡。

【炮制作用】

1. 雄黄　味辛，性温；有毒。归肝、大肠经。具有解毒杀虫、燥湿祛痰、截疟的作用。

2. 雄黄粉　毒性降低，且药粉纯净细腻，便于制剂和服用。用于痈肿疔疮，疥癣，蛇虫咬伤，虫积腹痛，惊痫，疟疾。

【炮制研究】雄黄中夹杂有剧毒砷化物（As_2O_3），采用干研法炮制雄黄当温度达到180℃以上时，As_2S_2能大量转化为As_2O_3，而As_2O_3可溶于水，水飞法能降低As_2O_3的含量，且用水量越大，成品中的As_2O_3含量越低，毒性越小。因此"雄黄见火如砒"是科学的。

雄黄的主要成分As_2S_2既不溶于水，也不溶于稀酸，而As_2O_3可溶于水，能与稀盐酸作用生成$AsCl_3$，易被水洗除，因此，将雄黄3次酸洗，5次水洗，可将As_2O_3基本除尽。

【贮藏】置干燥容器内，密闭。按医疗用毒性药品管理。

滑石*

【处方用名】滑石、滑石粉。

【来源】本品为硅酸盐类矿物滑石族滑石，主含含水硅酸镁〔Mg_3（Si_4O_{10}）·$(OH)_2$〕。全年可采，采挖后除去泥沙及杂石。

【炮制方法】

1. 滑石　取原药材，除去杂石，洗净，干燥，砸成碎块。

2. 滑石粉　取净滑石块，粉碎成细粉。或取滑石粗粉，加少量水研磨至细，再加适量水搅拌，倾取上清液，下沉部分再按上法反复操作数次，合并混悬液，静置沉淀，再倾去上清液，将沉淀物晒干后再研细粉。大量生产时，在球磨机中进行水飞。水中可溶性物、遗留残渣不得过5mg（0.1%）；酸中可溶性物、遗留残渣不得过10.0mg（2.0%）；在600~700℃炽灼至恒重，减失重量不得过5.0%；含重金属不得过40mg/kg；含砷盐不得过不得过2mg/kg。

【成品性状】滑石呈不规则小块，白色、黄白色或淡蓝灰色，有蜡样光泽，质软，细腻，手摸有滑润感，无吸湿性，置水中不崩散，气微，味淡。滑石粉为白色或类白色、微细、无砂性粉末，手摸有滑腻感，气微，味淡。

【炮制作用】

1. 滑石　味甘、淡，性寒。归膀胱、肺、胃经。具有利尿通淋、清热解暑、外用祛湿敛疮的作用。用于热淋，石淋，尿热涩痛，暑湿烦渴，湿热水泻。外用于湿疹，湿疮，痱子。

2. 滑石粉　水飞后使药物细腻，纯净，便于内服和外用。

【贮藏】贮干燥处，瓷瓶装，防尘。

五、干馏技术

干馏技术是将药物置于适宜的容器内，以火烤灼，使其产生汁液的炮制技术。

1. **炮制目的** 制备新药物，扩大临床用药范围，以适应临床需要。

2. **操作方法** 干馏法一般有三种操作方法，一是以砂浴加热，在干馏器上部收集冷凝的液状物，如黑豆馏油；二是在容器周围加热，在物料下方放置一盛器收集液状物，如竹沥油等；三是用武火加热制备油状物，如蛋黄油。

干馏法温度一般较高，多在120~450℃进行，由于原料不同，各干馏物裂解温度不一样，如蛋黄油在280℃左右，竹沥油在350~400℃，豆类的干馏物一般在400~450℃制成。药料在高温加热的过程中会发生裂解反应，形成了新的化合物，它们都有抗过敏、抗真菌的作用。

竹沥*

【处方用名】竹沥、竹沥油、竹油。

【来源】本品为禾本科植物淡竹 Phyllostachys nigra（Lodd.）Munro var. henonis（Mitf.）Stapf ex Rendle 的嫩茎用火烤灼而流出的汁液。

【炮制方法】取鲜嫩淡竹茎，从两节间锯断，节留中间，直劈成两部分，架在文火上加热，两端流出的液体接于容器中，即得。或将鲜嫩淡竹茎截成50cm长的小段，劈开洗净，装入坛内，装满后坛口朝下，架起，坛的底面和四周用锯末和劈柴围严，坛口下置一盛器，点燃锯末和劈柴，竹片受热后即有汁液流出，滴注于盛器内，直至竹中汁液流尽为止。

【成品性状】竹沥为青黄色或黄棕色浓稠汁液，具烟熏气，味苦微甜。

【炮制作用】竹沥味甘，性寒。归心、肺、胃经。具有清热豁痰、定惊利窍的作用。可用于肺热痰壅、咳逆胸闷，也可用于中风痰迷、惊痫癫狂，为痰家之圣剂。

【炮制研究】竹材干馏时，从120℃附近开始，350~400℃热分解最盛，450℃以上逐渐减少，如以焦油及水为制作目的，温度保持在350~400℃最好。

【贮藏】装瓶，置阴凉处。本品传统方法是随制随用，不宜久存。近年来用安瓿密封装置，可以久藏。

知 识 链 接

近代还有鲜竹取沥法，选老嫩适宜的青竹的竹尾斜砍去0.6~1m，用绳子将竹尾拉弯至距地面20cm，固定，插进500mL玻璃瓶，瓶口用布盖封，翌日早晨回收瓶子，可得竹沥300~500mL。

蛋黄油*

【处方用名】蛋黄油、卵黄油。

【来源】本品为雉科动物家鸡 *Gallus gallus domesticus* Brisson 的蛋，煮熟后剥取蛋黄，经熬炼制成的加工品。

【炮制方法】鸡蛋煮熟后，单取蛋黄置锅内，以文火加热，待除尽水分后，改用武火（280℃）熬制，至蛋黄油出尽为止，滤尽蛋黄油装瓶。

【成品性状】蛋黄油为油状液体，有青黄色荧光。

【炮制作用】蛋黄油味甘，性平。归心、肾经。具有清热解毒的作用。用于烧伤，湿疹，耳脓，疮疡已溃等。

【贮藏】装瓶，置阴凉处。

黑豆馏油

【处方用名】黑豆馏油。

【来源】本品为豆科植物黑大豆 *Glycine max*（L.）Merr. 的黑色种子经干馏制得。

【炮制方法】取净黑大豆，轧成颗粒，装入砂质药壶（约2/3处）中，盖好，用黏土泥密封壶盖与壶口接缝，置火上加热（干馏）。另在壶嘴上接一薄铁制成的冷凝器及接收瓶（连接处也用黏土密封），可得到黑色黏稠液体，即粗制黑豆馏油。将粗制品置分液漏斗内，静置20～30分钟后便分层，上层是馏油，下层为水和水溶性混合物，弃掉下层，取上层黑豆馏油置蒸馏瓶内，水浴加热，温度保持在80～100℃，约蒸馏30分钟，弃去蒸馏出的淡黄色透明液体，取留在蒸馏瓶中的黑色而有光泽的浓稠物，即为精制黑豆馏油。

【成品性状】黑豆馏油为黑色、有光泽的浓稠液体，气焦臭。

【炮制作用】黑大豆经干馏法制成馏油，产生了新的疗效。具有清热、利湿、收敛、止痒的作用。可用于各种湿疹，神经性皮炎，牛皮癣等。

【贮藏】装瓶，置阴凉处。

项目二 其他炮制技术实训

一、煨制传统炮制技术（煨制木香）

1. 实训物料 木香。

2. 器具与设备 烘箱、吸油纸、固定木夹、绳索等。

3. 实训操作

（1）准备 工作服、帽穿戴整齐；器具洁净齐全、摆放合理。药材取未经干燥的木香片。

（2）药材摆放　木香片均匀铺于吸油纸上，再加一层纸，纸上再铺一层木香片，铺数层后用平坦木夹固定，以绳索捆扎结实，使木香与吸油纸紧密接触。

（3）煨制　放入60℃烘箱中干燥2小时，取出放凉。

（4）清场　按规程清洁器具，清理现场；器具归类放置；炮制好的药物另器保存，密封后贮藏。

4. 注意事项

（1）煨制时火力不宜过大，以使油质渐渐渗入辅料内。

（2）煨木香应为未干燥的木香片。

二、 提净传统操作技术 （芒硝的提净）

1. 实训物料　朴硝、萝卜。

2. 器具与设备　加热设备、加热器具、切刀、砧板、烧杯、抽滤瓶、玻璃棒、滤纸等。

3. 实训操作

（1）准备　工作服、帽穿戴整齐；器具洁净齐全、摆放合理；朴硝、萝卜称取规范、称量准确。

（2）萝卜液制备　将萝卜洗净，切片，置于锅内，加适量水煮至萝卜较容易掐断时（约20分钟），过滤取汁，所得量以能将朴硝完全溶解为宜。

（3）溶解　将朴硝投入萝卜液中，不断搅拌，用武火煮至充分溶解后，趁热抽滤，滤液倒入烧杯中。

（4）结晶　滤液放置于10℃以下阴凉处静置，使其自然结晶完全后取出。其结晶母液再加热浓缩晾凉后可继续析出结晶，如此反复至不再析出结晶为止，合并结晶物。

（5）干燥　结晶置于避风处适当干燥。

（6）清场　按规程清洁器具，清理现场；器具归类放置；炮制好的药物另器保存，密封后贮藏。

4. 成品性状　芒硝无色透明或类白色半透明，质脆易碎，断面呈玻璃样光泽，气微，味咸。

5. 注意事项

（1）提净时加水量不宜过多，一般为朴硝量的2～3倍，以达到药物全部溶解即可。

（2）提净芒硝不宜在夏季进行，因温度高，结晶难以析出。

三、 水飞传统操作技术 （水飞朱砂）

1. 实训物料　朱砂矿物。

2. 器具与设备　乳钵、磁铁、烧杯、量筒等。

3. 实训操作

（1）准备　工作服、帽穿戴整齐；器具洁净齐全、摆放合理。

（2）除杂　用磁铁吸尽铁屑。

（3）称量　药材称取规范、称量准确。

（4）研磨　药材置于乳钵中，加适量清水，研磨成糊状，至手捻细腻无声。

（5）分离　加入多量清水，搅拌，静置片刻，倾出上层混悬液。

（6）重复操作　倾出上层混悬液后下沉的粗粉继续研磨分离，直至基本没有混悬物为止。

（7）静置　合并混悬液长时间静置，倾倒掉上清液。

（8）干燥　倾倒掉上清液后的沉淀，晾干或40℃以下干燥，研散即可。

（9）清场　按规程清洁器具，清理现场；器具归类放置；炮制好的药物另器保存，密封后贮藏。

4. 成品性状　朱砂粉为朱红色极细粉末，体轻，以手指撮之无粒状物，以磁铁吸之，无铁末，气微，味淡。

5. 注意事项

（1）水飞过程中，开始研磨时水量宜少，否则不利研磨。

（2）干燥温度不宜过高，否则毒性会增强。

四、 干馏传统操作技术 （蛋黄油）

1. 实训物料　鸡蛋。

2. 器具与设备　蒸发皿、玻璃棒等。

3. 实训操作

（1）准备　工作服、帽穿戴整齐；器具洁净齐全、摆放合理。

（2）取蛋黄　将鸡蛋洗净煮熟后，分离出蛋黄备用。

（3）制油　蛋黄置于蒸发皿压碎，文火加热，不断翻炒，待水分蒸发后再用武火（280℃）继续翻炒，至蛋黄呈焦黑色，有油馏出，及时倾出，熬至蛋黄油出尽为止。

（4）清场　按规程清洁器具，清理现场；器具归类放置；炮制好的药物另器保存，密封后贮藏。

4. 成品性状　蛋黄油呈棕黑色油状液体，具青黄色荧光。

5. 注意事项

（1）制备蛋黄油时，鸡蛋要新鲜。

（2）熬油时应控制好火力，先文火后武火。

复习思考

1. 何为烘焙技术？主要适用于哪些药材？

2. 麸煨和麸炒有什么异同点？

3. 简述水飞朱砂的注意事项。现行版《中国药典》要求对水飞朱砂进行什么检查？

4. 黑豆馏油在临床上有什么用途？

扫一扫，知答案

扫一扫，看课件

模块十四

中药饮片质量检测与贮藏保管技术

【学习目标】

1. 知识目标

（1）掌握中药饮片的质量检测项目及质量标准；掌握中药饮片的贮藏保管方法。

（2）熟悉中药饮片贮藏过程中的变异现象及引起变异的因素。

（3）了解中药饮片贮藏保管的注意事项。

2. 技能目标

（1）能够根据中药饮片的性质及环境因素选择合适的贮藏方法。

（2）能够针对中药饮片的特点采取相应的预防措施，根据变异现象查找变异原因，并采取恰当的补救措施。

项目一　中药饮片的质量要求

中药炮制的主要目的是减毒、增效，中药饮片的质量优劣，直接影响到临床疗效，因此中药饮片的质量至关重要。目前，《中国药典》《全国中药炮制规范》《中药饮片质量标准通则（试行）》及各省市《中药炮制规范》均对中药饮片的质量和规格作了具体规定，为中药炮制工艺参数确定、饮片质量控制提供了科学依据，对建立健全符合国际规范的中药饮片质量标准体系有着深远意义。

中药饮片质量主要是通过检验饮片的外在质量和检测饮片内在质量两种方法来控制。中药饮片外在质量包括饮片的净度、片型、粉碎粒度、色泽、气味等指标。内在质量包括检测饮片的水分、灰分、有毒、有效成分和卫生学检查等项目。从定性鉴别到定量测定，

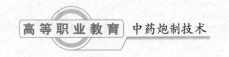

中药饮片的质量标准更趋于客观化、合理化和科学化。

一、净度

净度系指饮片的纯净度，亦即炮制品中所含杂质及非药用部位的限度。为保证调配剂量的准确，饮片应有一定的净度标准，饮片中不应夹带泥沙、灰屑等杂质；应无霉烂品、虫蛀品；不得带入规定除去的非药用部位，如壳、核、芦头、栓皮、头、足、翅等。

为了保证临床用药的安全和有效，《中国药典》对部分单味药材及饮片所含杂质作了限量规定，如五味子药材杂质不得超过1%；薏苡仁药材杂质不得超过2%，薏苡仁饮片杂质不得超过1%；山茱萸药材杂质（果核、果梗）不得超过3%；丁香药材及饮片杂质不得超过4%；酸枣仁药材杂质（核壳等）不得超过5%。《中药饮片质量标准通则（试行）》则对净制后的药材及饮片所含杂质作了限量规定，对炮炙后的中药饮片所含药屑、杂质、生片、糊片也作了限量规定，如果实类、种子类、全草类、树脂类等含药屑、杂质不得超过3%；根类、根茎类、藤木类、叶类、花类、皮类、动物类、矿物类、菌藻类等含药屑、杂质不得超过2%；炒制品中的炒黄品、米炒品等含药屑、杂质不得超过1%；炒焦品、麸炒品等含药屑、杂质不得超过2%；炒炭品、土炒品等含药屑、杂质不得超过3%；炙品中的酒炙品、醋炙品、盐炙品、姜炙品、米泔炙品等含药屑、杂质不得超过1%；药汁煮品、豆腐煮品、煅制品等含药屑、杂质不得超过2%；发酵制品、发芽制品等含药屑、杂质不得超过1%；煨制品含药屑、杂质不得超过3%。

检查炮制品的净度时，首先取定量样品，拣出杂质，将全草类、细小种子类过三号筛，其他类炮制品过二号筛。药屑、杂质合并称量。按公式计算该炮制品的净度，净度（%）=（抽检样品的重量-样品中药屑、杂质重量）/样品总重量×100%。

二、片型及粉碎粒度

1. 片型　药物经切制后，其片型应符合《中国药典》《全国中药炮制规范》的规定，片型的质量标准应符合《中药饮片质量标准通则（试行）》的规定。切制后的饮片应厚薄均匀、整齐，片面光洁，无污染，无泛油，无整体，无枝梗，无连刀、掉边、皱纹片、翘片等不合格饮片。《中药饮片质量标准通则（试行）》规定：异型片不得超过10%；极薄片不得超过该片型标准厚度0.5mm；薄片、厚片、丝、块不得超过该片型标准厚度1mm；段不得超过该片型标准长度2mm。

2. 粉碎粒度　为了便于调剂和制剂，一些不宜切制或医疗上有特殊需要的药物，应经挑选整理或水处理后，粉碎成不同规格的颗粒或粉末。颗粒饮片可用粉碎机不加筛网或加粗筛网制备，颗粒饮片要求有一定的粉碎粒度，粒度均匀，无杂质。颗粒或粉末的分等应符合《中国药典》和《中药饮片质量标准通则（试行）》的规定。

三、色泽

中药饮片都有其固有的色泽，加工炮制或贮藏保管不当会引起饮片色泽变化，非正常的色泽变化说明其内在质量的变异。因此，饮片色泽是评价质量的一项重要指标。中药饮片的色泽应符合《中国药典》《全国中药炮制规范》的规定。《中药饮片质量标准通则（试行）》对各种炮制品中色泽不符合规定的饮片制定了限量指标。

《中药饮片质量标准通则（试行）》中规定：各炮制品的色泽除应符合该品种的标准外，还要求各炮制品的色泽要均匀，炒黄品、麸炒品、土炒品、蜜炙品、醋炙品、盐炙品、酒炙品、油炙品、姜汁炙品、米泔水炙品、烫制品等含生片、糊片不得超过2%；炒焦品含生片、糊片不得超过3%；炒炭品含生片和完全炭化者不得超过5%；蒸制品应色泽黑润，内无生心，未蒸透者不得超过3%；煮制品含未煮透者不得超过2%，有毒药材应煮透；煨制品含未煨透者及糊片不得超过5%；煅制品含未煅透者及灰化者不得超过3%。

四、气味

中药饮片均有固有的气味，如檀香有清香气，五灵脂有腥臭气，桂枝有辛辣味等。饮片的气味是体现其内在质量的一个重要因素，药物的气味不仅与治疗作用有一定的关系，往往也是鉴别饮片质量的重要依据。

饮片虽然经过了净制、切制或炮炙，但应具有原有的气味，且原气味不应变淡、散失，更不应带有异味。另一方面，由于炮制过程中加热和辅料的作用，外源性因素能导致药物气味的改变，因此饮片若用辅料炮制，除具有原来药物的气味外，还应具有辅料的气味，如醋炙品带有醋香气味，酒炙品带有酒香气。但有些药物具有不良的腥臭气味，不利于服用，需通过加热炮制予以矫正。

五、水分

水分是控制中药饮片质量的一个基本指标。饮片水分含量过多，有效成分易发生分解、酶解，贮藏时容易出现虫蛀、霉变等现象，同时还会减少配伍或投料的实际用量，降低疗效；水分含量过低，一些饮片会出现失润、干枯，甚至碎裂等现象。使药物安全贮藏而不易发生质量变化的水分含量范围称为"安全水分"，如一般中药饮片的含水量宜控制在7%～13%，蜜炙品不得超过15%，烫制后醋淬品不得超过10%等。在《中国药典》四部（2015年版）通则0832中记载了水分的测定方法。

六、 灰分

灰分是指药物在高温下（500～600℃）灼烧、灰化，所剩残留物的重量，也称为"总灰分"。将干净而无任何杂质的饮片高温灼烧所得之灰分，称为"生理灰分"。在生理灰分中加入稀盐酸滤过，将残渣再灼烧，所得灰分称为"酸不溶性灰分"。

总灰分和酸不溶性灰分是控制中药饮片质量的基本指标。同一饮片质量稳定时，其灰分应在一定范围内。灰分超过正常值，说明无机盐杂质含量多，原因可能是掺杂或有外源性杂质，饮片净度不符合要求；灰分低于正常值，应考虑饮片的质量问题，可能有伪品或劣质品之嫌。因此，灰分测定是衡量饮片纯净度的有效方法，是评价饮片质量的重要指标。

七、 浸出物

浸出物是指饮片用不同溶媒进行浸提，所得的干膏重量。在浸提时，溶媒加入饮片中，经过浸润、渗透→解吸、溶解→扩散、置换等过程，其中的大部分成分（包括有效成分）会被浸提出来，因此测定浸出物的含量可以作为中药饮片质量的一项重要检测指标，尤其适用于有效成分尚不完全清楚或尚无精确定量方法的饮片。

根据药材或饮片中主要成分的性质和特点，可选用不同性质的浸出溶媒。《中国药典》规定的浸提溶媒为水、乙醇和乙醚，因此浸出物的测定，主要分为水溶性浸出物、醇溶性浸出物和挥发性醚浸出物。

八、 有效成分

对于有效成分已经明确的饮片，测定其有效成分的含量，是评价饮片质量的最可靠、最准确的方法。对于有效成分基本明确的中药饮片，应对有效成分或主要活性成分的含量规定限度；而对有效成分尚不清楚的饮片，可通过测指标成分进行评价。

一般饮片应规定有效成分的含量限度，对含有多种有效成分的饮片应建立多个指标，并制定相应的检测方法。如《中国药典》（2015 年版）规定，黄芩片和酒黄芩含黄芩苷均不得少于 8.0%。生苦杏仁含苦杏仁苷不得少于 3.0%，焯苦杏仁含苦杏仁苷不得少于 2.4%，炒苦杏仁含苦杏仁苷不得少于 2.1%。黄芪中含黄芪甲苷不得少于 0.040%，含毛蕊异黄酮葡萄糖苷不得少于 0.020%；炙黄芪中含黄芪甲苷不得少于 0.030%，含毛蕊异黄酮葡萄糖苷不得少于 0.020%。黄连片（味连）、酒黄连、姜黄连、萸黄连，以盐酸小檗碱计，含小檗碱不得少于 5.0%，含表小檗碱、黄连碱和巴马汀的总量不得少于 3.3%。

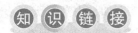

《中国药典》（2015 年版）增加了符合中药特点的专属性鉴别和含量测定项设定，检测手段多样化，注重质量控制指标的专属性、有效性，由测定指标成分逐渐向测定活性成分转变，由单一指标成分定性定量向有效成分、多指标成分质量控制转变；注重中药质量控制的整体性，采用指纹图谱和特征图谱技术来尽可能地表达中药作为复杂体系的特点。保证了质量标准的有效性和可控性，为有效地控制药品质量提供了技术保障。

九、 有毒成分

中药既含有效成分，同时也可能含有毒成分，某些中药的有毒成分亦是其有效成分。对于中药的有毒成分，一方面通过炮制降低其含量，另一方面可通过炮制将其转化为无毒成分甚至是有效成分，从而达到安全有效的目的。

对于一些有毒成分亦是有效成分的中药，《中国药典》建立了毒性成分限量指标。如《中国药典》（2015 年版）规定，生斑蝥含斑蝥素不得少于 0.35%，米炒斑蝥含斑蝥素应为 0.25% ~ 0.65%；马钱子粉含士的宁应为 0.78% ~ 0.82%，含马钱子碱不得少于 0.50%；巴豆霜含脂肪油应为 18.0% ~ 20.0% 等。制川乌含双酯型生物碱以乌头碱、次乌头碱及新乌头碱的总量计，不得超过 0.040%，含苯甲酰乌头原碱、苯甲酰次乌头原碱及苯甲酰新乌头原碱的总量应为 0.070% ~ 0.15%。

十、 有害物质

中药饮片中的有害物质主要包括重金属、有害元素、二氧化硫残留、农药残留等。重金属系指铅、镉、汞、铜等金属杂质，对人体有严重的毒害。砷是中药材因使用除草剂、杀虫剂和化学肥料等而引入的剧毒有害物质。中药材反复熏蒸或过度熏蒸很容易导致二氧化硫超标，二氧化硫超标不仅能使中药材性状、质地、颜色、气味发生明显的变化（内心变硬、颜色变白、气味变弱、味道变酸），同时也能引起人体呼吸道炎症反应、致畸、致突变作用、全身毒性作用、致癌作用。有机氯类、有机磷类和拟除虫菊酯类农药残留是中药材在种植过程中，因使用杀虫剂或因种植环境等因素而残留的有害物质。这些有害物质，严重影响着中药材、中药饮片、中成药的质量与临床用药的安全性。因此，必须采取科学合理的种植方法和炮制方法来降低有害物质的含量。

《中国药典》（2015 年版）系统构建了中药安全性控制体系，制定了中药材及饮片中二氧化硫残留量限度标准，推进建立和完善了重金属及有害元素、农药残留量等有害物质的检测，进一步提升了药品标准，提高了中药材的安全性保障水平。例如，山药、天冬、天花粉、天麻、牛膝、白及、白术、白芍、党参、粉葛 10 种传统习用硫黄熏蒸的中药材及其饮片，规定其二氧化硫残留量不得过 400mg/kg，其他中药材及其饮片的二氧化硫残留量不得过 150mg/kg。除矿物、动物、海洋类中药材外，铅不得过 10mg/kg；镉不得过 1mg/kg；砷不得过 5mg/kg；汞不得过 1mg/kg；铜不得过 20mg/kg；同时对海洋类中药材如珍珠、牡蛎、蛤壳等增加了重金属和有害元素的限量要求。对农药残留的检测项目由 9 种增加至 16 种，对六六六、滴滴涕、五氯硝基苯、六氯苯、七氯、艾氏剂、氯丹等均做了具体的限量要求。人参、西洋参药材及其饮片品种项下增加了 16 种有机氯农药残留限度检查要求。

十一、 卫生学检查

中药饮片在生产、加工、炮制、贮运过程中，往往会受到微生物的污染，因此，为了保证其质量，对饮片作卫生学检查是必不可少的检测程序。《中国药典》（2010 年版）首载易霉变的桃仁、陈皮、酸枣仁、胖大海、僵蚕 5 种中药材的黄曲霉毒素检测限量标准。《中国药典》（2015 年版）又增加了柏子仁、莲子、使君子、槟榔、麦芽、肉豆蔻、决明子、远志、薏苡仁、大枣、地龙、蜈蚣、水蛭、全蝎 14 味中药材及其饮片的黄曲霉毒素限度检查要求。对这 19 味中药材及饮片，《中国药典》（2015 年版）规定：黄曲霉毒素照黄曲霉毒素测定法（通则 2351）测定，本品每 1000g 含黄曲霉毒素 B_1 不得过 5μg，黄曲霉毒素 G_2、黄曲霉毒素 G_1、黄曲霉毒素 B_2 和黄曲霉毒素 B_1 总量不得过 10μg。

十二、 包装检查

包装的目的是为了保护药物不受污染，便于贮存、运输和装卸。包装检查除应符合《中华人民共和国药品管理法》第六章"药品包装的管理"的规定要求外，还应检查其是否完好无损，以保证饮片在贮存、保管及运输过程中的质量。

项目二 中药饮片贮藏中的变异现象与因素

中药饮片的贮存保管是中药采集、加工、炮制后的一个重要环节。贮存保管的核心是保持饮片的固有品质，减少贮品的损耗。良好的贮存条件、合理的保管方法是保证中药饮片质量的重要手段。

一、 中药饮片贮藏中的变异现象

若饮片贮藏保管不当，会发生多种变异现象，从而影响饮片的质量，进而关系到临床用药的安全性与有效性。明确贮藏保管过程中可能发生的变异现象及其原因，对探讨和制定科学合理的贮藏方法有着十分重要的意义。

1. **虫蛀** 是指中药及其饮片被仓虫蛀蚀的现象，是中药饮片贮藏过程中最严重的变异现象之一。含脂肪油（苦杏仁、柏子仁）、淀粉及糖分（黄芪、山药、人参、枸杞及蜜炙品）、蛋白质（鹿茸、白花蛇、蛤蚧等）等成分的饮片，较易被虫蛀。被虫蛀的饮片，一方面受虫体及其排泄物的污染，内部组织遭到破坏，重量减轻；另一方面由于害虫在生活过程中能分泌出水分和热量，促使药物发热、发霉、变色、变味，致使饮片有效成分发生改变，严重影响饮片的质量。

2. **发霉** 是指药物受潮后，在适宜的温度条件下造成霉菌的滋生和繁殖，其表面或内部布满菌丝的现象。中药贮存的最大问题，一是霉变，二是虫蛀，其中以霉变危害更大。饮片霉变时先出现许多白色毛状、线状、网状物或斑点，继而萌发黄色或绿色的菌丝，这些菌逐渐分泌一种酵素，溶蚀药材组织，使很多有机物分解，不仅使药材腐烂变质，而且有效成分也会遭到破坏，以致不能药用。

3. **变色** 是指饮片的天然色泽发生了变化。颜色的变化既可造成外观的混乱，也可造成饮片内在质量的下降。若贮存保管不当，会导致某些饮片的颜色由白色变为黄色，如白芷、泽泻、天花粉、山药等；或由深变浅，如黄芪、黄柏等；或由鲜艳变暗淡，如金银花、菊花、红花、腊梅花等花类药物以及大青叶、荷叶、人参叶等叶类药物。

4. **气味散失** 是指中药饮片的固有气味变淡薄或散失的现象。含挥发油类成分的饮片，如薄荷、荆芥、细辛、香薷、白芷、冰片、肉桂、沉香、厚朴等饮片及其炒制品、酒炙品、醋炙品等，由于贮存环境不符合要求、包装不严等外界因素的影响，或贮存日久，致使挥发油散失，有效成分含量降低，疗效降低。气味散失是饮片质量受到严重影响的标志。

5. **泛油** 又称"走油"，是含挥发油、油脂、糖类等成分的饮片，因受热或受潮而在其表面出现油状物质或返软、发黏、颜色变浑，发出油败气味的现象。泛油是一种酸败变质现象，可影响疗效或产生不良反应。富含脂肪油的饮片常因受热过高而使其内部油质溢出表面，造成走油现象，如苦杏仁、柏子仁、当归、炒酸枣仁等。含糖分多的药物，也常因受潮造成返软而"走油"，如天冬、麦冬、玉竹、牛膝、黄精、熟地黄等。

6. **风化** 是指某些含结晶水的矿物类药物，由于与干燥空气接触日久逐渐失水而成为粉末状态的现象。风化了的饮片因为失去了结晶水，成分结构发生了改变，其质量和药性也随之改变。易风化的药物有芒硝、硼砂等。

7. **潮解溶化** 是指固体药物吸收潮湿空气中的水分，并在湿热气候影响下，其外部慢慢溶化成液体状态的现象。如咸秋石、硇砂、青盐、芒硝等。

8. **粘连** 是指某些熔点比较低的固体树脂类药物及一些胶类药物，受热或受潮后粘连成块的现象。如乳香、没药、阿魏、芦荟、儿茶、阿胶、鹿角胶、黄明胶等。

9. 腐烂　是指某些鲜活饮片，因受温度和空气中微生物的影响，引起发热，使微生物繁殖和活动加快，导致腐烂的现象。如鲜生地黄、鲜生姜、鲜芦根、鲜石斛、鲜茅根、鲜菖蒲等。

10. 自燃　又称冲烧，是指质地轻薄松散的植物药，因干燥不适度，或在包装码垛前吸潮，导致密实状态下细胞代谢产生的热量不能散发，当温度上升到67℃以上时，热量可能从垛中心一下冲出，起烟或起火的现象。如红花、艾叶、甘松、柏子仁等。

二、 造成变异的因素

中药饮片在贮藏过程中会发生多种变异现象，究其原因，总的说来有两方面的因素：一是饮片本身的性质；二是自然因素。其中主要因素是自然因素。

1. 饮片自身因素

（1）含水量　水分是中药饮片在贮藏过程中发生多种变异现象的主要因素之一。饮片的含水量要按照《中药饮片质量标准通则（试行）》的有关规定执行。

（2）化学成分　中药有一药多成分的特点，加之炮制及贮藏过程中其化学成分发生变化。富含淀粉、糖类、蛋白质、脂肪等营养成分的饮片，易发生虫蛀、发霉、走油、遭鼠害等；富含挥发油的饮片，易发生气味散失、泛油等；生物碱成分含量较高者，空气中久贮或暴露于日光下，可发生氧化、分解而变质、变色；含油脂较多者，受热后易泛油；含盐分较多者易潮解；含结晶水的矿物药易风化等。

2. 自然因素

（1）空气　空气中的氧和臭氧是氧化剂，对药物的变异起着重要的作用，能使某些药物中的挥发油、脂肪油、糖类等成分氧化、酸败、分解，引起"泛油"；使花类药物变色，气味散失；也能氧化矿物类药物，如使灵磁石变为呆磁石。

药物经炮制加工制成饮片，改变了原药材的形状，饮片与空气的接触面积较原药材大，更容易发生泛油、虫蛀、霉变、变色等变异现象。因此，饮片一般不宜久贮，贮存时应密闭包装存放，避免与外界接触。

（2）温度　一般来说，药物的成分在常温（15～20℃）条件下是比较稳定的。但随着温度的升高，其物理、化学和生物的变化均可加速。若温度过高，能促使药材的水分蒸发，其含水量和重量下降，同时加速氧化、水解等化学反应，造成变色、气味散失、挥发、泛油、粘连、干枯等变异现象；若温度过低，某些新鲜的药物（如鲜石斛、鲜芦根等）及某些含水量较多的药物，也会受到有害的影响。

（3）湿度　湿度是影响饮片变异的一个极重要因素。它不仅可引起药物的物理、化学变化，而且能导致微生物的繁殖及害虫的生长。一般饮片的绝对含水量应控制在7%～

13%之间，贮存时要求空气的相对湿度在60%～70%之间。若相对湿度超过70%，饮片会吸收空气中的水分而使其含水量增加，导致发霉、潮解溶化、粘连、腐烂等现象的发生；若相对湿度低于60%，饮片的含水量又易逐渐下降，出现风化、干裂等现象。

（4）日光 日光中的红外线会导致饮片的温度升高，紫外线可诱发一些化学反应，饮片经日光的直接或间接照射，其成分会发生氧化、分解、聚合等反应，产生变色、气味散失、挥发、风化、泛油，从而影响饮片的质量。如红花等花类药物，常经日光照射，不仅色泽渐渐变黯，而且变脆，引起散瓣。薄荷等含芳香挥发性成分的药物，常经日光照射，不仅使药物变色，而且使挥发油散失，降低质量。

（5）霉菌 霉菌的生长繁殖受环境因素影响较大，一般室温在20～35℃之间，相对湿度在75%以上，霉菌易生长繁殖，从而溶蚀药物组织，使之发霉、腐烂、发酵、酸败、泛油、变质而失效。尤以含营养物质丰富的饮片，如淡豆豉、瓜蒌、肉苁蓉等，极易感染霉菌而发霉，腐烂变质。

（6）虫害 温度在18～35℃之间，饮片的含水量在13%以上，空气的相对湿度在70%以上，最适宜害虫的生长繁殖。尤其是含蛋白质、淀粉、油脂、糖类的炮制品最易被虫蛀，如蕲蛇、泽泻、党参、芡实、莲子等。所以饮片入库贮存，一定要充分干燥、密闭或密封保管。

另外，仓鼠在贮存保管过程中，可盗食、污染药物，传播病毒和致病菌，破坏包装和建筑物，也是中药饮片贮藏重点防治的对象之一。

项目三 中药饮片贮藏保管技术

中药材及其饮片的贮藏保管是一门综合性科学，是一项比较复杂和技术性相当强的工作。在贮藏保管方面，人们在长期的生产实践中积累了丰富的经验，形成了多种传统和现代的贮藏保管方法。

一、传统贮藏保管技术

传统贮藏保管技术具有经济、有效、简便易行等优点，因此，迄今为止仍被广泛应用，是最基本的贮藏方法。

1. 清洁养护技术 清洁卫生是一切防治工作的基础。清洁养护法是贯彻"以防为主，防治并举"保管方针的重要措施之一。其主要内容包括对中药及其饮片、仓库及其周围环境保持清洁并进行库房的消毒工作。

2. 防湿养护技术 是利用通风、吸湿、曝晒或烘烤等方法来改变库房的环境条件，起到抑制霉菌和害虫繁殖的作用。

（1）通风 是利用空气自然流动或风机产生的风，把库房内潮湿的空气排出室外，又不使外部潮湿空气进入库房内，来控制和调节库内的温度和湿度。还可通过翻垛或堆成通风垛，使热气及水分散发。

（2）吸湿 是利用自然吸湿物或空气去湿机，来降低库内空气的水分和饮片的含水量，以保持仓库凉爽而干燥的环境。传统常用的吸湿物有生石灰、木炭、草木灰等，现在多采用氯化钙、硅胶等吸潮。使用吸湿剂时，库房或容器应尽可能封闭严密。

（3）晾晒 即阴干或晒干。饮片吸潮时，应根据其性质采用阴干法或晒干法。晒干可利用太阳热能和紫外线杀灭害虫，在生产实践中应用甚广，但对于曝晒易变色的如陈皮、菊花、红花及易走油的如酸枣仁、知母、柏子仁、苦杏仁、火麻仁宜摊晾阴干。

（4）烘烤 即加热烘烤降低饮片含水量。大量饮片可利用烘干机进行烘烤，数量少的可在烘箱内烘烤。尤其是饮片入库前，或雨季前后均可采用此方法干燥。

3. 密封贮藏技术 也称密闭贮藏法，是指将中药饮片与外界（空气、温度、湿气、光线、微生物、害虫等）隔离，尽量减少外界因素对药物影响的贮藏方法。密封或密闭可与木炭、生石灰等吸湿剂相结合进行贮存，效果更好。传统采用缸、坛、罐、瓶、箱、柜、铁桶等容器，现常利用密封性能更高的新材料，如聚乙烯塑料薄膜袋真空密封，或用密封库、密封小室等密封贮藏。密封前必须严格检查饮片是否干燥，含水量不可超过安全标准，并检查确实无虫蛀、霉变迹象，否则达不到密封贮藏的目的。

密封贮藏完全与外界环境隔离，而密闭贮藏并不能完全隔绝空气，适用于不易发霉和泛油的一般性药物。

4. 对抗同贮技术 是采用两种以上的饮片同贮或采用一些有特殊气味的物品与饮片同贮而起到相互克制，抑制虫蛀、霉变、泛油的贮存方法，是药工人员在长期生产实践中总结出的一些行之有效的方法。如花椒分别与蕲蛇、白花蛇、蛤蚧、全蝎、海马等同贮；牡丹皮分别与泽泻、山药、白术、天花粉、冬虫夏草等同贮；细辛分别与人参、全蝎、海马等同贮；大蒜分别与土鳖虫、蕲蛇、白花蛇等同贮；三七与樟脑同贮；柏子仁与滑石、明矾同贮；冰片与灯心草同贮；硼砂与绿豆同贮；胶类药物与滑石粉或米糠同贮；荜澄茄、丁香与人参、党参、三七等同贮，均能达到防止虫蛀、霉变或泛油的目的。

采用与特殊气味的物品同贮，主要用的是白酒或药用乙醇，因二者是良好的杀菌剂。对于易虫蛀、霉变或泛油的药物或饮片，均可采用喷洒少量乙醇或50°左右的白酒密封同贮，以达到防蛀、防霉、防止泛油的效果。但该法的关键是密封不透气，否则达不到对抗同贮的目的。

二、 现代贮藏保管新技术

传统的贮存方法虽然有很多优点，但在某些方面不能适应现代中药事业发展的需要。

近年来，随着科学技术的发展，一些物理的、化学的方法不断在中药及其炮制品贮藏保管中得到应用，使贮藏手段进一步科学化、合理化。现简要介绍如下：

1. 干燥技术　有远红外辐射干燥技术、微波干燥技术等。详见饮片干燥项下。

2. 气幕防潮技术　气幕又称气帘或气闸，将其装在库房门上，配合自动门以防止库内冷空气排出库外，库外热空气进入库内，从而达到防潮的目的。

3. 气调贮藏技术　是采用降氧、充氮气或充二氧化碳的方法，人为地造成低氧或高浓度二氧化碳状态，达到杀虫、防虫、防霉、抑霉及防止泛油、变色、气味散失等目的。该法既能有效地杀灭害虫，又能防止害虫及霉菌的生长，具有保持药材色泽、皮色、品质等作用，并且能减轻劳动强度，避免污染环境，易管理，费用低，是一种值得推广的较理想的贮藏养护技术。尤其在贮藏极易遭受虫害的药材及贵重的、稀有的药材方面，更具实际应用价值。

4. 气体灭菌技术　主要是指环氧乙烷防霉技术和混合气体防霉技术。

环氧乙烷防霉技术：环氧乙烷是一种气体灭菌杀虫剂，它能与细菌蛋白分子中氨基、羟基、酚基或疏基上的活泼氢原子起加成反应生成羟乙基衍生物，使细菌代谢受阻，从而产生不可逆的杀灭作用。环氧乙烷具有较强的扩散性和穿透力，对各种细菌、霉菌及昆虫、虫卵均有十分理想的杀灭作用。现已广泛用于医疗材料及某些药物的消毒灭菌。

混合气体防霉技术：环氧乙烷是一种低沸点（13~14℃）的有机溶剂，有易燃易爆的危险，应用环氧乙烷混合气体可克服上述缺点。它是由环氧乙烷与氟利昂按国际通用配方混合而成的，具有灭菌效果可靠、安全、操作简便等优点。

5. 低温冷藏技术　是利用机械制冷设备产生冷气，使药物贮存在低温状态下，以抑制害虫、霉菌的发生，达到安全养护的目的的一种方法。该法不仅能防蛀、防霉，同时又不影响药物的质量，特别适用于一些贵重及受热易变质的饮片，是一种理想的养护技术。

6. 蒸汽加热技术　是利用高温蒸汽杀灭中药材及饮片中所含的霉菌、杂菌及害虫的方法，是一种简单、价廉和可靠的灭菌方法。蒸汽灭菌按灭菌温度分低高温长时灭菌、亚高温短时灭菌和超高温瞬间灭菌三种。目前，我国常用的是低高温长时灭菌的方法。超高温瞬间灭菌是将需灭菌物迅速加热到150℃，经2~4秒钟，瞬间完成灭菌。由于灭菌温度高，灭菌时间短，这样加热杀灭微生物的速度比药物成分发生反应的速度快，因此药效损失甚微。该法具有无残毒、成本低、成分损失少等优点。

7. 中药挥发油熏蒸防霉技术　是利用某些中药挥发油的挥发性，来熏蒸中药材或饮片，而达到抑菌和灭菌作用的方法。其特点是能迅速破坏霉菌的结构，使霉菌孢子脱落、分解，从而达到灭霉菌并抑制其繁殖的目的，而对中药表面色泽、气味均无明显影响。多数中药的挥发油具有一定的抑菌和灭菌效果，其中以荜澄茄、丁香挥发油的效果最佳。

8. 无菌包装　首先对中药材或饮片灭菌，然后把无菌的中药材或饮片进行包装，避免再次污染,在常温条件下,不需任何防腐剂或冷冻设施,在规定的时间内不会发生霉变。

9. $^{60}Co-\gamma$ 射线辐射　放射性同位素 ^{60}Co 产生的 γ 射线有很强的穿透力和杀菌能力,可杀灭微生物和芽胞,灭菌效率高,是较理想的灭菌方法。但需专门设施,设备费用较高,且对操作人员存在一定的潜在危险性,在中药生产企业大范围推广应用意义不大。

三、 贮藏保管中的注意事项

1. 饮片贮存方法要适宜　饮片的贮存方法,对保证饮片质量关系重大。因此,应根据不同饮片的特性,选用合适的方法贮存,并尽量应用现代贮存保管新技术。

2. 饮片贮存要勤检查　饮片贮存前,除验准品名、规格、数量外,还要对饮片的性状、片型、杂质及水分含量等进行检查,若不符合规定,必须进行处理,以确保饮片的质量。饮片贮存期间,要随时注意季节的变化,做到三勤:即勤检查,勤通风,勤倒垛。特别是在炎热、多雨季节更应注意。一旦发现有变异现象发生,应及时处理。

3. 严格控制饮片的保存期限　任何药物都不能长期贮存,否则会造成有效成分损失,从而降低疗效。尽管有的中药需长期贮存,如金·李东垣强调陈皮、半夏、枳壳、麻黄、狼毒、吴茱萸六味药材以陈久者良,但绝大多数饮片都会因长期贮存而导致泛油、变色、气味散失、风化、挥发等变异现象的发生,从而造成不必要的损失。为了保证药品质量,必须遵循"先进先出"的原则。

复习思考

1. 解释:净度、灰分、酸不溶性灰分、对抗同贮法、气调养护技术、泛油、风化、潮解溶化。

2. 中药饮片的质量要求包括哪些项目?外观质量指标和内在质量指标各有哪些?

3. 中药饮片在贮藏保管中的变异现象有哪些?

4. 造成中药饮片变异的自然因素有哪些?

5. 常用的传统和现代贮藏保管技术有哪些?

扫一扫,知答案

附 录 一

中药炮制实训评分细则

项目	评分标准细则 （整个炮制操作 40 分，成品质量 60 分）	扣分	得分
准备	器具准备齐全、洁净，摆放合理。 器具：①器具要洁净，炒前未清洁炒药锅者，扣 1 分；②器具要一次准备齐全，操作过程中，每再准备一种器具，扣 0.5 分；③器具摆放不合理或摆放杂乱者，扣 1 分。		
净制	净制操作规范，饮片净度符合《中国药典》2015 年版及《中药饮片质量标准通则（试行）》之规定。 ①若有明显杂质，未净制者，扣 1 分，称量后再挑选去杂者，扣 3 分；②饮片散落到台面上未拣回者，扣 1 分；③散落到地面上者，视多少扣 1～2 分；④净制操作不规范者，扣 1 分；净制使用器具明显不合理者，扣 2 分。		
称量	待炮制品及辅料称取规范。 ①称量前不归零者，扣 1 分；②称量后称盘不放回原位置，或操作完毕后不关电源者，扣 0.5 分；③称量的质量差异超过 ±5% 者，扣 1 分；超过 ±（5%～10%）者，扣 3 分；超过 ±10% 者，扣 5 分。		
拌润	拌润手法娴熟，操作规范。 ①未拌润者，扣 5 分；②拌制不均匀者，扣 1 分；③拌制后不润者，扣 1 分；④操作时散落，扣 1～2 分。		
预热	火力控制适宜，投药时间恰当。 ①不预热，或违反操作规程造成事故者，扣 2 分；②中途熄火者，扣 1 分；③投药前，未用合适的判断方法预测锅温者，扣 1 分。		
投药	生饮片及辅料投放操作规范。 ①投药前，未调节适当火力，扣 3 分；②投药操作严重失误，扣 3 分；③投药操作很慢，扣 1 分；④麸炒时，撒麸不均匀，扣 1 分；锅温未达到麸下烟起，扣 2 分；蛤粉未预热到合适程度者，扣 2 分；⑤砂炒时，河砂用量过少，扣 2 分。		
翻炒	翻炒动作娴熟，操作规范。 ①操作严重失误，扣 10 分；②中途熄火，扣 1 分；③翻炒明显不熟练、不均匀，扣 3～5 分；④翻炒时，饮片散落到台面上未拣回，扣 1 分；先炒药后加辅料，辅料撒布不匀者，扣 1 分；⑤翻炒时，饮片散落到地面上者，视多少扣 1～2 分；⑥炙法辅料因加过量水或称量原因，造成剩余太多未吸收，而变炒法为煮法者，扣 3 分。		

311

项目	评分标准细则 （整个炮制操作40分，成品质量60分）	扣分	得分
出锅	出锅及时，药屑及辅料处理规范；炮制品存放得当。 ①操作严重失误者，故意除去不合格饮片者，扣5分；②未先熄火就出锅者，扣1分；③出锅太慢，扣1分；④出锅后，未及时摊开晾凉者，扣1分；炊帚等易燃物品放在铁锅内，扣1分；⑤未除去辅料者，扣3分；⑥淬法操作不规范，扣1分；淬时辅料用量太少者，扣2分；⑦出锅时，饮片散落到台面上未拣回者，扣1分；⑧出锅时，饮片散落到地面上者，视多少扣1~2分。		
清场	按规程清洁器具，清理现场；饮片和器具归类放置。 ①操作严重失误者，扣5分；②器具未清洁者扣1分，清洁不彻底者扣0.5分；③器具未放回原始位置或摆放杂乱者，扣1分；④操作台面不整洁者，扣1分；洒落在地面的药物、辅料未清洁者，扣1分；⑤未关闭煤气罐阀门者，扣1分；⑥药屑及辅料未倒入垃圾桶者，扣1分。		
成品质量 （60分）	炮制后饮片质量应符合《中国药典》2015年版及《中药饮片质量标准通则（试行）》之规定。适中率95%以上，60分；适中率80%~95%，50分；适中率70%~80%，40分；适中率60%~70%，30分；适中率50%以下（不及或太过），不超过20分。		
合计			
备注	1. 选用辅料错误或操作程序错误，即为炮制方法错误，只计准备和清场分数，成品炮制程度为0分。 2. 每一操作环节按照评分细则扣分，总扣分不超过40分。		

药名索引

主要参考书目

1. 王孝涛．历代中药炮制法汇典 ［M］．南昌：江西科学技术出版社，1986.

2. 胡昌江．临床中药炮制学 ［M］．北京：人民卫生出版社，2008.

3. 张中社．中药炮制技术 ［M］．北京：人民卫生出版社，2009.

4. 叶定江，张世臣，吴皓．中药炮制学 ［M］］．北京：人民卫生出版社，2011.

5. 龚千锋．中药炮制学 ［M］．北京：中国中医药出版社，2012.

6. 李铭．中药炮制技术 ［M］．南京：江苏教育出版社，2012.

7. 李飞．中药炮制学 ［M］．北京：中国医药科技出版社，2013.

8. 刘波，李铭．中药炮制技术 ［M］．3 版．北京：人民卫生出版社，2014.

9. 贾天柱．中药生制饮片临床鉴别应用 ［M］．北京：人民卫生出版社，2015.

10. 贾天柱，许枬．中药炮制化学 ［M］．上海：上海科学技术出版社，2015.

11. 刘波，滕坤．中药炮制学实验实训操作技术 ［M］．北京：北京科学技术出版社，2016.

12. 蔡翠芳．中药炮制技术 ［M］．北京：中国中医药出版社，2016.